本草纲目
中药煲汤养生 速查全书

吴剑坤　　于雅婷　主编

健康养生堂编委会　编著

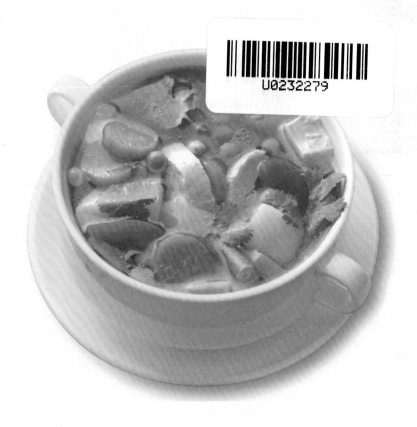

江苏凤凰科学技术出版社

健康养生堂编委会成员

（排名不分先后）

养生有妙方，每天一碗靓汤

　　药膳、食疗是在我国具有悠久历史的饮食疗法基础上发展而来的，并有独特的理论和丰富的内容，是我国传统医学的重要组成部分，也是中华民族文化宝库中的一颗璀璨的明珠。中华民族自古就有"寓医于食"的传统，"药食同源"已成为一种共识。中医学向来认为食疗优于药治，尤其是在养生保健方面，中药材常结合着食物使用。药膳不同于一般的方剂，它药性温和，更加符合各类人群的身体状况。药膳有食物的美味，人们更易于接受和坚持服用。服用药膳可谓一项美差，一举两得，所以千百年来药膳在民间广为流传，其延年益寿、养生防病的作用得到了广泛的认可。如今，人们的生活水平有了显著提高，自行烹制药膳食用的人也越来越多，药膳养生已逐渐演变成为一种时代的潮流。

　　毋庸置疑，人们的健康和生命的维系主要依赖于"吃"，故饮食是人的本能和第一大要，诚如《尚书·洪范》所言："饮食男女，人之大欲也。"如今，大多数人不会再为吃不饱而担忧，有些人本着"多多益善"的原则，山珍海味无所不吃。然而，有的人却因此而"营养不良"，更不用说由此引发的心脑血管疾病、痛风、脂肪肝、高脂血症、糖尿病等"富贵病"。吃之太过和不及，都是因为饮食习惯不健康所致，可见，吃出健康、吃出长寿并不简单。科学的饮食习惯，可以让人们增强体质、预防疾病，此时药膳作为一种特殊的食物，便可发挥其独特的优势。药膳可以达到"药借食力，食助药威"的功效，而且操作简单，取材方便，是人们日常生活保健养生的不二之选。合理的饮食可以保持身体的阴平阳秘，达到身体健康的目的。

　　本书分为六篇，详细介绍了药膳原料的四性、五味、五色，以及药材与食材之间的搭配宜忌、使用原则和一些必要的药膳常识，并从体质、职业、年龄、四季变化、五脏六腑几个方面入手，分别列举了相应的首选药材与食材，并给出相应的养生药膳供人们选择。书中还列举了不同功效的药膳，如益气补血、滋阴壮阳、解表清热、活血化淤、消食导滞、化痰平喘、安神补脑、理气调中的食疗方，便于读者更准、更快地选择到自己所需的药膳，喝出美味，喝出健康的好身体！

目录

阅读导航 / 12
10 种煲汤常用中药解读 / 14

第一章 知中药，益养生

中药的四性、五味、五色与养生 / 26
中药的煎煮方法和烹饪技巧 / 29
中药的配伍宜忌 / 32

第二章 五脏滋补靓汤

养心安神

莲子猪肚汤 / 37
龙眼当归猪腰汤 / 37

养肝护肝

枸杞子甲鱼汤 / 39
党参枸杞子猪肝汤 / 39

健脾和胃

山药排骨煲 / 41
莲子瘦肉汤 / 41

补肺润肺

川贝母炖豆腐 / 43
山药杏仁糊 / 43

补肾益精

地黄当归鸡 / 45
杜仲艾叶鸡蛋汤 / 45

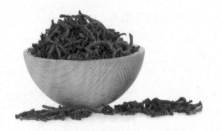

● 远志
安神益智、消肿祛痰

● 连翘
清热解毒、散结消肿

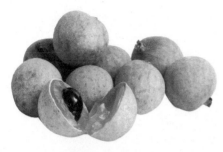

● 桂圆
养血安神、补益心脾

第三章 四季保健靓汤

平补升阳

葡萄干红枣汤 / 49

兔肉百合枸杞子汤 / 49

柴胡莲子田鸡汤 / 49

清热消暑

绿豆炖鲫鱼 / 51

葛根西瓜汤 / 51

生津润燥

银耳橘子汤 / 53

雪梨银耳瘦肉汤 / 53

温补祛寒

当归羊肉汤 / 55

枸杞子板栗羊肉汤 / 55

第四章 体质调理靓汤

九种体质自我测定

平和体质

冬瓜干贝虾汤 / 61

土豆排骨汤 / 61

气虚体质

参果炖瘦肉 / 63

归芪猪蹄汤 / 63

芪枣黄鳝汤 / 63

阳虚体质

猪肠核桃汤 / 65

黄精骶骨汤 / 65

阴虚体质

冬瓜瑶柱汤 / 67

雪梨猪腱汤 / 67

湿热体质

绿豆苋菜枸杞粥 / 69

土茯苓绿豆老鸭汤 / 69

痰湿体质

白术茯苓田鸡汤 / 71

白扁豆鸡汤 / 71

血淤体质

三七薤白鸡肉汤 / 73

二草红豆汤 / 73

气郁体质

山楂陈皮菊花汤 / 75

玫瑰枸杞子羹 / 75

特禀体质

冬瓜肉丸汤 / 77

鲜人参炖乌鸡 / 77

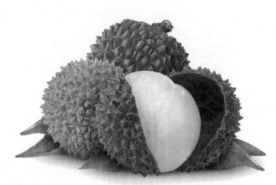

● 荔枝
补脾益肝、理气补血

第五章　五谷为养靓汤

薏米
泽泻薏米瘦肉汤 / 81

冬瓜荷叶薏米猪腰汤 / 81

薏米猪蹄汤 / 81

冬笋薏米墨鱼汤 / 81

绿豆
百合绿豆凉薯汤 / 83

地黄绿豆大肠汤 / 83

浮小麦
浮小麦莲子黑枣汤 / 85

麦枣龙眼汤 / 85

玉米须
玉米须瘦肉汤 / 87

玉米须山药蛤蜊汤 / 87

红豆
蒲公英红豆薏米汤 / 89

红豆炖鲫鱼 / 89

红豆牛奶汤 / 89

● 罗汉果

润肺止咳、生津止渴

第六章　五菜为充靓汤

紫苏
紫苏砂仁鲫鱼汤 / 93

紫苏苋菜鱼汤 / 93

山药
银耳山药莲子鸡汤 / 95

山药排骨汤 / 95

山药龙眼鳢鱼汤 / 96

龙眼山药红枣汤 / 96

莲子山药芡实甜汤 / 96

山药麦芽鸡汤 / 97

麦芽山药牛肚汤 / 97

● 厚朴

行气化湿、温中止痛

百合

莲子百合干贝瘦肉汤 / 99

百合乌鸡汤 / 99

百合猪蹄汤 / 99

百合南瓜大米粥 / 100

百合半夏薏米汤 / 100

莲子百合麦冬汤 / 100

菊花

菊花黄芪鹌鹑汤 / 102

菊花土茯苓汤 / 102

菊花鸡肝汤 / 102

桑叶菊花枸杞子汤 / 103

菊花桔梗雪梨汤 / 103

玉竹

玉竹党参鲫鱼汤 / 105

玉竹红枣鸡汤 / 105

沙参玉竹猪肺汤 / 106

玉竹百合牛蛙汤 / 106

胖大海薄荷玉竹饮 / 106

金银花

金银花蜜枣猪肺汤 / 108

金银花水鸭枸杞子汤 / 108

银花连翘甘草茶 / 109

银花马齿苋汤 / 109

罗汉果银花玄参饮 / 110

丝瓜银花汤 / 110

鱼腥草金银花猪肉汤 / 111

桑叶连翘银花汤 / 111

玫瑰花

玫瑰调经汤 / 113

月季玫瑰红糖饮 / 113

枇杷叶

枇杷虫草花老鸭汤 / 115

苦瓜甘蔗枇杷汤 / 115

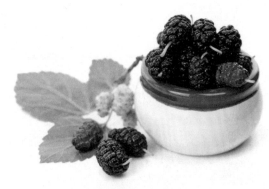

● 桑葚

滋阴补血、生津润燥

第七章　五果为助靓汤

红枣

粉葛红枣猪骨汤 / 119

红枣莲藕炖排骨 / 119

红枣白萝卜猪蹄汤 / 119

红枣猪肝香菇汤 / 119

桑葚

桑葚牛骨汤 / 121

桑葚汤 / 121

阿胶

阿胶牛肉汤 / 123

阿胶乌鸡汤 / 123

乌梅

杨桃乌梅甜汤 / 125

乌梅当归鸡汤 / 125

杏仁

杏仁核桃牛奶饮 / 127

杏仁白萝卜炖猪肺 / 127

枸杞子

猪肠莲子枸杞子汤 / 129

枸杞子牛肝汤 / 129

山药薏米枸杞子汤 / 129

猪皮枸杞子红枣汤 / 129

第八章　五禽为宜靓汤

鸡肉

白芍山药鸡汤 / 133

椰盅女贞子乌鸡汤 / 133

杜仲寄生鸡汤 / 133

白芷当归鸡汤 / 134

黄精山药鸡汤 / 134

益智仁鸡汤 / 134

川芎当归鸡汤 / 135

当归月季土鸡汤 / 135

丹参三七炖鸡 / 136

柏子仁参须鸡汤 / 136

扁豆莲子鸡汤 / 136

绞股蓝鸡肉汤 / 137

薄荷椰子杏仁鸡汤 / 137

三七木耳乌鸡汤 / 138

鹿茸鸡汤 / 138

淡菜何首乌鸡汤 / 139

麦冬黑枣乌鸡汤 / 139

鸡血藤鸡肉汤 / 140

鸡血藤香菇鸡汤 / 140

鸡杂

鸡内金山药汤 / 142

南瓜内金猪肉汤 / 142

五子鸡杂汤 / 143

决明鸡肝苋菜汤 / 143

香附花胶鸡爪汤 / 144

何首乌黑豆鸡爪汤 / 144

鸡蛋

红花桃仁鸡蛋汤 / 146

黄连阿胶鸡蛋黄汤 / 146

鸭肉

女贞子鸭汤 / 148

北杏党参老鸭汤 / 148

西洋参冬瓜鸭汤 / 149

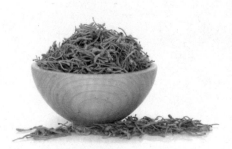

● 金银花

清热解毒、消炎抑菌

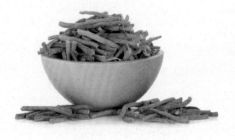

● 党参

补中益气、健脾益肺

薄荷水鸭汤 / 149
佛手老鸭汤 / 149
鸽肉
黄精海参炖乳鸽 / 151
四宝炖乳鸽 / 151
佛手郁金炖乳鸽 / 152
天麻黄精炖老鸽 / 152
百合白果鸽子汤 / 153
山药芡实老鸽汤 / 153
鹌鹑
菟杞红枣鹌鹑汤 / 155
杜仲巴戟天鹌鹑汤 / 155

第九章 血肉有情靓汤
猪肉
佛手瓜白芍猪肉汤 / 159
葛根猪肉汤 / 159
板蓝根猪腱汤 / 160
甘草麦枣猪肉汤 / 160
茅根马蹄猪肉汤 / 160
鱼腥草冬瓜猪肉汤 / 161
绞股蓝墨鱼猪肉汤 / 161
西洋参川贝猪肉汤 / 161
山楂麦芽猪腱汤 / 162
马齿苋杏仁猪肉汤 / 162
黑豆益母草猪肉汤 / 162
太子参猪肉汤 / 163
益母草红枣猪肉汤 / 163
太子参无花果炖猪肉 / 163
猪骨
虫草香菇排骨汤 / 165
丹参槐米炖排骨 / 165
杏仁无花果煲排骨 / 166
细辛排骨汤 / 166

猪杂
天冬川贝猪肺汤 / 168
甘草猪肺汤 / 168
决明海带大肠汤 / 169
肉豆蔻补骨脂猪腰汤 / 169
远志菖蒲猪心汤 / 169
木瓜车前草猪腰汤 / 170
罗汉果杏仁猪肺汤 / 170
马齿苋木耳猪肠汤 / 170
槐米猪肠汤 / 171
蒲公英霸王花猪肺汤 / 171
太子参龙眼猪心汤 / 171
鸡骨草夏枯草煲猪胰 / 172
补骨脂肉豆蔻猪肚汤 / 172
鲜车前草猪肚汤 / 173
砂仁黄芪猪肚汤 / 173
无花果猪肚汤 / 174
白果覆盆子猪肚汤 / 174
佛手延胡索猪肝汤 / 175
双仁菠菜猪肝汤 / 175
合欢佛手猪肝汤 / 176
猪肝炖五味子五加皮 / 176
猪蹄
猪蹄炖牛膝 / 178
柏子仁猪蹄汤 / 178
木瓜煲猪蹄 / 179
板栗龙眼炖猪蹄 / 179
菊叶三七猪蹄汤 / 179
羊肉
白萝卜羊肉汤 / 181
柴胡枸杞子羊肉汤 / 181
羊杂
山药白术羊肚汤 / 183
五味杜仲羊腰汤 / 183

第十章 水产海鲜靓汤

鲫鱼

合欢山药炖鲫鱼 / 187

砂仁陈皮鲫鱼汤 / 187

豆蔻陈皮鲫鱼羹 / 187

益智仁山药鲫鱼汤 / 188

蘑菇豆腐鲫鱼汤 / 188

黄鳝

郁金红枣黄鳝汤 / 190

葛根山药黄鳝汤 / 190

甲鱼

灵芝石斛甲鱼汤 / 192

虫草红枣炖甲鱼 / 192

香菇枣仁甲鱼汤 / 193

海马炖甲鱼 / 193

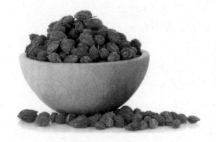

● 益智仁

温肾固精、摄唾缩尿

第十一章 山珍药材靓汤

茯苓

党参茯苓鸡汤 / 197

茯苓核桃猪肉汤 / 197

茯苓菊花猪肉汤 / 197

茯苓黄鳝汤 / 197

银耳

银杞鸡肝汤 / 199

木瓜银耳猪骨汤 / 199

椰子肉银耳煲乳鸽 / 199

天冬银耳汤 / 200

牛奶水果银耳汤 / 200

西洋参银耳鳢鱼汤 / 200

赤芍银耳饮 / 201

银耳木瓜羹 / 201

黄芪

黄芪枸杞子猪肝汤 / 203

黄芪牛肉汤 / 203

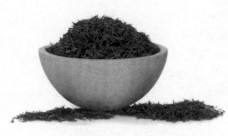

● 红花

活血通经、散淤止痛

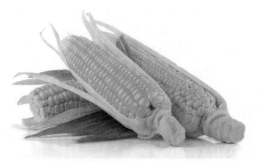

● 玉米
健脾开胃、通便利尿

猪肚黄芪枸杞子汤 / 203
黄芪骨头汤 / 203

灵芝
灵芝红枣猪肉汤 / 205
灵芝核桃乳鸽汤 / 205
灵芝茯苓炖乌龟 / 205
灵芝石斛鱼胶猪肉汤 / 206
猪蹄灵芝汤 / 206

当归
当归三七炖鸡 / 208
当归猪皮汤 / 208
当归乳鸽汤 / 208
当归生姜羊肉汤 / 209
当归桂枝猪蹄汤 / 209

人参
鲜人参煲乳鸽 / 211
人参猪蹄汤 / 211
人参鸡汤 / 211
人参糯米鸡汤 / 212
人参炖鹌鹑蛋 / 212

党参
枸杞子党参鱼头汤 / 214
党参麦冬猪肉汤 / 214
党参山药猪肚汤 / 215
山药党参鹌鹑汤 / 215
党参豆芽尾骨汤 / 216
党参玉竹蛤蜊汤 / 216

熟地黄
蝉花熟地黄猪肝汤 / 218
毛桃根熟地黄炖甲鱼 / 218
六味地黄山药鸡汤 / 219
熟地黄鸭肉汤 / 219
金针菇生地黄鲜藕汤 / 220
麦冬生地黄炖龙骨 / 220

北沙参
沙参莲子猪肚汤 / 222
沙参百合汤 / 222
沙参百合莲子汤 / 223
玉竹沙参炖鹌鹑 / 223

川贝
海底椰参贝猪肉汤 / 225
海底椰贝杏鹌鹑汤 / 225

第十二章　佐料调味靓汤

蜂蜜
蜂蜜红枣芝麻汤 / 229
蜜制燕窝银耳汤 / 229

红糖
糖饯红枣花生 / 231
红糖桑寄生蛋汤 / 231

生姜
细辛洋葱生姜汤 / 233
生姜肉桂炖猪肚 / 233
海带姜汤 / 233

附录一　因人而异煲靓汤 / 234

附录二　因职而异煲靓汤 / 240

阅读导航

我们在此特别设置了阅读导航这一单元，对文中各个部分的功能、特点等作一说明，这将会大大地提高读者阅读本书的效率。

食材图解

从煲汤用量、性味归经、别名、适宜体质到生产地等方面介绍食材。

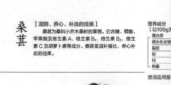

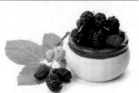

搭配宜忌

以图文并茂的方式助您合理搭配膳食，并学会制作。

食材推荐

高清美图，让您对症食疗，一目了然。

疾病解读

从高发人群到症状，再到护理，步步详细介绍，全面呵护您的日常生活。

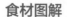

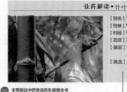

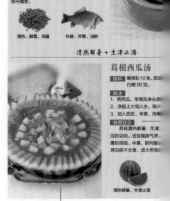

药材图典

根据病症为您选择最佳药材，从性味归经、功效、禁忌，到挑选，细微见真挚。

高清美图

全书共收录上千幅美食美图，看得心动，不如快快行动。

营养成分

此版块使读者更全面了解食材所含的营养素比例。

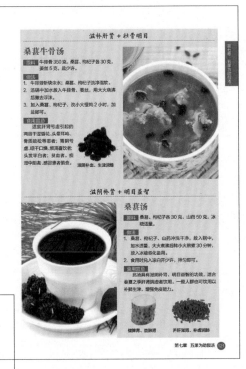

小贴士

此处介绍了食材药材的保存、选购及食用方法等日常小窍门，更贴近读者生活。

食谱制作

全书共收录300多道汤谱，从材料到制作，让您一学就会、一看就懂，吃得安心。

食谱疗效

简单明了，对症食疗，让您更快做出美味养生汤，恢复健康。

10种煲汤常用中药解读

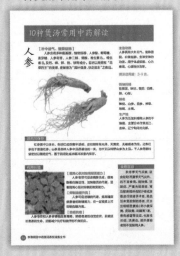

特别推荐10种煲汤中药，方便读者了解使用。

附录页

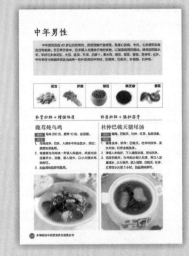

此篇按不同人群、不同职业推荐食材和食谱，养生更细致。

人参

【补中益气、健脾益肺】

人参含有多种氨基酸、植物甾醇、人参酸、葡萄糖、麦芽糖、人参皂苷、人参二醇、烟酸、维生素 B_1、维生素 B_2 及钙、磷、钾、钠、铁等成分。自古以来拥有"百草药王"的美誉，更被誉为"滋补强身、扶正固本"之极品。

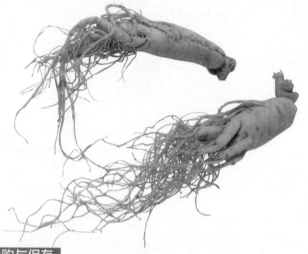

主治功效

人参具有大补元气、复脉固脱、补脾益肺、生津安神的功效。用于体虚欲脱、心力衰竭、心源性休克等。

煲汤适用量：3~9 克。

性味归经

性微温，味甘、微苦；归脾、肺、心经。

别名

棒槌、山参、园参、神草、地精、土精。

生产地

人参为五加科植物人参的干燥根，主要分布于黑龙江、吉林、辽宁和河北北部。

选购与保存

红参类中以体长、色棕红或棕黄半透明、皮纹细密有光泽、无黄皮、无破疤者为佳。边条红参优于普通红参。山参是各种人参中品质最佳的一类，当中又以纯野山参为上品。干人参用塑料袋密封以隔绝空气，置于阴凉处或冰箱冷冻室内保存。

药用价值

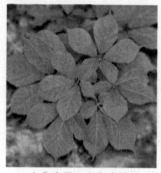

【提高心肌对缺氧耐受能力】

人参皂苷可促进磷酸合成，提高脂蛋白酶活性，加快脂质的代谢，显著提高心肌对缺氧的耐受能力。

【抑制血糖升高】

人参可促进糖的代谢，提高糖尿病患者的耐糖能力，在一定程度上可抑制血糖升高。

【防癌抗癌】

人参皂苷和人参多糖能改善胃癌、肺癌患者的自觉症状，且能延长患者的生命，还能减少化疗和放疗的不良反应。

食用宜忌

秋冬季天气凉爽，进食较好，而夏季天气炎热，则不宜食用。精神病、狂躁症、严重失眠患者、肾功能衰竭伴有尿少者或准备进行换肾手术者、高血压未受控制的患者、肝炎出现明显黄疸（即小便深黄、皮肤黄、巩膜黄）者，患有感冒等实证、化脓性炎症、流鼻血、肠热便秘者则不宜服用人参。

陈皮

【理气健脾、燥湿化痰】

陈皮为芸香科植物橘的果皮，10~12月果实成熟时，摘下果实，剥取果皮，阴干或通风干燥。陈皮剥取时多割成3~4瓣。它含橙皮苷、川陈皮素、柠檬烯、α-蒎烯、β-蒎烯、β-水芹烯等成分。此外，陈皮还是行气、镇咳、化痰良药。

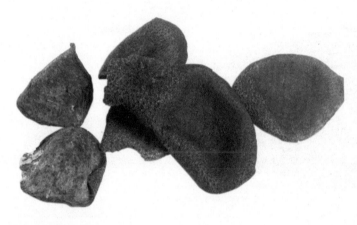

主治功效

陈皮具有理气健脾、燥湿化痰的功效，主要用于治疗脾胃气滞之脘腹胀满或疼痛、消化不良、恶心呕吐等症，常与苍术、厚朴等同用。

煲汤适用量：5~10克。

性味归经

性温，味苦、辛；归脾、胃、肺经。

别名

橘皮、贵老、红皮、黄橘皮、广橘皮、新会皮、柑皮、广陈皮。

生产地

陈皮属小乔木或灌木，栽培于丘陵、低山地带、江河湖泊沿岸或平原，分布于长江以南各地区。

选购与保存

很多药店和医院使用的陈皮都是颜色晦暗、气味淡薄，质量较次，达不到药用要求。陈皮并不是越陈旧就越好。优质的陈皮外表面橙红色或红棕色，有细皱纹及凹下的点状油室；内表面浅黄白色，粗糙，附黄白色或黄棕色筋络状维管束。

药用价值

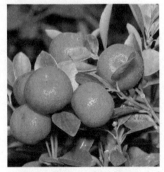

【辅助治疗脘腹胀满、食欲不振、恶心、便溏】

可配用白术、砂仁以健脾理气。

【改善湿困脾胃、口淡纳呆】

可配用苍术、厚朴以行气燥湿。

【缓解多种病症】

反胃、积食可配用生姜、神曲。于寒可配干姜、肉桂；于热可配竹茹、麦门冬；气滞可配枳壳、木香；于湿可配大腹皮、藿香；于气虚可配人参、甘草；于气滞血淤可配桃仁。

【促进消化、除滞气】

陈皮的挥发油有刺激性祛痰和扩张支气管的作用，对胃肠道平滑肌有温和的刺激作用，能促进消化液的分泌和消除肠道积气。

食用宜忌

陈皮气味芳香，在日常生活中也常被用来作为泡茶的材料，但不宜长时间饮用大量的陈皮茶，以免损伤元气。陈皮可煎汤服用，但气虚、阴虚燥咳者忌服陈皮，吐血患者慎服，且不适合单味使用。有发热、口干、便秘、尿黄等症状者，不宜饮用陈皮茶。

枸杞子

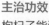

【滋肾润肺、补肝明目】

枸杞子为茄科植物枸杞子或宁夏枸杞子的成熟果实，其浆果为红色。它富含维生素 B_1、维生素 B_2、维生素 C、甜菜碱、胡萝卜素、玉米黄素、烟酸钙、磷、铁、β－谷甾醇、亚油酸、酸浆果红素以及 14 种氨基酸等成分。枸杞子是一味功效显著的传统中药材。

主治功效

枸杞子能滋肝肾之阴，为平补肾精肝血之品，可治疗精血不足所致的视力减退、内障目昏、头晕目眩、腰膝酸软、遗精滑泄，潮热盗汗。

煲汤适用量：10~30 克。

性味归经

性平，味甘；归肝、肾、肺经。

别名

苟起子、甜菜子、狗奶子、西枸杞子。

生产地

枸杞子分布于河北、山西、陕西、甘肃，以及东北、西南、华中、华南和华东各省区。

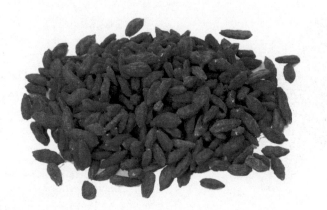

选购与保存

选购枸杞子时，一要看色泽：品质好的枸杞子，表面鲜红色至暗红色，有不规则皱纹，略具光泽。二闻气味：没有异味和刺激味道者为佳。三尝味道：口感甜润，无苦味、涩味，则为优质品。用碱水处理过的枸杞子有苦涩感。枸杞子应置于阴凉干燥处保存，防闷热、防潮、防蛀。

药用价值

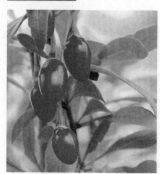

【提高机体免疫力】

具有滋补肝肾、抗衰老、止消渴、抗肿瘤的功效。

【降压、降脂、降糖】

能防止动脉粥样硬化，保护肝脏，预防脂肪肝，促进肝细胞再生。

【预防慢性眼病】

可辅助治疗肝血不足、肾阴亏虚引起的视物昏花和夜盲症，著名方剂杞菊地黄丸，就以枸杞子为主要药物。民间也习用枸杞子治疗慢性眼病，枸杞子蒸蛋就是简便有效的食疗方。

【利于睡眠】

枸杞子适宜夏季泡茶饮用，以下午泡饮为佳，可以改善体质，利于睡眠。

食用宜忌

枸杞子被列为"药食两用"品种，可以加工成各种食品、饮料、保健酒、保健品等。在煲汤或者煮粥的时候也经常加入枸杞子。枸杞子虽性平，且具有很好的滋补作用，但食用过多也会有助火恋邪之弊，所以性情太过急躁者，或平日大量摄取肉类导致面泛红光者以及正在感冒发热者，不宜过量食用。

红枣

【补脾和胃、益气生血】

红枣为鼠李科植物枣的成熟果实，自古以来就被列为"五果"（桃、李、梅、杏、枣）之一，历史悠久。红枣最突出的特点是维生素含量高，有"天然维生素丸"的美誉。其含多种氨基酸、红枣皂苷、胡萝卜素、维生素C等成分。

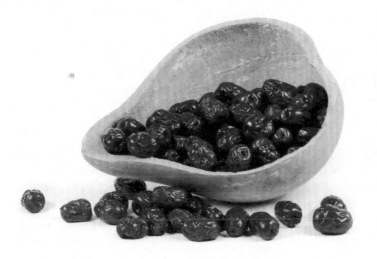

主治功效

红枣具有补脾和胃、益气补血的功效。其能促进人体细胞的新陈代谢，消除疲劳，也可以增加心肌的收缩力，改善心肌营养。

煲汤适用量：10~20克。

性味归经

性温，味甘；归脾、胃经。

别名

干枣、良枣、大枣。

生产地

红枣为温带作物，适应性强，有"铁杆庄稼"之称，主产于河北、河南、山东、四川、贵州等地。

选购与保存

红枣以颗粒饱满，表皮不裂、不烂，皱纹少，痕迹浅；皮色深红，略带光泽；肉质厚细紧实，捏下去时滑糯不松，身干爽，核小；松脆香甜者为佳。红枣在夏天时容易出现虫蛀，购买后可以放在干燥处保存，以防虫蛀，也可放进冰箱冷藏，口味更佳。

药用价值

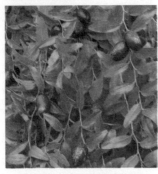

【保肝护肝】

红枣能促进白细胞的生成，提高血清白蛋白，保护肝脏。

【预防高血压、高脂血症】

红枣中富含维生素C和维生素P，有良好的预防高血压、高脂血症的作用。

【改善疲劳】

红枣中富含的环磷酸腺苷是人体能量代谢的必需物质，有改善疲劳、改善心肌营养、扩张血管的作用。

食用宜忌

红枣可煎汤服用，亦可直接食用。红枣虽为物美价廉的养生佳品，但并不是什么人都适用。红枣含有丰富的糖分，腹部胀满、痰浊偏盛、牙痛、肥胖以及糖尿病患者不宜多食；红枣易助湿生热，湿热内盛的急性肝炎患者忌食；红枣味甜，性壅滞，脾胃功能较弱的儿童不宜多食。此外，月经期间出现水肿的妇女忌食。

百合

【润肺止咳、清心安神】

百合鳞茎含秋水仙碱等多种生物碱及淀粉、蛋白质、脂肪等。麝香百合的花药含有多种类胡萝卜素。卷丹百合的花药含水分、灰分、蛋白质、脂肪、淀粉、泛酸、维生素C，并含 β – 胡萝卜素等成分。百合可止咳安神，既可作为食材，又能起到药用功效。

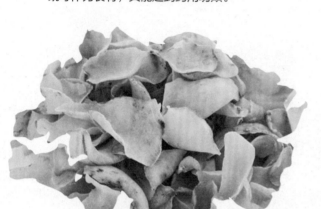

主治功效

百合具有养阴润肺、清心安神的功效。其适用于燥热咳嗽、阴虚久咳、劳嗽咳血、虚烦惊悸。

煲汤适用量：10~30 克。

性味归经
性微寒，味甘；归肺、心经。
别名
白百合、蒜脑薯。
生产地
百合属多年生草本球根植物，主要分布在亚洲东部、欧洲、北美洲等温带地区。

选购与保存

百合以鳞片均匀、肉厚、色黄白、质脆、筋少、无黑片及油片为佳。鲜百合的贮藏要掌握"干燥、通气、阴凉、遮光"的原则。贮藏期间，发现包百合的包装内温度过高或百合轻度霉变、虫蛀时，应及时拆包摊晾、通风；虫蛀严重时，可用磷化铝等药物熏杀。

药用价值

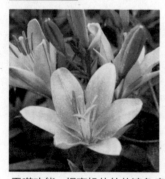

【润肺止咳】

百合鲜品含黏液质，具有润燥清热作用，中医用之治疗肺燥或肺热咳嗽等症常能奏效。

【提高免疫力】

百合含多种生物碱，对白细胞减少症有预防作用，能升高血细胞，对化疗及放疗后细胞减少症有辅助治疗作用。百合在体内还能促进和增强单核细胞的吞噬功能，提高机体的体液免疫能力。

【美容养颜】

百合洁白娇艳，鲜品富含黏液质及维生素，对皮肤细胞新陈代谢有益，常食百合，有一定的美容作用。

食用宜忌

百合所含秋水仙碱对肠胃有刺激作用，用量过多可产生胃肠道不适症状，如恶心、呕吐、食欲减退、腹泻等反应。百合作药用时多煎服。百合性微寒，凡风寒咳嗽、脾胃虚寒者忌食。过多食用百合有一定毒性，建议使用前向医师咨询。此外，直接接触生的百合球茎可能会引起皮肤瘙痒，吞食生的百合球茎可能会引起呕吐、腹泻等症状。

山药

【补脾养胃、补肾涩精】

山药含有甘露聚糖、尿囊素、胆碱、多巴胺、山药碱等成分，是补脾良药。冬天多食山药对身体大有补益。中医认为黑色入肾，黑色食物具有补肾的功效，而白色的山药除了可健脾补肺，更可补肾，是补益肺、脾、肾三脏的佳品。

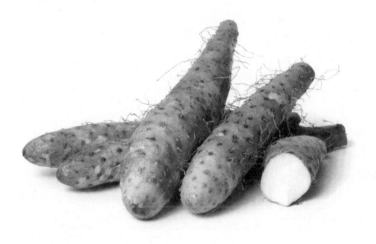

主治功效

山药具有健脾养胃的功效，能促进肠胃蠕动，帮助消化。

煲汤适用量：干品 10~20 克，鲜品 100~200 克。

性味归经

性平，味甘；归脾、肺、肾经。

别名

怀山药、山芋、山薯、山蓣。

生产地

山药是薯蓣科植物薯蓣的干燥根茎，其主产于河南、湖南、湖北、山西、云南、河北等地。

选购与保存

山药以条粗、质坚实、粉性足、色洁白、煮之不散、口嚼不粘牙者为最佳。经烘干的山药要存放在通风干燥处，防潮、防蛀。新鲜山药接触铁等金属时容易形成褐化现象，所以最好用竹刀、塑料刀或陶瓷刀切山药。

药用价值

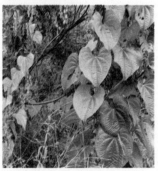

【补肾益精】

山药含有多种营养素，有强健机体、补肾益精的作用。大凡肾亏遗精、妇女白带多、小便频数等症，皆可服之。

【健脾益胃、助消化】

山药含有淀粉酶、多酚氧化酶等物质，有利于脾胃消化吸收，是一味平补脾胃的药食两用之品。不论脾阳不足或胃阴虚，皆可食用。多用治脾胃虚弱、食少体倦、泄泻等病症。

【益肺止咳】

山药含有皂苷、黏液质，有润滑、滋润的作用，故可益肺气、养肺阴、治疗肺虚咳嗽，久咳之症。

食用宜忌

山药生用滋阴作用较好，尤其适合脾虚、肺阴不足、肾阴不足者；而炒山药性微温，适合健脾止泻，肾虚者可食用。山药虽然属补益食品，但有收涩作用，所以湿热内蕴外感或便秘的人不宜单用。此外，凡是肠胃积滞的人，也不宜食用山药。刚冲洗干净的山药也不要马上烹饪，需再用清水浸泡5分钟。

莲子

【清心安神、补脾止泻】

莲子为睡莲科植物莲的成熟种子。它含有淀粉、蛋白质、脂肪、碳水化合物、棉籽糖、钙、磷、铁等成分。秋、冬季果实成熟时，割取莲蓬，取出果实，鲜用或晒干用，或剥去莲子的外皮和心后用。莲子是一种养生药材，常用于食疗保健中。

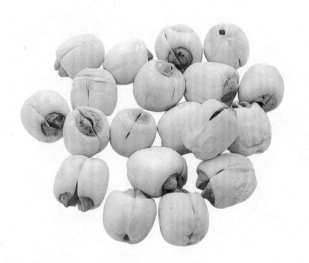

主治功效

莲子具有清心醒脾、补脾止泻、益肾固精、涩精止带的功效。多治疗肾虚精关不固之遗精、滑精。

煲汤适用量：10~20 克。

性味归经

鲜者性平，味甘、涩；干者性温，味甘、涩；归心、脾、肾经。

别名

白莲、莲实、莲米、莲肉。

生产地

莲子在我国大部分地区均有出产，但质量最佳的以江西广昌、福建建宁所产的为主。

选购与保存

莲子以颗粒大、饱满、整齐者为佳；石莲子以色黑、饱满、质重坚硬者为佳。莲子最忌受潮受热，受潮容易被虫蛀，受热则莲子心的苦味会渗入莲肉，因此，莲子应存于干爽处。莲子一旦受潮生虫，应立即日晒或火焙，晒后需摊晾 2 天，待热气散尽，凉透后再保存。

药用价值

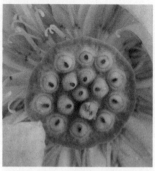

【预防和抵抗癌症】

莲子所含氧化黄心树宁碱对鼻咽癌有抑制作用，这一切，构成了莲子防癌抗癌的营养保健功能。

【降低血压】

莲子所含的结晶型生物碱 N-9 有降血压作用。

【补益虚损，改善滑精、梦遗】

莲子中所含的棉籽糖，是老少皆宜的滋补成分，对于久病、产后或老年体虚者，更是常用营养佳品。莲子碱有平抑性欲的作用，青年人梦多、遗精频繁或滑精者，服食莲子有良好的止遗涩精作用。

食用宜忌

莲子一定要先用热水泡一阵再烹调，否则硬硬的不好吃，还会延长烹调的时间。火锅内加入莲子，有助于均衡营养。莲子适宜慢性腹泻、癌症、失眠、多梦、遗精、心悸者食用。便秘、消化不良、腹胀者不宜食用。莲子常与芡实、龙骨等同用，如金锁固精丸。治脾虚带下者，常与茯苓、白术等药同用。

当归

【补血活血、调经止痛】

当归为伞形科植物，当归的根可入药，是最常用的中药之一。当归也可用于卤制品配料中，其主要特点是去腥增香，增药香味。它含有多种氨基酸、挥发油、亚油酸、蔗糖、维生素 E、脂肪、维生素 B_{12} 等成分，是治疗妇科疾病的主药。

主治功效

当归具有补血和血、调经止痛、润燥滑肠的功效，为调经止痛的理血圣药。多用于治疗月经不调、经闭腹痛、症瘕积聚、崩漏、血虚等症。

煲汤适用量：6~12 克。

性味归经

性温，味甘、辛；归肝、心、脾经。

别名

全当归、秦当归、云当归、川当归、西当归。

生产地

当归在中国分布于甘肃、云南、四川、青海、陕西、湖南、湖北、贵州等地，各地均有栽培。

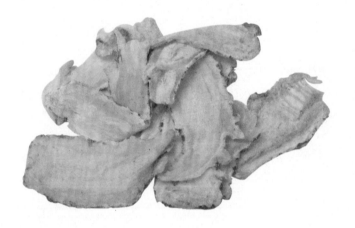

选购与保存

选购当归时，以主根粗长、皮细、油润，外皮呈棕黄色、断面呈黄白色，质实体重，粉性足，香气浓郁的为质优；主根短小、支根多、皮粗、味苦或辣味过重、断面呈红棕色的为质次。当归含有丰富的糖分，较易走油和吸潮，所以当归必须密封后，贮藏在干燥和凉爽的地方。

药用价值

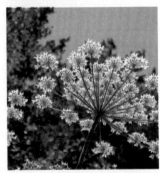

【抗心律失常】

当归水提取物和乙醇提取物，对由肾上腺素、强心苷和氯化钡等诱发的多种心律失常都具有明显的对抗作用。

【辅助治疗贫血】

当归一直被中医视为补血要药，用于贫血的治疗。

【抗菌、消除炎症】

当归对痢疾、伤寒、副伤寒、大肠杆菌、白喉杆菌、霍乱弧菌及溶血性链球菌等均有抗菌作用。

食用宜忌

当归适宜腹胀疼痛、月经不调、气血不足者食用；湿盛中满、脘腹胀满、大便溏泄者不宜食用当归。此外，崩漏、月经过多的妇女慎用当归，孕妇忌用。当归常配伍黄芪、人参以补气生血，治疗气血两虚。当归的治疗效果会随使用部位的不同、煎煮时间的长短而有所差异，当归可煎汤服用，或入丸、散，或浸酒用，或做敷膏外用。

茯苓

【利水渗湿、宁心安神】

茯苓是多孔菌科真菌茯苓的干燥菌核。其菌核含 β-茯苓聚糖和三萜类化合物乙酰茯苓酸、茯苓酸、3β-羟基羊毛甾三烯酸。此外，其尚含树胶、甲壳质、蛋白质、脂肪、甾醇、葡萄糖、脂肪酶、蛋白酶等成分。茯苓自古被视为中药"八珍"之一，是利水渗湿的药材。

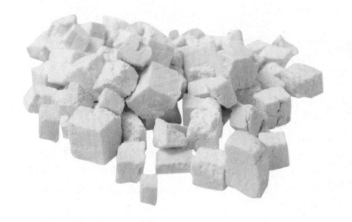

主治功效

茯苓具有利水渗湿、益脾和胃、宁心安神的功效，主治小便不利、水肿胀满、痰饮咳逆、呕哕、泄泻、遗精、淋浊、惊悸、健忘。

煲汤适用量：9~10 克。

性味归经

性平，味甘、淡；归心、脾、肝、肾经。

别名

茯菟、茯灵、伏菟、松薯、松苓。

生产地

茯苓主要产于云南、安徽、湖北、河南、四川等地。多寄生在松树根上，形状像甘薯，外皮褐色。

选购与保存

茯苓以体重坚实、外皮呈褐色而略带光泽、皱纹深、断面白色细腻、粘牙力强者为佳。白茯苓均已切成薄片或方块，色白细腻而有粉滑感，质松脆，易折断破碎，有时边缘呈黄棕色。茯苓容易虫蛀，也容易发霉变色，因此要密封，并放在阴凉干燥的地方保存。

药用价值

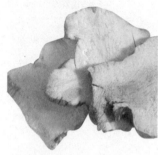

【缓解小便不利、水肿】

茯苓主利水渗湿，且药性平和，利水而不伤正气，为利水渗湿之要药。

【用于脾虚泄泻、带下】

茯苓可健脾，对于脾虚所致泄泻、带下有辅助治疗的功效。

【改善痰饮咳嗽】

茯苓既能利水渗湿，又具健脾作用，对于脾虚不能运化水湿、聚生痰饮之症，具有改善和治疗作用。

【缓解心悸、失眠等症】

茯苓能养心安神，故可用于心神不安、心悸、失眠等症，常与人参、远志、酸枣仁等配伍。

食用宜忌

茯苓适宜水湿内停导致的头眩、水肿患者，脾胃虚弱引起的便溏或泄泻，心神不安、惊悸失眠、心悸、眩晕者服用。阴虚而无湿热、虚寒滑精、气虚下陷者慎用茯苓。茯苓不可与酸性食物同食，否则会降低茯苓的药效。辛辣食物为湿热之品，易助湿生热，酒为湿热生痰之品，与茯苓药性相反，故服用茯苓时忌辛辣食物和酒。

黄芪

【益气固表、利尿消肿】

黄芪为豆科植物膜荚黄芪或蒙古黄芪的干燥根。黄芪的药用迄今已有 2000 多年的历史，其有增强机体免疫功能、保肝、利尿、抗衰老、抗应激、降压和较广泛的抗菌作用。黄芪富含多种氨基酸、钾、钙、钠、镁、铜、硒、蔗糖、葡萄糖醛酸、叶酸等成分，是最佳的补中益气之药。

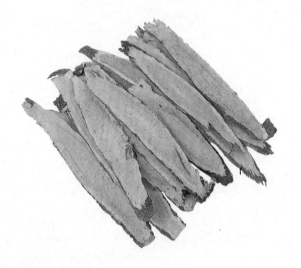

主治功效

黄芪具有补气固表、利尿消肿、托毒排脓、敛疮生肌的功效。药理实验证明，黄芪有轻微的利尿作用，可保护肝脏、调节内分泌系统。

煲汤适用量：9~30 克。

性味归经

性温，味甘；归肺、脾、肝、肾经。

别名

西黄芪、北芪、口芪。

生产地

黄芪在我国大部分地区均有栽培，主产于内蒙古、山西、河北、吉林、黑龙江等地。

选购与保存

黄芪呈淡棕色或黄色，圆锥形，上短粗下渐细，长约 120 厘米，表面有皱纹及横向皮孔，质坚韧。断面呈纤维状，显粉性，皮部黄色，木质部黄色，且有放射状纹理。味微甜，嚼之有豆腥味。储藏时应放在通风干燥处保存，以防潮湿、防虫蛀。

药用价值

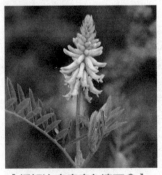

【辅助治疗高血压】

治疗老年性高血压伴有下肢浮肿者，常用防己黄芪汤加葛根，有较好的消除水肿以及降压作用。也用于阳气不足所致的虚性水肿，并常与党参、防己、茯苓、白术等合用。

【增强免疫力】

黄芪为补中益气、固表止汗之要药，能增强机体免疫力，还能治疗体虚汗多。

【缓解治疗疮疡久溃不愈】

用于疮疡溃破后久不收口，有生肌收口之作用，且常与金银花、皂刺、地丁等同用。

食用宜忌

黄芪适宜气血不足、气短乏力、慢性肝炎、慢性溃疡者服用；高血压、面部感染等患者应慎用。消化不良、上腹胀满和有实证、热证等情况的患者不宜用黄芪。黄芪一般煎煮内服，久服黄芪嫌太温热时，可酌加知母、玄参清解之。妊娠期妇女慎用，孕妇过量服用黄芪易出现过期妊娠、产程时间延长、胎儿过大等不良情况。

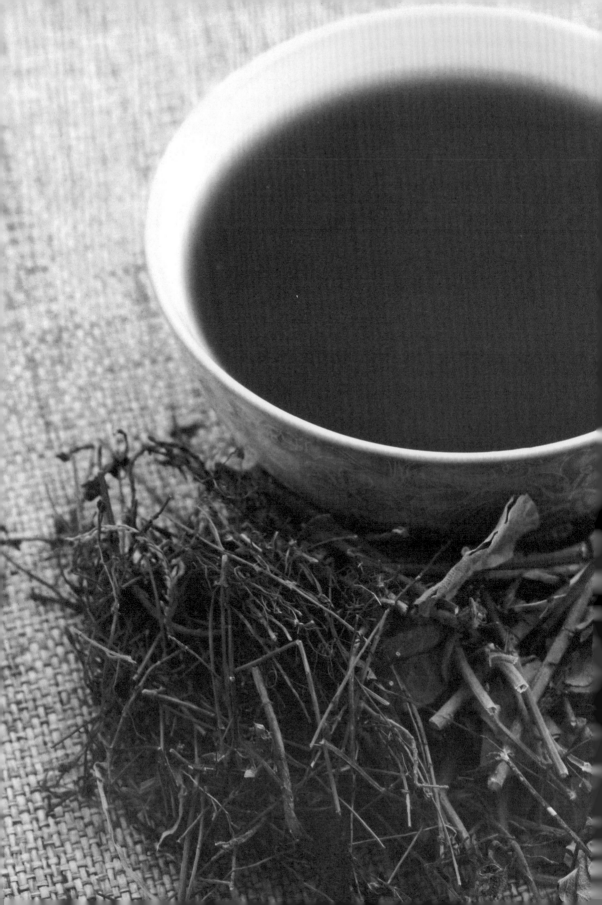

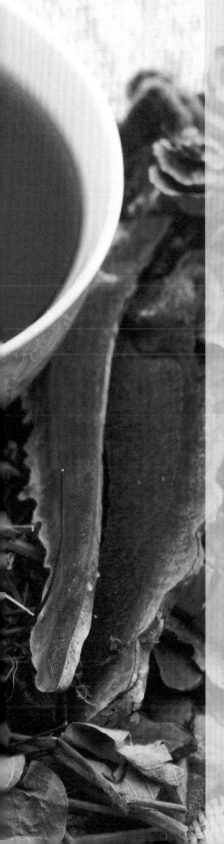

第一章

知中药，益养生

中药是我国优秀民族文化中的瑰宝，使用中药养生的历史可以追溯到四五千年前的神农氏时期。但中药不是随便都能用来养生的。要想探得中药养生的秘密，还要知道中药的一些基本常识以及中药的四性五味与人体五脏的关联。

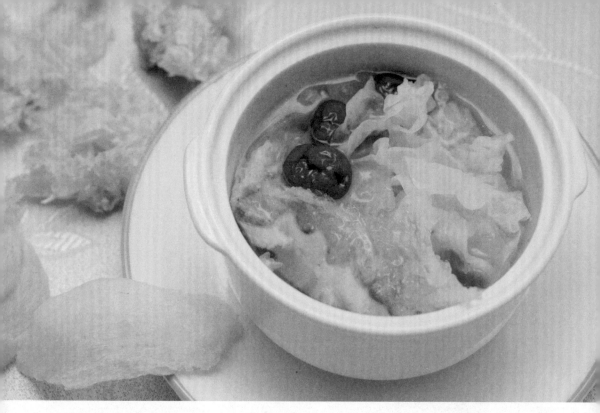

中药的四性、五味、五色与养生

中药四性各显其功

"四性"一般指温、热、寒、凉四种不同性质，现还包括平性，四性也是指人体食用中药后的身体反应。

平性的药材和食材

平性的药材和食材介于寒凉和温热性药食材之间，具有开胃健脾、强壮补虚的功效，并且容易消化。各种体质的人都适合食用。

代表药材 党参、太子参、灵芝、蜂蜜、莲子、甘草、银耳、黑芝麻、茯苓、桑寄生等。

代表食材 黄花菜、胡萝卜、土豆、大米、黄豆、花生、蚕豆、无花果、李子、黄鱼、鲫鱼、牛奶等。

温热性质的药材和食材

温热性质的药材和食材均有抵御寒冷、温中补虚、暖胃的功效，可以减轻或消除寒证，适合体质偏寒，怕冷、手脚冰冷、喜欢热饮的人食用。如辣椒适用于四肢发凉等怕冷的症状；姜、葱、红糖可治外感风寒、虚寒腹痛等。

代表药材 黄芪、五味子、当归、何首乌、红枣、龙眼肉、鸡血藤、鹿茸、杜仲、肉苁蓉、淫羊藿、锁阳、肉桂、补骨脂等。

代表食材 葱、姜、韭菜、荔枝、杏仁、虾、栗子、糯米、羊肉、狗肉、鲢鱼、黄鳝、辣椒、花椒、胡椒、洋葱、蒜、椰子、榴莲等。

寒凉性质的药材和食材

寒凉性质的药材和食材有清热泻火、解暑、解毒的功效，能减轻或解除热证，适合体质偏热，易口渴、喜冷饮、怕热、小便黄、易便秘的人，或一般人在夏季食用。如金银花可治热毒疔疮；夏季食用西瓜可解口渴、利尿等。寒与凉只在程度上有差异，凉次于寒。

代表药材 金银花、蒲公英、石膏、知母、黄连、黄芩、栀子、菊花、桑叶、鱼腥草、淡竹叶、板蓝根、葛根等。

代表食材 绿豆、西瓜、苦瓜、紫菜、梨、田螺、西红柿、香蕉、猪肠、柚子、山竹、白萝卜、海带、竹笋、油菜、莴笋、芹菜、薏米、冬瓜等。

酸、苦、甘、辛、咸，五味各不同

"五味"为酸、苦、甘、辛、咸五种味道，分别对应人体五脏，酸对应肝、苦对应心、甘对应脾、辛对应肺、咸对应肾。

酸味药材和食材

酸味药材和食材对应于肝脏，大多都有收敛固涩的作用，可以增强肝脏的功能，常用于盗汗自汗、泄泻、遗尿、遗精等虚证，如五味子，可止汗止泻、缩尿固精。食用酸味食物还可开胃健脾、增进食欲、消食化积，如山楂。酸性食物还能杀死肠道致病菌，但不能食用过多，否则会引起消化功能紊乱，引起胃痛等症状。

代表药材和食材 五味子、浮小麦、吴茱萸、马齿苋、佛手、石榴皮、五倍子；山楂、乌梅、荔枝、葡萄、橘子、橄榄、西红柿、醋等。

苦味药材和食材

苦味药材和食材有清热、泻火、除燥湿的作用，与心对应，可增强心的功能，多用于治疗热证、湿证等，但食用过量，也会导致消化不良。

代表药材和食材 绞股蓝、白芍、骨碎补、赤芍、栀子、槐米、决明子、柴胡；苦瓜、茶叶、青果等。

甘味药材和食材

甘味药材和食材有补益、和中、缓急的作用，可以补益气血、缓解肌肉紧张和疲劳，也能中和毒性，有解毒的作用。多用于滋补强壮、缓和因风寒引起的痉挛、抽搐、疼痛，适用于虚证、痛证。甘味对应脾，可以增强脾的功能。但食用过多会引起血糖升高、胆固醇增加，导致肥胖病等。

代表药材和食材 丹参、锁阳、沙参、黑芝麻、银耳、桑葚、黄精、百合、地黄；莲藕、茄子、萝卜、丝瓜、牛肉、羊肉等。

辛味药材和食材

辛味药材和食材有发散、行气、通血脉的作用，可促进肠胃蠕动，促进血液循环，适用于表证、气血阻滞或外感风寒湿邪等。但过量服用会使肺气过盛，有痔疮、便秘的老年人要少吃。

代表药材和食材 红花、川芎、紫苏、藿香、姜、益智仁、肉桂；葱、大蒜、香菜、洋葱、芹菜、辣椒、花椒、茴香、韭菜、酒等。

咸味药材和食材

咸味药材和食材有通便、补肾、滋阴、软化体内酸性肿块的作用，常用于治疗热结便秘等症。当发生呕吐、腹泻不止时，适当补充些淡盐水可有效防止脱水。但心脏病、肾病、高血压的老年人不能多吃。

代表药材和食材 蛤蚧、鹿茸、龟甲；海带、海藻、海参、蛤蜊、盐等。

绿、红、黄、白、黑，五色养五脏

"五色"为绿、红、黄、白、黑五种颜色，也分别与五脏相对应。不同颜色的食材、药材补养不同的脏器：绿色养肝、红色养心、黄色养脾、白色养肺、黑色养肾。

绿色养肝

绿色食物中富含膳食纤维，可以清理肠胃，保持肠道正常菌群平衡，改善消化系统功能，促

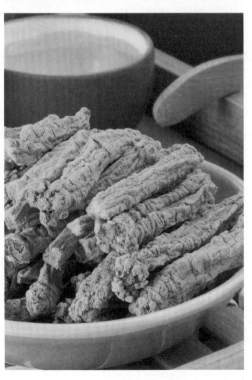

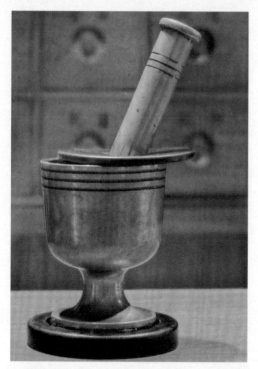

进胃肠蠕动，保持大便通畅，有效减少直肠癌的发生。绿色药材和食物是人体的"清道夫"，其所含的各种维生素和矿物质，能帮助体内毒素的排出，能更好地保护肝脏，还可明目，对老年人眼干、眼痛、视力减退等症状，有很好的食疗功效，如桑叶、菠菜。

代表药材和食材　桑叶、枸杞叶、夏枯草；菠菜、韭菜、苦瓜、绿豆、青椒、韭菜、大葱、芹菜、油菜等。

红色养心

红色食物中富含番茄红素、胡萝卜素、氨基酸及铁、锌、钙等矿物质，能提高人体免疫力，有抗自由基、抑制癌细胞的作用。红色食物如辣椒等可促进血液循环，缓解疲劳，驱除寒冷，给人以兴奋感；红色药材如枸杞子对老年人头晕耳鸣、精神恍惚、心悸、健忘、失眠、视力减退、贫血、须发早白、消渴等多有裨益。

代表药材和食材　红枣、枸杞子、牛肉、猪肉、羊肉、红辣椒、西红柿、胡萝卜、红薯、红豆、苹果、樱桃、草莓、西瓜等。

黄色健脾

黄色食物中富含维生素 C，可以抗氧化、提高人体免疫力，同时也可延缓皮肤衰老、维护皮肤健康。黄色蔬果中的维生素 D 可促进钙、磷的吸收，有效预防老年人骨质疏松症。黄色药材如黄芪是民间常用的补气药材，气虚体质的老年人适宜食用。

代表药材和食材　黄芪、玉米、黄豆、柠檬、木瓜、柑橘、柿子、番薯、香蕉、蛋黄、菠萝等。

白色润肺

白色食物中的米、面富含碳水化合物，是人体维持正常生命活动不可或缺的能量来源。白色蔬果富含膳食纤维，能够滋润肺部，提高免疫力；白肉富含优质蛋白；豆腐、牛奶富含钙质；白果有滋养、固肾、补肺之功，适宜肺虚咳嗽和肺气虚弱的哮喘者服用；百合有补肺润肺的功效，肺虚干咳、久咳，或痰中带血的老年人，非常适宜食用。

代表药材和食材　百合、白果、银耳、杏仁、莲子、白米、面食、白萝卜、豆腐、牛奶、鸡肉、鱼肉等。

黑色固肾

黑色食材、药材含有多种氨基酸及丰富的微量元素、维生素和亚油酸等营养素，可以养血补肾，改善虚弱体质。其富含的黑色素类物质可抗氧化、延缓衰老。

代表药材和食材　何首乌、黑木耳、黑芝麻、黑豆、黑米、海带、乌鸡等。

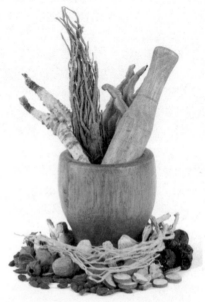

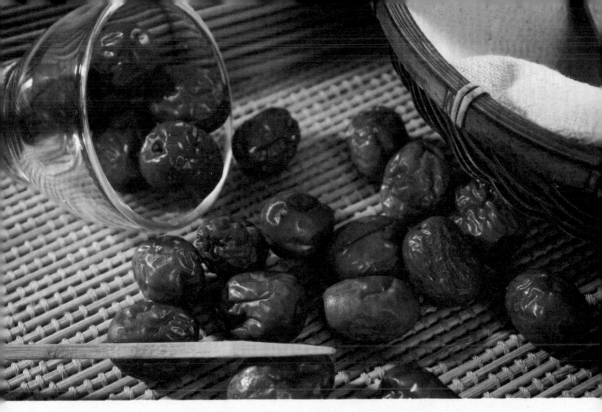

中药的煎煮方法和烹饪技巧

科学的煎煮方法

煎煮中药应注意火候与煎煮时间。煎一般药宜先用大火后用小火。煎解表药及其他芳香性药物不宜久煎。有效成分不易煎出的矿物类、骨角类、贝壳类、甲壳类药及补益药，宜用小火久煎，以使有效成分更充分地溶出。同一药物因煎煮时间不同，其性能与临床应用也存在差异，所以应特别注意以下几点。

先煎 如制川乌、制附片等药材，应先煎半小时后再放入其他药同煎。生用时煎煮时间应加长，以确保用药安全。川乌、附子等药材，无论生用还是制用，因久煎可以降低其毒性、烈性，所以都应先煎。磁石、牡蛎等矿物、贝壳类药材，因其有效成分不易煎出，也应先煎30分钟左右再放入其他药材同煎。

后下 如薄荷、白豆蔻、大黄、番泻叶等药材，因其有效成分煎煮时容易挥散或分解破坏而不耐长时间煎煮者，煎煮时宜后下，待其他药材煎煮将成时投入，煎沸几分钟即可。

包煎 如车前子、葶苈子等较细的药材，含淀粉、黏液质较多的药材，辛夷、旋覆花等有毛的药材，这几类药材煎煮时宜用纱布包裹入煎。

另煎 如阿胶、鹿角胶、龟胶等胶类药，容易熬焦，宜另行烊化，再与其他药汁兑服。

冲服 如芒硝等入水即化的药材及竹沥等汁液性药材，宜用煎好的其他药液或开水冲服。

烹饪药膳的要求和方法

药膳与药材、食材一样，具有"四性"（寒、凉、温、热）和"五味"（酸、辛、甘、苦、咸）的特点。制作药膳时，在考虑其功效的前提下，也要兼顾味道的可口。

烹饪药膳的要求

要炮制精美可口、功效显著的药膳其实没那么简单，除了要讲究烹饪技术之外，制作人员的中医药知识、药膳烹调的制作工艺、烹饪过程的清洁卫生等，对药膳的功效和味道都有至关重要的影响。

药膳制作人员除了要精于烹调技术外，还必须懂中医、中药的知识，只有这样，才能制作出美味可口、功效显著的药膳。药膳的烹调制作必须建立在药膳调药师和药膳炮制师配制的食方基础上，按照既定的制作工艺进行烹调制作，保证药膳制成之后，质量达到要求，色香味俱全。

药膳烹调过程中的清洁卫生很重要，因为服用药膳是以健康长寿为目的的，清洁卫生工作的好坏直接关系到药膳的质量和功效。

药膳的烹调制作，提倡节约的原则。在药膳的烹调制作中，对取材用料的要求十分严格。动物的头、爪、蹄、翅膀和内脏，植物的根、茎、叶、花和果实，在药膳中的运用都有明确要求。在取用了动植物的主要部分后，剩余较多的副产物，如鸡内金、鳖甲、龟板、蛇鞭等，不要随意扔掉，可清理干净留待下次使用，这样就相应地降低了药膳的成本。

药膳的烹调制作，应时刻牢记"辨证施膳"的原则。由于每个人的身体状况、所在的地区节气各不相同，所以药膳烹调师应严格按照医生的处方抓药，然后对药物进行炮制，最后才能进行药膳烹调。

对于名贵药物如人参、西洋参、冬虫夏草、燕窝、雪蛤等可与食物共烹，并应让食客能见着药物；对一些坚硬价廉药物可单独煮后滤渣提取药液与食物共烹。药膳烹调师在制作药膳前，要对药膳的制作有完整的设想，计划周密。是让全鸡、全鸭入膳，还是将食材切成块、丁入膳；是炒还是炖，都要先考虑好，然后按计划制作。药膳装盘上桌时要讲究造型美观。盛装药膳的餐具要适当，一般来说，条、丝用条盘，丁、块用圆盘，再配以适当装饰，一款精美的药膳就可以上桌了。

药膳七大烹饪法

药膳的烹饪方法可分为炖、焖、煨、蒸、煮、熬、炒七种，可根据药膳原料的不同以及个人口味选择适合的烹饪方法。

炖　先将食材放入沸水锅里氽去血污和腥膻味，然后放入炖锅内（选用砂锅、陶器锅为佳）；药物用纱布包好，用清水浸泡几分钟后放入锅内，再加入适量清水，大火烧沸后撇去浮沫，再改小火炖至熟烂。炖的时间一般在 2~3 小时。

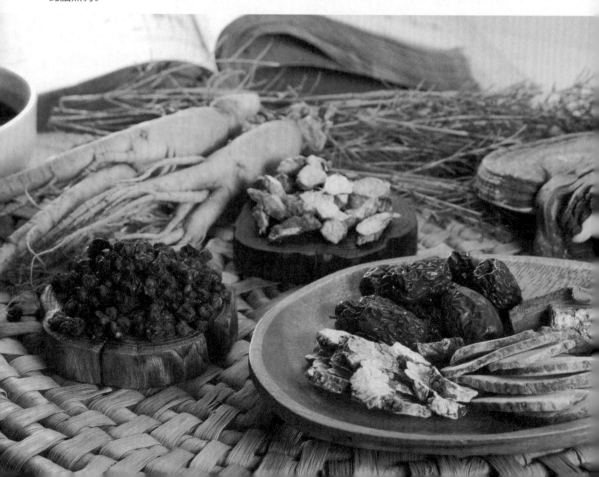

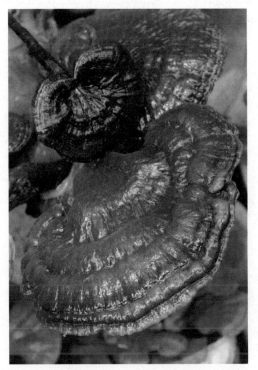

④扣蒸，把药食整齐不乱地排放在合适的特制容器内，上笼蒸制的方法。

⑤清蒸，把药食放在特制的容器中，加入调料和少许白汤，然后上笼蒸制的方法。

特点：营养成分不受损失，菜肴形状完整，质地细嫩，口感软滑。

煮　将药物与食物洗净后放在锅内，加入适量清水或汤汁，先用大火烧沸，再用小火煮至熟。

特点：适于体小、质软一类的食材，属于半汤菜，其口味鲜香，滋味浓厚。

熬　将药物与食物用水泡发后，去其杂质，冲洗干净，切碎或撕成小块，放入已注入清水的锅内，用大火烧沸，撇去浮沫，再用小火烧至汁稠、味浓即可。

特点：汤汁浓稠、食材质软。

炒　是先用大火将炒锅烧热，再下油，然后下原料炒熟。炒又可细分为以下四种：

①生炒，原料不上浆，先将食物和药物放入热油锅中炒至五六成熟，再加入辅料一起炒至八成熟，加入调味品，迅速翻炒，断生即成。

②熟炒，将加工成半生不熟或全熟后的食物切成片，放入热油煸炒，依次加入药物、辅料、调味品和汤汁，翻炒均匀即成。

③滑炒，将原料加工成丝、丁、片、条，用盐、淀粉、鸡蛋清上浆后，放入热油锅里迅速滑散翻炒，加入辅料，用大火炒熟。

④干炒，将原料洗净切好之后，先用调味料腌渍（不用上浆），再放入八成热的油锅中翻炒，待水气炒干、原料变微黄时，加入调料同炒，炒至汁干即成。

特点：加热时间短，味道、口感均较好。

特点：以喝汤为主，原料烂熟易入味，质地软烂，滋味鲜浓。

焖　将食材冲洗干净，切成小块，锅内放油烧至六七成热，加入食材炒至变色，再加入药物和适量清水，盖紧锅盖，用小火焖熟即成。

特点：食材酥烂、汁浓、味厚，以柔软酥嫩的口感为主要特色。

煨　煨分两种，第一种是将炮制后的药物和食物置于容器中，加入适量清水慢慢地将其煨至软烂；第二种是将所要烹制的药物和食材经过一定的方法处理后，再用阔菜叶或湿草纸包裹好，埋入刚烧完的草木灰中，用余热将其煨熟。

特点：加热时间长，食材酥软，口味醇厚，无须勾芡。

蒸　将原料和调料拌好，装入容器，置于蒸笼内，用蒸气蒸熟。蒸又可细分为以下五种：

①粉蒸，药食拌好调料后，再用米粉包好上蒸笼，如粉蒸丁香牛肉。

②包蒸，药食拌好调料后，用菜叶或荷叶包好再上笼蒸制的方法，如荷叶凤脯。

③封蒸，药食拌好调料后，装在容器中，用湿棉纸封闭好，然后再上笼蒸制的方法。

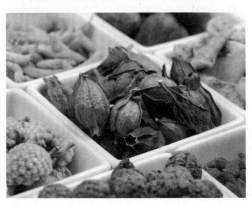

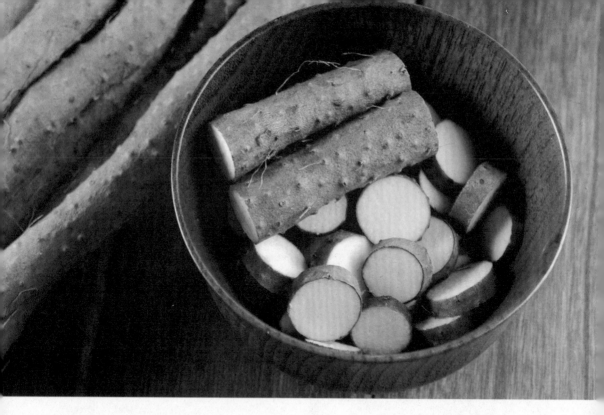

中药的配伍宜忌

中药的七种配伍关系

历代医家将中药材的配伍关系概括为七种，称为"七情"。

单行 用单味药治病。如清金散，单用黄芩治轻度肺热咯血；独参汤，单用人参可补气救脱。

相使 将性能功效有共性的药配伍，一药为主，一药为辅，辅药能增强主药的疗效。如黄芪与茯苓配伍，茯苓能助黄芪补气利水。

相须 将药性功效相似的药物配伍，可增强疗效。如桑叶和菊花配伍，可增强清肝明目的功效。

相畏 即一种药物的毒性作用能被另一种药物减轻或消除。如附子配伍干姜，附子的毒性能被干姜减轻或消除，所以说附子畏干姜。

相杀 即一种药物能减轻或消除另一种药物的毒性或副作用。如干姜能减轻或消除附子的毒副作用，因此说干姜杀附子之毒。由此而知，相杀、相畏实际上是同一配伍关系的两种说法。

相恶 即两药物合用，一种药物能降低甚至去除另一种药物的某些功效。如莱菔子能降低人参的补气功效，所以说人参恶莱菔子。

相反 即两种药物合用，能产生或增加其原有的毒副作用。如配伍禁忌中的"十八反""十九畏"中的药物。

家庭药膳配伍，可取单行、相须、相使、相畏、相杀，相恶、相反的配伍一般禁用于家庭药膳中。配伍是指按病情需要和药性的特点，有选择地将两味以上的药物配合使用。但不是所有的中药都可配伍使用，中药的配伍也存在相宜相忌。

中药用药之忌

目前，中医学界共同认可的配伍禁忌为"十八反"和"十九畏"。"十八反"即甘草反甘遂、大戟、海藻、芫花，乌头反贝母、瓜蒌、半夏、白蔹、白及，藜芦反人参、沙参、丹参、玄参、细辛、芍药。"十九畏"即硫黄畏朴硝，水银畏砒霜，狼毒畏密陀僧，巴豆畏牵牛，丁香畏郁金，川乌、草乌畏犀角，牙硝畏三棱，官桂畏石脂，人参畏五灵脂。

妊娠用药禁忌 妊娠禁忌药物是指妇女在妊娠期间，除了要中断妊娠或引产外，禁用或须慎用的药物。根据临床实践，将妊娠禁忌药物分为禁用药和慎用药两大类。禁用的药物多属剧毒药或药性峻猛的药，以及堕胎作用较强的药；慎用药主要是大辛大热药、破血活血药、破气行气药、攻下滑利药以及温里药中的部分药。

禁用药 水银、砒霜、雄黄、轻粉、甘遂、大戟、芫花、牵牛子、商陆、马钱子、蟾蜍、川乌、草乌、藜芦、胆矾、瓜蒂、巴豆、麝香、干漆、水蛭、三棱、莪术、斑蝥。

慎用药 桃仁、红花、牛膝、川芎、姜黄、大黄、番泻叶、牡丹皮、枳实、芦荟、附子、肉桂、芒硝等。

服药食忌 是指服药期间对某些食物的禁忌，即通常说的忌口。忌口的目的是避免疗效降低或发生不良反应，影响身体健康及病情的恢复。一般而言，服用中药时应忌食生冷、辛辣、油腻、有刺激的食物。但不同的病情有不同的禁忌，如热性病应忌食辛辣、油腻、煎炸及热性食物；寒性病忌食生冷；肝阳上亢、头晕目眩、烦躁易怒者应忌食辣椒、胡椒、酒、大蒜、羊肉、狗肉等大热助阳之品；脾胃虚弱、易腹胀、易泄泻者应忌食黏腻、坚硬、不易消化之品；患疮疡、皮肤病者应忌食鱼、虾、蟹等易引发过敏及辛辣刺激性食物。

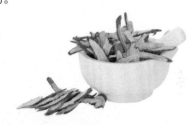

药材与食材的配伍禁忌

猪肉	不能和乌梅、桔梗、黄连、苍术、荞麦、鸽肉同食。猪肉与苍术同食，易动风；猪肉与荞麦同食，令人毛发脱落；猪肉与鸽肉、黄豆同食，令人气滞腹胀。
猪心	不能与吴茱萸同食。
猪血	不能与地黄、何首乌、黄豆同食。
猪肝	不能与荞麦、豆酱、鲤鱼、猪肠、鱼肉同食。猪肝与荞麦、豆酱同食，易引发痼疾；猪肝与鲤鱼、猪肠同食，令人伤神；猪肝与鱼肉同食，易生痈疽。
鸭蛋	不能李子、桑葚同食。
狗肉	不能与商陆、杏仁同食。
羊肉	不能与半夏、石菖蒲、丹砂、醋同食。
鲫鱼	不能与厚朴、麦冬、芥菜、猪肝同食。
黄鳝	不能与狗肉、狗血同食。
龟肉	不能与酒、水果、苋菜同食。
鳖肉	不能与猪肉、兔肉、鸭肉、苋菜、鸡蛋同食。

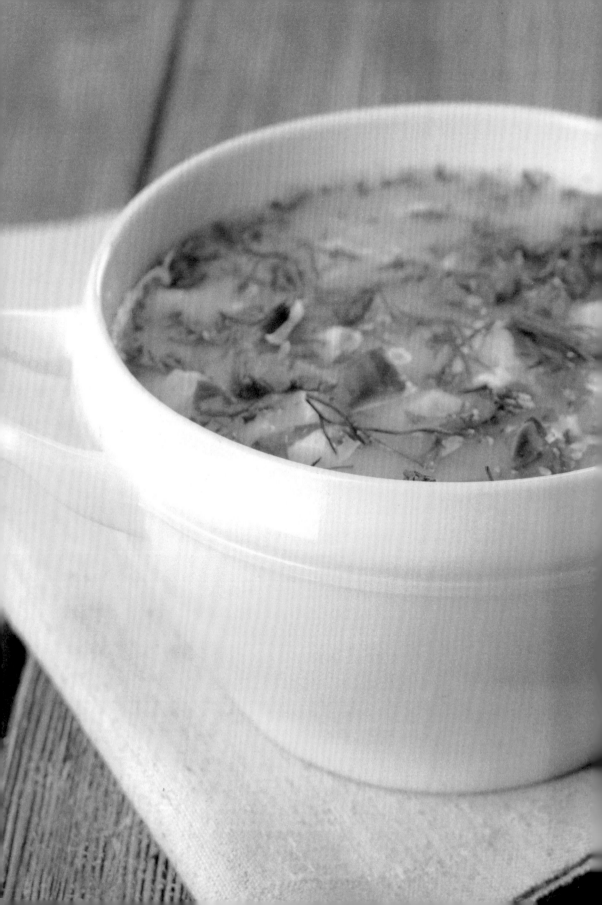

第二章
五脏滋补靓汤

　　人体有五个最重要的器官，它们看似没有联系，但却是相互协调与影响的，正所谓"荣辱与共"。中医认为，五脏对应五色，即红色补心、黄色益脾、绿色养肝、黑色补肾、白色润肺。补益五脏的靓汤也是遵循这一养生法测，吃对颜色更养生。

养心安神

心在五脏六腑之中占有重要地位，主血脉，是推动血液循环的基本动力，为人体生命活动的中心；主神明，为感官之主宰，是情志思维活动的中枢。

☺药材、食材推荐

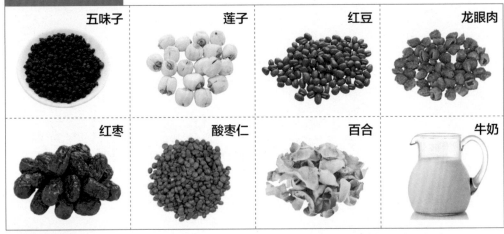

五味子	莲子	红豆	龙眼肉
红枣	酸枣仁	百合	牛奶

症状表现

☑ 心悸　　☑ 怔忡　　☑ 失眠　　☑ 多梦　　☑ 神经恍惚　　☑ 烦躁易怒　　☑ 惊狂

病理探究

心神不宁的病症主要与心、肝有密切关系。由于压力过大导致自主神经功能紊乱，如果后期治疗不当会导致抑郁症等一系列精神疾病的发生。中药通过调理气血、养心安神、健脾泻肝等治疗方法来调理机体气血、脏腑功能等。

调护指南

多吃杂粮、粗粮，多食新鲜蔬菜、大豆制品。少吃高脂肪、高胆固醇食品，少饮酒、少吃盐。可选五味子、龙眼、酸枣仁、莲子、红豆、当归等。

家庭百科

宝宝养心安神的按摩法

1. 按揉四神聪。婴幼儿取仰卧位或坐位，拇指指端按揉婴幼儿四神聪穴（百会前、后、左、右各1寸处）50~100次。
2. 按揉安眠穴。左手扶婴幼儿头前部以固定，右手拇指指端按揉婴幼儿安眠穴50~100次。
3. 清肝经。一手握住婴幼儿的手使其掌心向上，以一手拇指螺纹面推婴幼儿食指末节掌面螺纹面50~100次。

佳药解读 • 酸枣仁

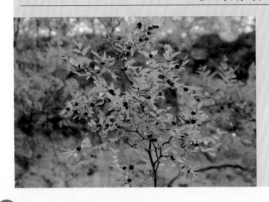

【别名】枣仁、山枣仁、酸枣、酸枣核、酸枣子、棘仁、棘实、棘刺实、樲仁、樲枣仁等。

【性味】性平，味甘、酸。

【归经】归心、肝经。

【功效】养心益肝、安神敛汗。

【禁忌】内有实邪郁火及肾虚滑泄者慎服。

【挑选】正品个体大，颜色紫红或紫褐色、外面发亮，假品个体小，颜色差异大。

莲子猪肚汤

原料 猪肚1个，莲子50克，姜15克，葱1棵，
蒜10克，盐适量。

做法

1. 莲子洗净泡发，去莲子心；猪肚洗净，内装
   莲子，用线缝合；葱、姜切丝；蒜剁泥。
2. 放入锅中，加清水炖至熟透，捞出晾凉后切
   成细丝，同莲子放入盘中。
3. 调入葱丝、姜丝、蒜泥和盐拌匀即可。

食用宜忌

　　本品补虚损、健脾
胃、安胎、止泻。尤适
宜心烦失眠、脾虚久泻、
大便溏泄、久痢腰痛者
食用。中满痞胀及大便
燥结者忌食用。

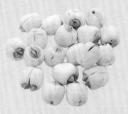

补脾止泻、养心安神

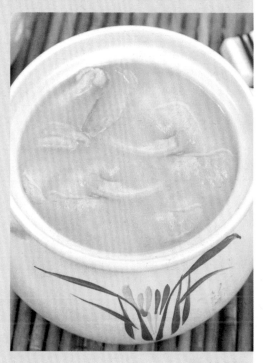

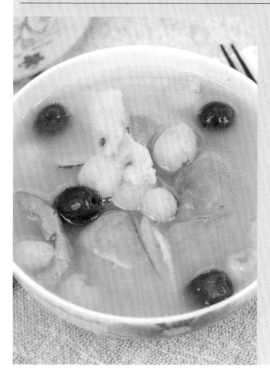

龙眼当归猪腰汤

原料 鲜猪腰300克，当归、龙眼肉各20克，
红枣5个，盐、姜片适量。

做法

1. 将当归、龙眼肉、红枣略冲洗净；鲜猪腰片
   去腰臊，洗净切条备用。
2. 净锅上火倒入清水，下入姜片、当归烧开，
   下入龙眼肉、鲜猪腰、红枣烧沸，打去浮沫，
   小火煲2小时，再调入盐即可。

食用宜忌

　　适宜虚劳羸弱、
失眠症、健忘、惊悸、
怔忡患者。龙眼肉、
当归都有很好的养护
心脏的作用，具有益
心脾、补气血、安神
的功效。

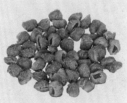

养血安神、补益心脾

养肝护肝

中医认为"肝主藏血",即肝脏具有贮藏、收摄血液,调节血量之功能。人的精神活动也与肝的疏泄功能有关。肝功能正常,人体就能较好地协调自身的精神和情志。

☺药材、食材推荐

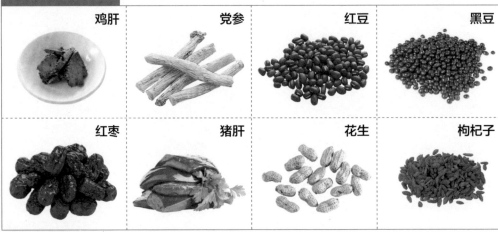

鸡肝	党参	红豆	黑豆
红枣	猪肝	花生	枸杞子

症状表现

☑ **两目干涩**　　☑ **眩晕耳鸣**　　☑ **胁肋胀痛**　　☑ **肢体麻木**　　☑ **月经量少**

病理探究

肝血虚是肝脏血液亏虚所表现的证候,多因脾肾亏虚、生化之源不足,或慢性病耗伤肝血所致;而病毒的侵袭、用药不当、不良的饮食或生活习惯等,也会使肝的功能受到损害,导致疾病的发生。

调护指南

饮食应以清淡为主,多饮水、少饮酒。应多食强肝养血、排毒护肝的食物,如鸡肝、党参、花生、红枣、枸杞子、红豆、黑豆、猪肝、天麻、柴胡、菊花、车前草等。

家庭百科

按摩疗法养肝护肝

1. 疏气法:两掌重叠,置于膻中穴,上下擦动30次。可疏理气机,刺激胸腺,增强免疫。
2. 宽胸法:取坐位,右手虚掌置于右乳上方,适当用力拍击并渐渐横向另一侧移动,来回10次。以两手掌交叉紧贴乳上,横向用力擦动20次。两手掌虎口卡置于两腋下,由上沿腰侧向下至髂骨,来回推擦,以热为度。可宽胸理气、通畅气机。

佳药解读 • 枸杞子

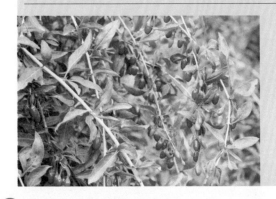

【别名】苟起子、枸杞红实、西枸杞。

【性味】性平、味甘。

【归经】归肝、肾经。

【功效】滋补肝肾、益精明目。

【禁忌】外邪实热、脾虚湿困及泄泻者忌服。正在感冒发热、身体有炎症者慎食。

【挑选】品质好的枸杞子,表面鲜红色至暗红色,有不规则皱纹,略具光泽,没有异味和刺激的味道,口感甜润。

滋阴潜阳 + 养心安神

枸杞子甲鱼汤

原料 枸杞子30克，桂枝20克，红枣8个，甲鱼250克，盐、味精各适量。

做法

1. 甲鱼宰杀后洗净。
2. 枸杞子、桂枝、红枣洗净。
3. 将盐、味精以外的材料一齐放入煲内，加开水适量，小火炖2小时，再加盐、味精调味即可。

食用宜忌

　　具有滋阴潜阳、温经通络、发汗解表、补虚益精、养心安神的功效，适宜腰酸腿软、口干、烦躁、手心发热、阳虚者，可辅助治疗肝硬化、肝癌等。

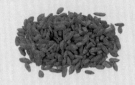

养肝、滋肾、明目

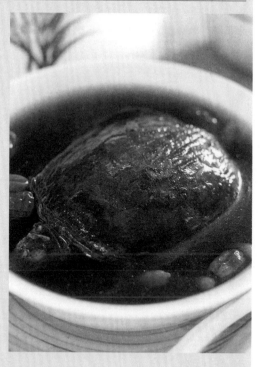

补中益气 + 明目养血

党参枸杞子猪肝汤

原料 党参、枸杞子各15克，猪肝200克，盐适量。

做法

1. 将猪肝洗净切片，氽水后备用。
2. 将党参、枸杞子用温水洗净。
3. 净锅上火倒入水，将猪肝、党参、枸杞子一同放进锅里煲至熟，加盐调味即可。

食用宜忌

　　本汤适宜体质虚弱、气血不足、面色萎黄、病后产后体虚、脾胃气虚、神疲倦怠、四肢乏力、食少便溏、慢性腹泻、肺气不足。

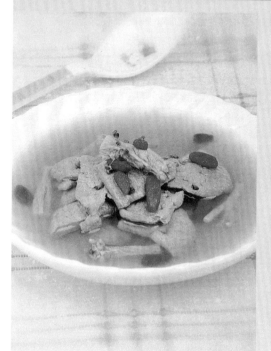

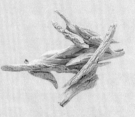

补中益气、养血生津

健脾和胃

脾胃是人体五脏六腑气机升降的枢纽，是气血生化之源，为人体赖以生存的水谷之海。脾胃为后天之本，关系到人体的健康以及生命的存亡。

☺药材、食材推荐

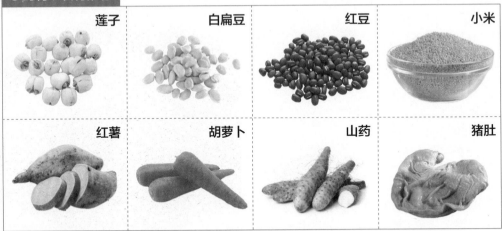

莲子	白扁豆	红豆	小米
红薯	胡萝卜	山药	猪肚

症状表现

☑ 气短乏力　　☑ 头晕　　☑ 大便溏泻　　☑ 容易出血　　☑ 经血色淡　　☑ 面色苍白

病理探究

人体微量元素的缺乏、饮食不节、不合理的用药、过食寒凉或生冷之品、营养失衡、劳倦过度、久病、忧思过度，这些都有可能引起脾胃虚寒。脾胃虚弱可表现为脾气虚、脾胃阳虚、胃气虚、胃阴虚等。

调护指南

多吃利脾、助消化的食物。吃饭不宜太饱，吃七八分饱就可以了，吃得过饱会加重脾的负担。

家庭百科

按摩宝宝健脾消食

1. 宝宝仰卧，屈膝，拇指分别按足三里穴，用指腹着力按压，一按一松，连续做 50 次。

2. 宝宝仰卧，用中指指腹贴在体表上，稍用力向下按压揉中脘穴，带动肌肤做轻柔缓和的回旋转动，连续做 50 次。

3. 两手沿宝宝脊柱两旁，由下而上连续地以拇指、食指捏拿皮肤，边捏边交替前进，捏时要用力拎起肌肤，每捏 3 次提一下，每日 1 次。

佳药解读•红薯

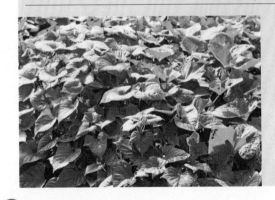

【别名】番薯、甘薯、山芋、番芋、地瓜、红苕、线苕、白薯、金薯、甜薯。

【性味】性平，味甘。

【归经】归脾、肾经。

【功效】补中益气、健脾益胃、润肠通便。

【禁忌】红薯含糖量高，多吃易产生大量的胃酸，使人感到"烧心"。

【挑选】选长条形、红皮的，口感比较甜糯。外皮长有黑斑的不要购买，做熟后有怪味。

健脾益气 + 延缓衰老

山药排骨煲

原料 山药100克，排骨250克，胡萝卜1个，生姜片、盐各5克，油适量，味精3克。

做法

1. 排骨洗净，砍成段；胡萝卜、山药均去皮洗净切成小块。
2. 锅中加油烧热，下入生姜片爆香后，加入排骨后炒干水分。
3. 再将排骨、胡萝卜、山药一起放入煲内，以大火煲40分钟后，调入味即可。

食用宜忌

  本品具有健脾益气、延缓衰老、生津益肺、补肾涩精的功效，适宜肺虚喘咳、肾虚遗精、带下、尿频、虚热消渴者。

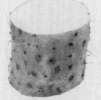

健脾胃、益肺肾

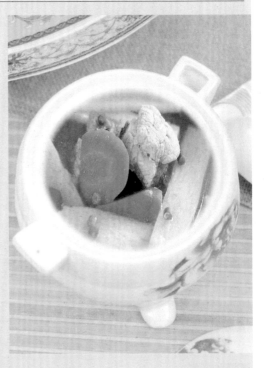

健运脾胃 + 清心安神

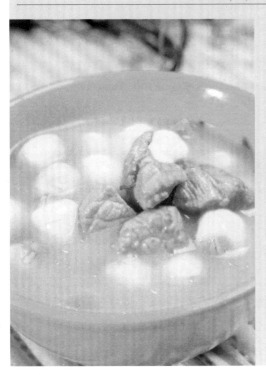

莲子瘦肉汤

原料 去芯莲子200克，瘦肉400克，盐、糖各适量。

做法

1. 瘦肉洗净切块，放入碗中，撒适量盐，拌匀腌制15分钟；莲子浸泡后洗净，并沥干水。
2. 莲子、瘦肉、糖一起放入电饭煲中，加适量水，用煲汤档煮好后加盐调味即可。

食用宜忌

  猪瘦肉有滋补虚损、健脾和胃之效；莲子中的钙、磷和钾含量非常丰富，除可以构成骨骼和牙齿的成分外，还有促进凝血、镇静神经、维持肌肉伸缩性等作用。故此汤特别中老年人、脑力劳动者经常食用，可以增强记忆力、提高工作效率，并能预防老年痴呆的发生。

第二章 五脏滋补靓汤

补肺 润肺

肺主气，司呼吸，主行水，朝百脉，主治节。肺叶娇嫩，不耐寒热燥湿诸邪之侵；肺又上通鼻窍，外合皮毛，与自然界息息相通，易受外邪侵袭。

☺药材、食材推荐

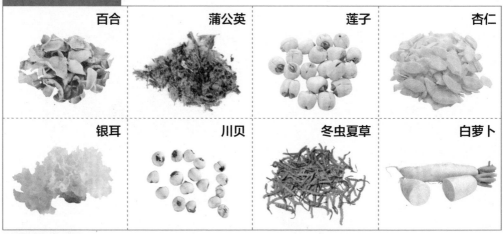

百合	蒲公英	莲子	杏仁
银耳	川贝	冬虫夏草	白萝卜

症状表现

☑ 发热　　☑ 易感冒　　☑ 易疲劳　　☑ 心烦意乱　　☑ 食欲差　　☑ 夜间盗汗　　☑ 咳嗽或干咳

病理探究

肺位最高，邪必先伤；肺为清虚之脏，清轻肃静，不容纤芥，不耐邪气之侵。故无论外感、内伤或其他脏腑病变，皆可病及于肺而发生咳嗽、气喘、咯血、失音、肺痨、肺痿。

调护指南

多吃老鸭、玉米、黄豆、黑豆、冬瓜、西红柿、银耳、山药、猪皮、贝类、梨等养肺食物，常用的养肺药材有百合、蒲公英、白萝卜、莲子、杏仁、川贝、麦冬、沙参、鱼腥草等。

家庭百科

润肺止咳按摩疗法

1. 用拇指外侧沿鼻梁、鼻翼两侧上下按摩 60 次左右，再按摩鼻翼两侧迎香穴 20 次即可。
2. 双手抱拢头部，用拇指按揉风池穴，以出现酸胀感为佳。操作时闭目，每次 1~2 分钟。此法不但能止咳，还能止头痛。
3. 皮肤清洗干净后，用一条湿润的长毛巾，斜着擦后背。适当用力，速度可快些，擦 2~3 分钟，擦到皮肤发红、微热为佳。

佳药解读·百合

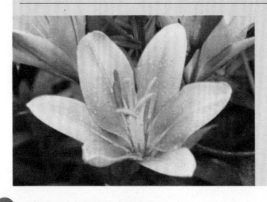

【别名】重迈、中庭、重箱、摩罗、强瞿、百合蒜、蒜脑薯、喇叭筒、岩百合。

【性味】性微寒，味甘。

【归经】归肺、心经。

【功效】润肺止咳、清心安神、美容养颜。

【禁忌】风寒咳嗽、脾胃不佳者忌食。

【挑选】鲜百合应选个大、颜色白、瓣均匀、肉质厚、底部凹处泥土少的。干百合以干燥、无杂质、肉厚且透亮为佳。

川贝母炖豆腐

原料 豆腐 300 克，川贝母 25 克，蒲公英 20 克，冰糖适量。

做法

1. 川贝母打碎或研成粗粒状；冰糖亦打成粉碎；蒲公英洗净，煎取药汁备用。
2. 豆腐放炖盅内，上放川贝母、药汁、冰糖，盖好，隔水小火炖约 1 小时。

食用宜忌

本品可清热化痰、润肺止咳、解毒排脓，对肺热咳嗽等热性疾病均有食疗效果。适宜慢性支气管炎、支气管哮喘、肺热咳嗽、痰多患者。

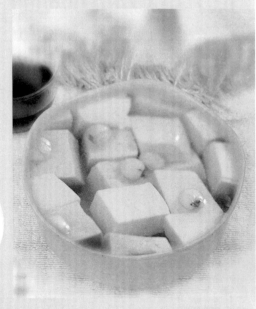

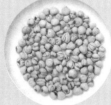

润肺止咳、化痰平喘

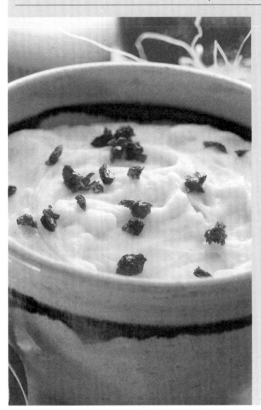

山药杏仁糊

原料 山药粉 2 大匙，杏仁粉 1 小匙，牛奶 200 毫升，白糖少许。

做法

1. 将牛奶倒入锅中以小火煮，倒入山药粉与杏仁粉，并加白糖调味，边煮边搅拌，以免烧焦粘锅。
2. 煮至汤汁成糊状，即成。

食用宜忌

此品具有补中益气、润肺止咳的功效，适用于肺虚久咳、脾虚体弱、体虚便秘患者食用。肺结核、慢性肠炎、干咳无痰患者慎食。

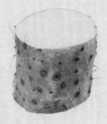

健脾胃、益肺肾

补肾益精

肾是先天之本，也就是一个人生命的根本，人体肾中精气是构成人体的基本物质，与人体生命过程有着密切的关系。要保持健康、延缓衰老，就应保护好肾脏。

☺药材、食材推荐

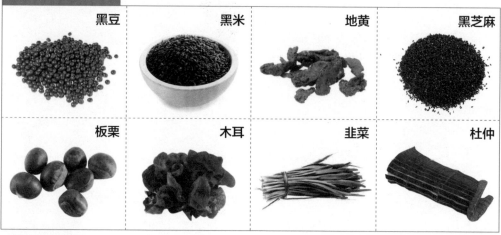

黑豆	黑米	地黄	黑芝麻
板栗	木耳	韭菜	杜仲

症状表现

☑ **形体虚弱**　　☑ **头晕耳鸣**　　☑ **健忘失眠**　　☑ **腰酸腿软**　　☑ **遗精**　　☑ **遗尿**

病理探究

劳损过度、久病不愈、禀赋薄弱、房事不节、饮食不节、过量服用中草药、饮水过少、经常憋尿等，都可引起肾病。各种致病因素导致脏腑功能失调而产生的内风、内寒、内湿、内燥、内火，以及淤血阻滞，常常成为肾脏疾病的诱发因素。

调护指南

黑色食物或药物对肾脏具有滋补作用，如黑豆、黑米、地黄、何首乌、木耳、杜仲、板栗、黑芝麻、海参、核桃、沉香等。

家庭百科

护肾按摩疗法

1. 两手握拳，手臂往后用两拇指的掌关节突出部位，放腰眼向内做环形旋转按摩，逐渐用力，以至产生酸胀感，持续按摩10分钟左右。
2. 双手摩擦生热，分别放至腰部，上下按摩至有热感为止。早晚各1遍，每遍约200次。
3. 每日临睡前泡脚，双手互相擦热后，用左手心按摩右脚心，右手心按摩左脚心，每次100下，以搓热双脚为宜。

佳药解读·黑米

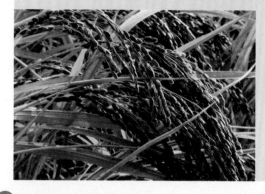

【别名】血糯米。

【性味】性平，味甘。

【归经】归脾、胃经。

【功效】健脾益肝、滋补肾脏、明目。

【禁忌】脾胃虚弱的小儿或老年人不宜食用。火盛燥热者更要忌食黑米。

【挑选】挑选有光泽，米粒大小均匀，很少有碎米、爆腰（米粒上有裂纹），无虫蛀，不含杂质的为佳。

地黄当归鸡

原料 熟地黄 25 克,当归 20 克,鸡腿 1 只,白芍 10 克,盐适量。

做法

1. 鸡腿洗净剁块,放入沸水汆烫、捞起冲净;药材用清水快速冲净。
2. 将鸡腿和所有药材放入炖锅中,加水 6 碗以大火煮开,转小火续炖 30 分钟。
3. 起锅后,加盐调味即成。

食用宜忌

　　本品滋阴补肾、养血补虚,适合血虚诸证、月经不调、经闭、痛经、癥瘕结聚、崩漏、贫血、肾阴虚患者食用。湿阻中满、大便溏泄者慎食。

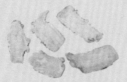

补血活血、调经止痛

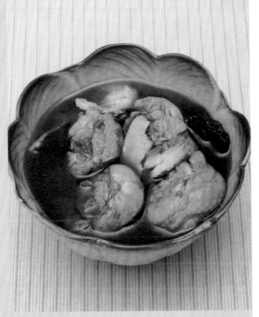

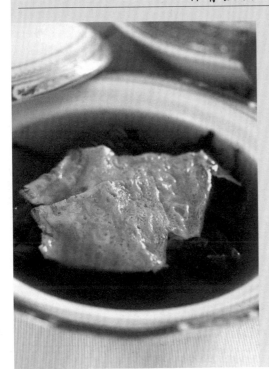

杜仲艾叶鸡蛋汤

原料 杜仲 25 克,艾叶 20 克,鸡蛋 2 个,盐 5 克,生姜丝、油各适量。

做法

1. 杜仲、艾叶分别用清水洗净。
2. 鸡蛋打入碗中,搅成蛋浆,再加入洗净的生姜丝,放入油锅内煎成蛋饼,切成块。
3. 再将以上材料放入煲内,用适量水,猛火煲至滚,改用中火续煲 2 小时,加盐调味,即可。

食用宜忌

　　本品有补肝肾、强腰膝、理气安胎之效,适宜中老年人肾气不足、腰膝疼痛、腿脚软弱无力者食用。

益精气,坚筋骨

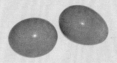

健脑益智、延缓衰老

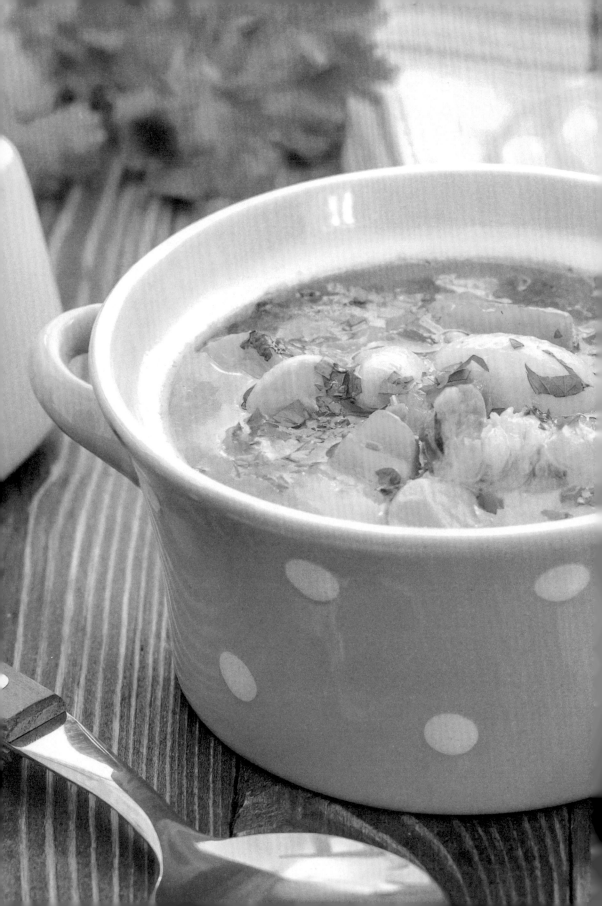

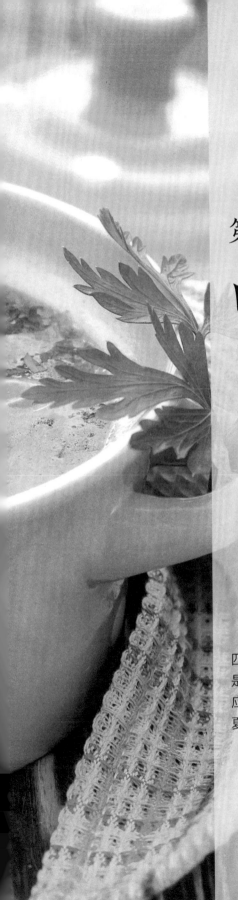

第三章

四季保健靓汤

《灵枢·本神篇》指出："智者之养生也，必须顺四时而适寒暑，和喜怒而安居处，节阴阳而调刚柔，如是则邪僻不至，长生久视。"由此可知，养生之道应顺应四时，根据春夏养阳、秋冬养阴的道理，春天养生，夏天养长，秋天养收，冬天养藏。

平补升阳

春属木，其气温，中医认为春季阳气渐生，最适宜食用一些时令新生的清补、温阳食物。但同时也要注意因冬季的长期进补，易致内湿较重。

☺药材、食材推荐

红枣	枸杞子	党参	高粱
莲子	芹菜	柴胡	山药

症状表现

☑ 嗜睡疲乏　　☑ 情志抑郁　　☑ 情志不畅

病理探究

春季疾病是由风温之邪郁于肌表，肺气失于轻宣所致。而春天流行的传染病，也多是通过呼吸道感染的。若不注意养生调节，饮食起居失当，或不注意情绪调适，就会引起"内伤性疾病"。

调护指南

春季饮食宜"少酸增甘，以养脾气"。应多吃一些性味甘平，且富含蛋白质、维生素和矿物质食材或药材，如芹菜、高粱、柴胡、红枣、莲子、党参、枸杞子、牛奶、蜂蜜、山药等。

家庭百科

春季护肝按摩疗法

1. 盘腿端坐，赤脚，用左手拇指按压右脚的大敦穴，左旋按压15次，右旋按压15次。然后用右手按压左脚的此穴即可。

2. 盘腿端坐，用左手拇指按右脚太冲穴，沿骨缝的间隙按压并前后滑动，做20次。然后用右手按压左脚的此穴即可。

3. 盘腿端坐，用左手拇指按压右三阴交穴，左右各旋按15次。换右手按压左三阴交穴即可。

佳药解读·高粱

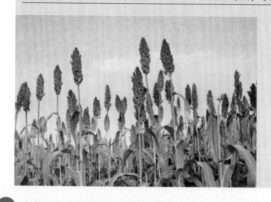

【别名】蜀黍、木稷、荻粱、乌禾、芦檫。

【性味】性温，味甘、涩。

【归经】归脾、胃、肝经。

【功效】温中和胃、涩肠止泻。

【禁忌】大便燥结者应少食或不食高粱。

【挑选】优质高粱颗粒整齐，富有光泽，干燥无虫，无沙粒，碎米极少，闻之有清香味，观察断面质地紧密，无杂质、虫害和霉变。

葡萄干红枣汤

原料 红枣 15 克，葡萄干 30 克。

做法

1. 葡萄干洗净，备用。
2. 红枣去核，洗净。
3. 锅中加适量的水，大火煮沸，先放入红枣煮 10 分钟，再下入葡萄干煮至枣烂即可。

食用宜忌

此汤具有养肝补血、生津止渴的功效，适合春季食用。适用于气血虚弱、心悸盗汗、淋证、浮肿、眼睛干涩、视物模糊、贫血患者。

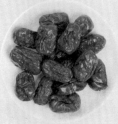

补益脾胃、补气养血

兔肉百合枸杞子汤

原料 兔肉 60 克，百合 130 克，枸杞子 50 克，盐各适量。

做法

1. 兔肉洗净斩块；百合、枸杞子泡发。
2. 锅中加入清水，再加入兔肉、盐，烧开后倒入百合、枸杞子，煮 5 分钟即可。

食用宜忌

枸杞子、百合药食两用，能养肝明目、清心安神，适宜体虚肺弱者、更年期女性、神经衰弱者、睡眠不宁者。风寒咳嗽、脾胃虚寒及大便稀溏者不宜多食。常食兔肉可预防心脑血管疾病。

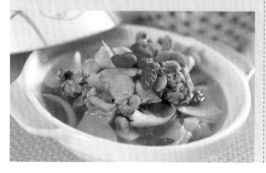

柴胡莲子田鸡汤

原料 柴胡 10 克，莲子 150 克，甘草 3 克，田鸡 3 只，盐适量。

做法

1. 将柴胡、甘草略冲洗，装入棉布袋，扎紧。
2. 莲子洗净，与药袋一同放入锅中，加水大火煮开，改小火煮 30 分钟。
3. 田鸡宰杀，洗净剁块，放入汤内煮沸，捞弃棉布袋，加盐调味即可。

食用宜忌

具有疏肝、行气、宽胸、升阳的功效，适宜感冒发热、寒热往来、疟疾、肝郁气滞、胸胁胀痛等患者，可调治肝郁气滞引起的胸胁疼痛等。

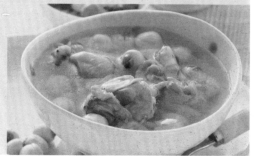

清热消暑

夏季心气最为旺盛。心阴虚与心阳虚相对而言。夏季心阳最为旺盛，而夏热却会耗伤心阴，故应注意清热消暑。

☺药材、食材推荐

竹叶	荷叶	绿豆	白扁豆
西瓜	苦瓜	黄瓜	葛根

症状表现

☑ 心悸气短　　☑ 脉微弱　　☑ 精神萎靡　　☑ 大汗淋漓　　☑ 四肢厥冷　　☑ 咽干口渴

病理探究

高温可以引起体温调节功能紊乱，在烈日暴晒或高温环境下劳动一定时间后，出现大汗、口渴、乏力等中暑先兆，在阴凉处短暂休息，短时间内症状即可消失。在气温骤升及温度亦高时，极易发生中暑，尤以产妇、老年人多见。

调护指南

夏季心阳最为旺盛，而夏热却会耗伤心阴，故夏季也应注意滋养心阴。常用的食材、药材有金银花、麦冬、竹叶、西瓜、绿豆、苦瓜、白扁豆等。

家庭百科

中暑后的护理

1. 中暑的人应该采取少量、多次饮水的方法，每次以不超过 300 毫升为宜。切忌狂饮不止。

2. 忌大量食用生冷瓜果。中暑的人大多脾胃虚弱，如果大量吃进生冷瓜果或其他寒性食物，会损伤脾胃阳气，使脾胃运化无力，痰湿内生，严重者则会出现腹泻、腹痛等症状。

3. 中暑后应该少吃油腻食物，以适应夏季胃肠的消化功能。

佳药解读·竹叶

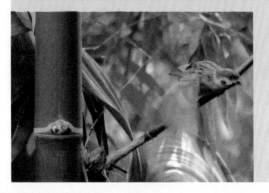

【别名】无。

【性味】味甘、淡。

【归经】归心、肺、胃三经。

【功效】清热除烦、生津利尿。

【禁忌】因竹叶性寒，风寒型感冒见恶寒明显者，不宜饮用。

【挑选】应选择叶面深绿色，无毛，背面颜色较淡、质薄而较脆，气弱，味淡，叶完整、无枝梗者为佳。

绿豆炖鲫鱼

原料 绿豆 50 克,鲫鱼 1 条,西洋菜 150 克,
　　　胡萝卜 100 克,姜片、高汤、盐各适量。

做法

1. 胡萝卜去皮切片;鲫鱼洗净;西洋菜洗净。
2. 砂煲上火,将绿豆、鲫鱼、姜片、胡萝卜全
   放入煲内,倒入高汤,炖约 40 分钟,放入
   西洋菜稍煮,调盐即可。

食用宜忌

　　具有清热解毒、利尿通淋、利水消肿的功效。
适宜暑热烦渴、感冒发热、霍乱吐泻、痰热哮喘、
头痛目赤、口舌生疮、水肿尿少、疮疡痈肿、风
疹丹毒者。

清热、解毒、消暑　　　补脾、开胃、消肿

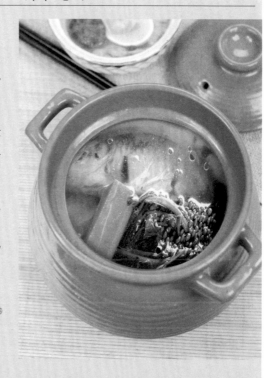

葛根西瓜汤

原料 葛根粉 10 克,西瓜 250 克,苹果 100 克,
　　　白糖 50 克。

做法

1. 将西瓜、苹果洗净去皮切小丁备用。
2. 净锅上火倒入水,调入白糖烧沸。
3. 加入西瓜、苹果,用葛根粉勾芡即可。

食用宜忌

　　具有清热解暑、生津止渴、泻火除烦、降血
压的功效。适宜胸膈气滞、满闷不舒、小便不利、
暑热烦渴、中暑、前列腺炎、膀胱炎患者。产妇、
肾功能不全者、虚火所致口腔溃疡患者忌食用。

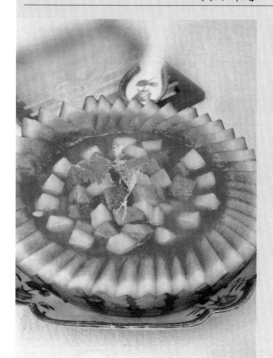

清热解暑、生津止渴　　　发表解肌、生津止渴

第三章　四季保健靓汤

生津润燥

秋季的主气是"燥"，燥易伤肺，燥胜则干，燥邪易耗伤津液。故无论外燥、内燥，一旦发病，均会出现津枯液干之象。

☺ 药材、食材推荐

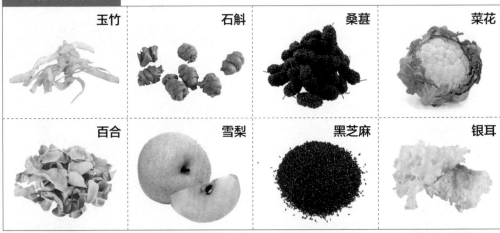

玉竹	石斛	桑葚	菜花
百合	雪梨	黑芝麻	银耳

症状表现

☑ 鼻干　☑ 喉干　☑ 咽干　☑ 口干　☑ 舌干　☑ 皮肤干燥皲裂　☑ 大便干燥、艰涩

病理探究

人体感受外邪或痰浊内蕴等，可导致邪气壅阻、肺失宣肃、劳倦久病等。因肺失宣肃，故常见咳嗽、喘息等；因肺不主气，故常见短气、自汗、易感冒等；因肺失宣肃，通调失职，可引起水肿、小便不利等。

调护指南

秋季药膳常用的药材、食材有玉竹、石斛、桑葚、花菜、百合、雪梨、银耳、天冬、桔梗、菊花等。

家庭百科

秋季润肺饮食护理

1. 忌生冷的食物。生冷的食物对脾阳和肺阳具有遏制的作用，加重咳嗽、心悸、气喘等病情。

2. 忌烟酒，尽量多饮水，慎用辛辣刺激性食品，吃易消化或半流质食物，以利湿化痰液，及时排痰。

3. 肺炎常伴有高热，机体消耗甚大，故应提供高能量、高蛋白，且易于消化的食物。

佳药解读 • 银耳

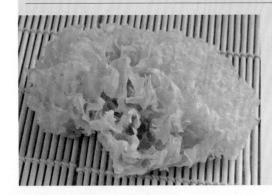

【别名】白木耳。

【性味】性平，味甘。

【归经】归肺、胃、肾经。

【功效】滋阴润肺、生津止渴、滋养胃阳。

【禁忌】外感风寒、出血症、糖尿病患者不宜食用。

【挑选】优质银耳干燥，色泽洁白，肉厚而朵整，圆形伞盖，直径3厘米以上，无蒂头、无杂质。

银耳橘子汤

原料 银耳 50 克,橘子 100 克,冰糖适量。

做法

1. 银耳洗净,清水泡发后沥干,撕成小块。
2. 橘子去皮,取果肉和银耳一起放入电饭煲中。
3. 往电饭煲中倒入适量的清水。
4. 加冰糖,用煮饭档煮至跳档后,即可盛出食用。

食用宜忌

此汤具有养阴润肺、生津止渴的功效,适宜老年人、皮肤粗糙的女性食用。糖尿病患者少食或不食。

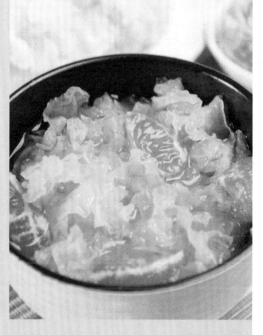

止津止渴、滋阴润肺

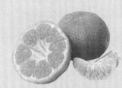

润肺、止咳、化痰

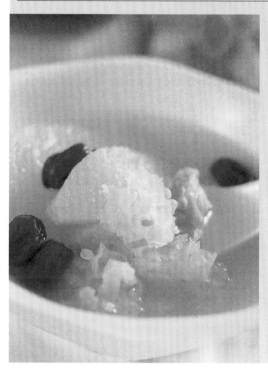

雪梨银耳瘦肉汤

原料 雪梨 500 克,银耳 20 克,红枣 11 个,猪瘦肉 500 克,盐 5 克。

做法

1. 雪梨洗净切块;猪瘦肉洗净。
2. 银耳洗净,撕成小朵;红枣洗净。
3. 瓦煲内注入清水,煮沸后加入全部原料,用小火煲 2 小时,加盐调味即可。

食用宜忌

具有养阴润肺、生津益胃、清心降火的功效。适宜咳嗽痰黄难咯、口燥咽干、肺燥干咳、大便秘结者。对预防咽喉炎有一定疗效。

滋阴润肺、化痰止咳

温补祛寒

冬季是一年中最宜进补的季节，同时也是寒邪肆虐的时节。冬季以温补脾肾为重点，补肾温中有助于增强机体免疫力，防止寒邪侵袭。

☺药材、食材推荐

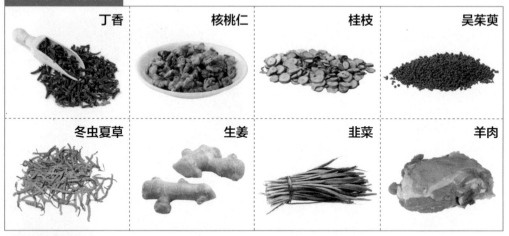

| 丁香 | 核桃仁 | 桂枝 | 吴茱萸 |
| 冬虫夏草 | 生姜 | 韭菜 | 羊肉 |

症状表现

☑ 畏寒肢冷　　☑ 头目眩晕　　☑ 精神萎靡　　☑ 面色㿠白或黧黑　　☑ 腹胀便溏　　☑ 手足不温

病理探究

寒邪致病多在冬季。有内寒与外寒的区别。外寒是外界的寒邪侵犯人体，伤于肌表的称为伤寒，直中脏腑的则称中寒。内寒则是人体功能衰退、阳气不足而致的病证。内寒、外寒不同，但可相互影响。

调护指南

冬季药膳宜补肾藏精，常用的药材、食材有核桃仁、丁香、桂枝、吴茱萸、红枣、生姜、冬虫夏草、白萝卜、小茴香、花椒等。

家庭百科

冬季祛寒饮食护理

1. 多吃温热性的食物，如生姜、白葱等。
2. 补充铁质。增加含铁量高的食物，如瘦肉、菠菜、蛋黄、动物肝脏等。
3. 忌食生冷寒凉的食物。各种冰制饮料，属寒凉性质的瓜果，如西瓜、梨、香蕉、猕猴桃等。
4. 忌食酸、涩味的食物。如食醋、酸白菜、泡菜，以及山楂、乌梅、酸柑橘等。

佳药解读·丁香

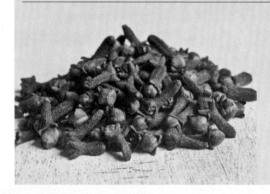

【别名】丁子香、支解香、雄丁香、公丁香、瘦香娇等。

【性味】性温、味辛。

【归经】归脾、胃、肾经。

【功效】温中降逆、温肾助阳、散寒止痛。

【禁忌】热病及阴虚内热者忌服，不得与郁金同用。

【挑选】以个大、体粗壮、色红棕、油性足、能沉于水、香气浓郁、无碎末者为佳。

活血补血 + 暖胃祛寒

当归羊肉汤

原料 羊肉 500 克，当归 25 克，姜 1 段，盐 1 小匙，葱花 3 克。

做法

1. 羊肉汆烫，捞起冲净；姜洗净，微拍裂。
2. 当归洗净，切成薄片。
3. 将羊肉、生姜盛入炖锅，加 6 碗水，以大火煮开，转小火慢炖 1 小时；加入当归续煮 20 分钟，撒上葱花，加盐调味即可。

食用宜忌

当归既能活血又能补血，可促进血液循环，羊肉具有暖胃祛寒、增加身体御寒能力的作用，并能补养肾阳、促进食欲、补充体力。本品适合畏寒怕冷、腹部冷痛、四肢冰凉、腰膝酸软等症者食用。

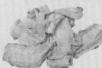

下气消食、解毒生津

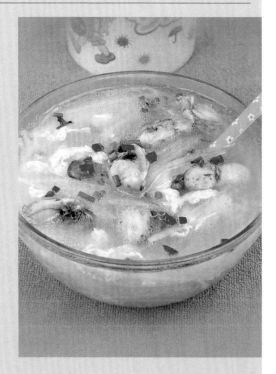

温经祛寒 + 补益肾阳

枸杞子板栗羊肉汤

原料 枸杞子 20 克，羊肉 150 克，板栗 30 克，吴茱萸、桂枝各 10 克，盐 5 克。

做法

1. 将羊肉洗净，切块；板栗去壳，洗净切块；枸杞子洗净，备用。
2. 吴茱萸、桂枝洗净，煎取药汁备用。
3. 锅内加适量水，放入羊肉块、板栗块、枸杞子，大火烧沸，改用小火煮 20 分钟，再倒入药汁，续煮 10 分钟，调入盐即可。

食用宜忌

羊肉、吴茱萸、桂枝均有散寒邪、温经络的作用；板栗有滋肾气的效果。配伍同用，对肝肾不足、小腹冰凉、畏寒怕冷、腰膝冷痛的患者有很好的食疗效果。

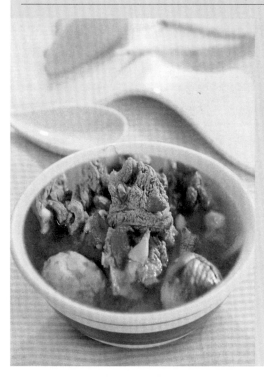

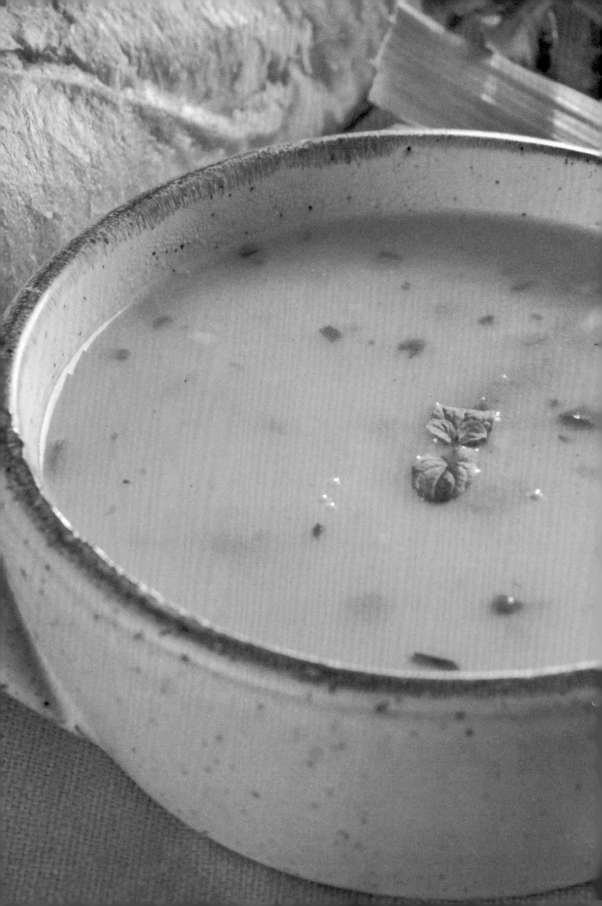

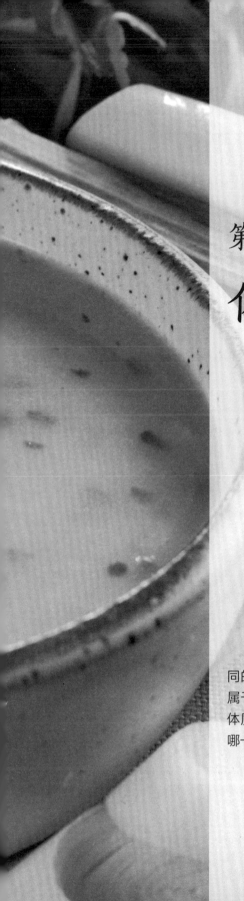

第四章
体质调理靓汤

中医讲究辨证论证。每个人的体质不同，需要用不同的方法来进行调养。首先要辨清自身体质，看看自己属于平和体质、气虚体质、阳虚体质、阴虚体质、血淤体质、痰湿体质、湿热体质、气郁体质、特禀体质中的哪一类，以对症调理为宜。

九种体质自我测定

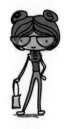 **平和体质**	平和体质是一种健康的体质，其主要特征为：阴阳气血调和，体形匀称健壮，面色、肤色润泽，头发稠密有光泽，目光有神，鼻色明润，嗅觉通利，唇色红润，不易疲劳，不易生病，生活规律，精力充沛，耐受寒热，睡眠良好，饮食较佳，二便正常。此外，性格开朗随和，对于环境和气候变化的适应能力较强。平和体质者饮食应有节制，营养要均衡，饮食粗细搭配要合理，少吃过冷或过热的食物。
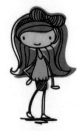 **气虚体质**	气虚体质以气虚体弱、脏腑功能状态低下为主的体质状态。其主要特征为：元气不足、肌肉松软不实、平素语音低弱、气短懒言、容易疲乏、精神不振、易出汗、舌淡红、舌边有齿痕、脉弱、易患感冒和内脏下垂等病。此外，性格内向，不喜冒险，不耐受风、寒、暑、湿邪。气虚体质者平时应多食用具有益气健脾作用的食物，如白扁豆、红薯、山药等。不吃或少吃荞麦、柚子、菊花等。
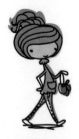 **阳虚体质**	阳虚体质是指人体的阳气不足，出现一系列的阳虚症状。其主要特征为：畏寒怕冷，手足不温，肌肉松软不实，喜温热饮食，精神不振，舌淡胖嫩，脉沉迟，易患痰饮、肿胀、泄泻等病，感邪易从寒化。此外，性格多沉静、内向，耐夏不耐冬，易感风、寒、湿邪。阳虚体质者平时可多食牛肉、羊肉等温阳之品，少吃或不吃生冷、冰冻之品。
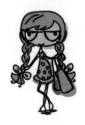 **阴虚体质**	阴虚是指精血或津液亏损。其主要特征为：口燥咽干，手足心热，体形偏瘦，鼻微干，喜冷饮，大便干燥，舌红少津，脉细数，易患虚劳、失精、不寐等病，感邪易从热化。此外，性情急躁，外向好动、活泼，耐冬不耐夏，不耐受暑、热、燥邪。阴虚体质者平时应多食鸭肉、绿豆、冬瓜等甘凉滋润之品，少食羊肉、韭菜、辣椒等性温燥烈之品。

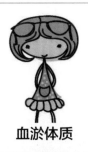

血淤体质

  血淤体质的人血脉运行不通畅，不能及时排出和消散离经之血，久之，离经之血就会淤积于脏腑组织之中，而产生疼痛。其主要特征为：肤色晦暗，色素沉着，容易出现淤斑，口唇黯淡，舌暗或有淤点，舌下络脉紫暗或增粗，脉涩，易患癥瘕及痛证、血证等。此外，易烦躁、健忘，不耐受寒邪。血淤体质者应多食山楂、红糖、玫瑰等，不吃性收涩、性寒凉、冰冻的东西。

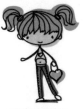

痰湿体质

  痰湿体质者脾胃功能相对较弱，气血津液运行失调，导致水湿在体内聚积成痰。其主要特征为：体形肥胖，腹部肥满，面部皮肤油脂较多，多汗且黏，胸闷，痰多，口黏腻或甜，喜食肥甘甜黏，舌苔白腻，脉滑，易患消渴、中风、胸痹等病。此外，性格偏温和、稳重，多善于忍耐，对梅雨季节及湿重环境适应能力差。痰湿体质者饮食应以清淡为主，多食粗粮，夏季多食姜，冬季少进补。

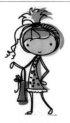

湿热体质

  湿热体质是以湿热内蕴为主要特征的体质状态。表现为：面垢油光，易生痤疮，口苦口干，身重困倦，大便黏滞不畅或燥结，小便短黄，男性易患阴囊潮湿，女性易带下增多，舌质偏红，苔黄腻，脉滑数，易患疮疖、黄疸、热淋等病。此外，容易心烦急躁，对夏末秋初，湿热或气温偏高环境较难适应。湿热体质者饮食以清淡为主，可多食绿豆，不宜食用冬虫夏草等补药。

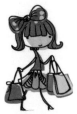

气郁体质

  气郁体质者大都性格内向，情绪不稳定，敏感多虑。表现为：神情抑郁，忧虑脆弱，形体瘦弱，烦闷不乐，舌淡红，苔薄白，脉弦，易患脏躁、梅核气、百合病及郁证等。此外，气郁体质者对精神刺激适应能力较差，不适应阴雨天气。气郁体质者宜多食一些可行气解郁的食物，如佛手、橙子、陈皮等，忌食辛辣食物、咖啡、浓茶等刺激品。

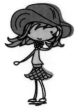

特禀体质

  特禀体质也就是过敏体质，属于一种有偏颇的体质类型。过敏会给患者带来各种不适。其主要特征为：常见哮喘、风团、咽痒、鼻塞、打喷嚏等；患遗传性疾病者有垂直遗传、先天性家族性特征；先天性禀赋异常者或有畸形或生理缺陷；患胎传性疾病者具有母体影响胎儿个体生长发育及相关疾病的特征。此外，特禀体质者对外界环境适应能力差。特禀体质者宜食可益气固表之品，起居避免过敏原，加强体育锻炼。

平和体质

平和体质是以体形适中、面色红润、精力充沛、脏腑功能强健为主要特征的一种体质。平和体质者所占人群比例约为1/3。

☺药材、食材推荐

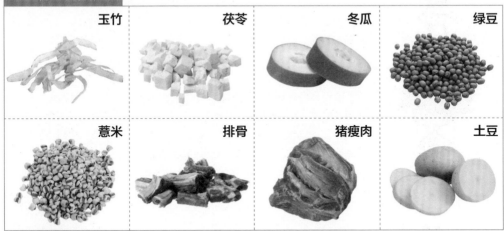

玉竹	茯苓	冬瓜	绿豆
薏米	排骨	猪瘦肉	土豆

症状表现

☑ 面色红润　☑ 肤色润泽　☑ 目光有神　☑ 鼻色明润　☑ 嗅觉通利　☑ 味觉正常

病理探究

平和体质的人先天的遗传条件良好，后天的饮食起居生活习惯适宜，即后天调养得当。

调护指南

一般不需要特殊调理，但人体的内部环境也易受外界因素的影响，如夏季炎热、干燥少雨，人体出汗较多，易耗伤阴津，可选用滋阴清热的食材、药材，如百合、玉竹、瘦肉、绿豆、茯苓、薏米、冬瓜、排骨、土豆。在梅雨季节气候多潮湿，则可选用健脾祛湿的食物。

家庭百科

平和体质养生小贴士

坚持晨练，不要错过一年中晨练的最佳时段，从早晨刚刚醒来便开始盘腿而坐，以双手搓脸，也叫干洗脸，每次30遍，可使神清气爽，皮肤润泽；搓耳朵30遍，耳朵的穴位很多，能够促进全身的血液循环；搓脚，两脚对着，两只手专门搓脚心3分钟。完成这几个简单的动作，全身气血畅通。之后出门，快走、慢跑、做体操，哪怕找个空气清新的地方只做深呼吸都很好。

佳药解读·玉竹

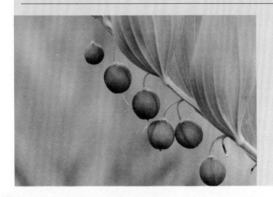

【别名】女萎、地管子、尾参、铃铛菜、葳蕤、王马、节地、虫蝉、乌萎。

【性味】性平，味甘。

【归经】归肺、胃经。

【功效】养阴润燥、除烦止渴、养胃生津。

【禁忌】痰湿气滞者禁服，脾虚便溏者慎服。

【挑选】以扁圆柱形，表面金黄色，断面黄白色，半透明、质柔软、富糖分、嚼之发黏者为佳。

滋阴补肾 + 利尿祛湿

冬瓜干贝虾汤

原料 鲜虾、冬瓜各 300 克，干贝 100 克，姜、盐各适量。

做法

1. 鲜虾治净，切去虾须；冬瓜洗净，连皮切块；姜洗净切片。
2. 干贝用水泡软，捞出沥干，并撕成小块。
3. 炒锅倒水加热，下入冬瓜焯水后捞出沥干。
4. 将虾、冬瓜、干贝一同放入电饭煲中，加水调至煲汤档，煮好后加盐调味即可。

食用宜忌

此汤具有滋阴补肾、利尿祛湿的功能，对小便不利、肾阴不足等症可起到食疗作用，常食有助于降血压、降胆固醇、补益健身。非常适合老年人食用，尤其是高血压患者。

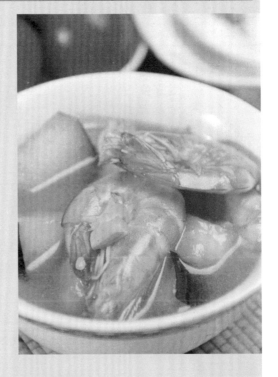

强身益肾 + 健脾益胃

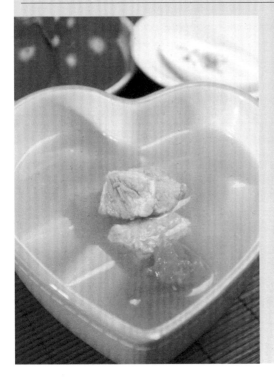

土豆排骨汤

原料 排骨 500 克，土豆、西红柿各 200 克，盐、鸡精各适量。

做法

1. 排骨洗净剁成块；土豆去皮，洗净切块。
2. 将排骨放入碗中，撒上盐拌匀腌渍。
3. 西红柿洗净切块，倒入炒锅，放少许油炒熟后出锅。
4. 将排骨、土豆和西红柿放入电饭煲中，加水调至煲汤档，煮好后加盐和鸡精调味即可。

食用宜忌

此汤具有强身益肾、健脾益胃等功效，可辅助治疗消化不良、习惯性便秘、神疲乏力、慢性胃痛、关节疼痛、皮肤湿疹等症。

健脾和胃、预防高血压

气虚体质

气虚体质和阳虚体质比较相近，从性质上来说，属于虚性体质。气虚体质主要反映在脏腑功能的低下。气虚体质的人，肺脏功能和脾脏功能比较弱。

☺药材、食材推荐

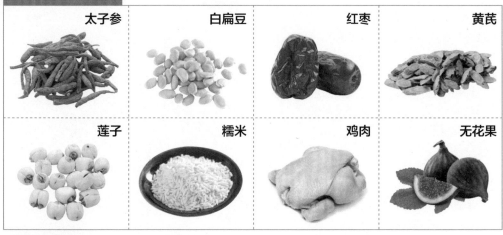

| 太子参 | 白扁豆 | 红枣 | 黄芪 |
| 莲子 | 糯米 | 鸡肉 | 无花果 |

症状表现

☑ 体倦乏力　　☑ 面色苍白　　☑ 语声低怯　　☑ 常自汗出　　☑ 心悸食少

病理探究

气虚多由先天禀赋不足、后天失养、肺脾肾等脏腑功能减退、劳累过度、久病不复、气的生化不足等所致。气虚同现代医学概念"亚健康"极为相似，根本原因是阴阳气血不足，五脏功能低下，也与元气不足、气虚相符。

调护指南

宜吃性平偏温的、具有补益作用的药材和食材，如太子参、白扁豆、红枣、黄芪、莲子、鸡肉、无花果、糯米、葡萄干、苹果、龙眼肉等。

家庭百科

气虚患者养肾小窍门

1. 端坐，两腿自然分开，双手屈肘侧举，手指伸直向上与两耳平。然后，双手上举，以两胁部感觉有所牵动为度，随即复原，连做 10 次。

2. 端坐，左臂自然屈肘，置于腿上，右臂屈肘，手掌向上，做抛物动作 3~5 次。然后，右臂放于腿上，左手做抛空动作，每日 5 遍。

3. 端坐，两脚自然下垂，先慢慢左右转动身体 3 次。然后，两脚悬空，前后摆动 10 余次。

佳药解读 • 太子参

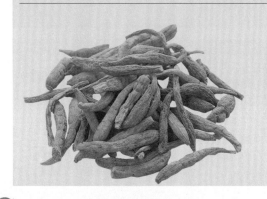

【别名】孩儿参、童参。

【性味】性平，味甘、微苦。

【归经】归脾、肺经。

【功效】益气生津。

【禁忌】表实邪盛者不宜用。

【挑选】表面较光滑，凹陷处有须根痕，质硬而脆，断面平坦，呈淡黄白色，晒干者类白色，气微，味微甘。以条粗肥润、有粉性、呈黄白色，无须根者为佳。

参果炖瘦肉

原料 猪瘦肉 50 克,太子参 20 克,无花果 200 克,盐、味精各适量。

做法

1. 太子参略洗;无花果洗净。
2. 猪瘦肉洗净切片。
3. 把全部用料放入炖盅内,加滚水适量,盖好,隔滚水炖约 2 小时,加盐、味精即可。

食用宜忌

　　具有益气生津、补益脾肺、利咽消肿的功效。适宜脾气虚弱、胃阴不足、虚热汗多、心悸不眠、多汗、水肿、消渴、精神疲乏、咽喉肿痛、肺燥咳嗽患者食用。表实邪盛者不宜食用。

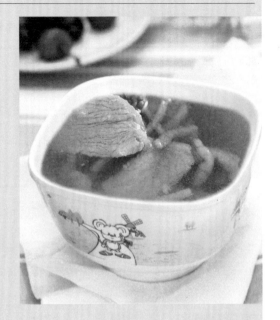

补气养血 + 强壮筋骨

归芪猪蹄汤

原料 猪蹄 1 只,当归 10 克,黄芪 15 克,黑枣 5 个,盐 5 克,味精 3 克。

做法

1. 猪蹄洗净斩块,入滚水汆去血水。
2. 当归、黄芪、黑枣洗净。
3. 把全部用料放入清水锅内,大火煮滚后,改小火煲 3 小时,加盐、味精即可。

食用宜忌

　　具有补气养血、强壮筋骨、补虚弱、美容养颜、健腰膝的功效。适宜血虚者、年老体弱者、产后缺乳者、腰脚软弱无力者、痈疽疮毒久溃不敛者食用。

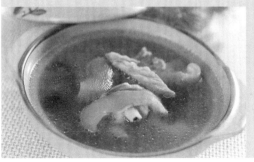

补气益血 + 滋补强身

芪枣黄鳝汤

原料 黄鳝 500 克,黄芪 25 克,生姜 5 片,红枣 5 个,盐 5 克,味精 3 克。

做法

1. 黄鳝处理干净,用盐腌去黏潺液,切段,汆去血腥。
2. 起锅爆香生姜片,放入黄鳝炒片刻取出。
3. 黄芪、红枣、鳝肉放入煲内,加水煲 2 小时,加盐、味精调味即可。

食用宜忌

　　具有补气益血、滋补强身的功效。适宜身体虚弱、气血不足、风湿麻痹、四肢酸痛、糖尿病、高脂血症、冠心病、动脉硬化者食用。

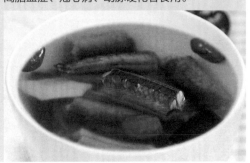

第四章　体质调理靓汤

阳虚体质

阳虚体质的人平素畏冷，手足不温，易出汗；喜热饮食，精神不振，睡眠偏多。阳气不足的人常表现出情绪不佳，如肾阳虚者善恐、心阳虚者善悲。

☺药材、食材推荐

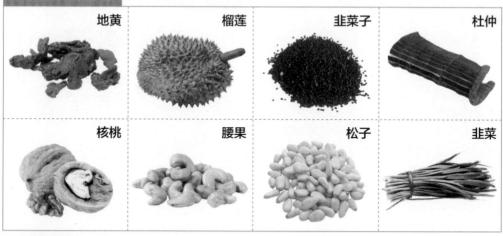

| 地黄 | 榴莲 | 韭菜子 | 杜仲 |
| 核桃 | 腰果 | 松子 | 韭菜 |

症状表现

☑ 疲倦怕冷　　☑ 四肢冰冷　　☑ 唇色苍白　　☑ 少气懒言　　☑ 嗜眨乏力　　☑ 男性遗精

病理探究

阳虚体质除了先天性的原因之外，后天多由饮食方面引起。如挑食偏食，营养失衡，喝大量的冰冻饮料等，加之缺乏锻炼，造成体质差，而又不及时调整休养，则极易形成阳虚体质。

调护指南

阳虚体质者可多食性温热的药材和食材，如鹿茸、杜仲、肉苁蓉、淫羊藿、锁阳、荔枝、地黄、榴莲、韭菜子、鹌鹑蛋、核桃等。

家庭百科

阳虚体质饮食护理

1. 忌食性质寒凉、易伤阳气，或滋腻味厚、难以消化的食物，如豆腐、鸭肉、芹菜、冬瓜、茄子、菠菜、糯米、香蕉等。

2. 阳虚便秘者还需忌食收涩止泻、可加重便秘的食物，如莲子、石榴、芡实、乌梅、山楂等。

3. 阳虚泄泻者还需忌食具有润下通便作用的食物，如芝麻、银耳、海参、木耳、决明子、柏子仁、杏仁等。

佳药解读 • 韭菜子

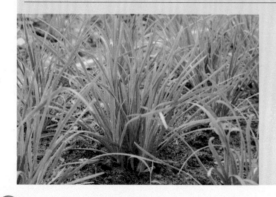

【别名】韭菜仁。

【性味】性温，味甘、辛。

【归经】归肝、肾经。

【功效】温补肝肾、壮阳固精、暖腰膝。

【禁忌】阴虚火旺者忌服。

【挑选】应挑选半圆形或卵圆形、略扁、表面黑色者。一面凸起、粗糙、有细密的网状皱纹；另一面微凹，皱纹不甚明显。基以质硬、微辛者为佳。

猪肠核桃汤

原料 猪大肠 200 克，核桃仁 60 克，熟地黄 30 克，红枣 10 个，姜丝、葱末、料酒、盐各适量。

做法

1. 猪大肠漂洗干净，氽水切块；核桃仁捣碎；熟地黄、红枣洗净。
2. 锅内加水适量，放入所有材料小火炖煮 2 小时即成。

食用宜忌

　　具有健运脾胃、补肾益精的功效。适宜腰腿酸软、筋骨疼痛、牙齿松动、须发早白、虚劳咳嗽、小便清冷、月经和白带过多患者食用。

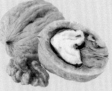

补益肾气、健脾益气

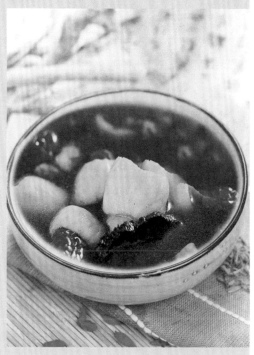

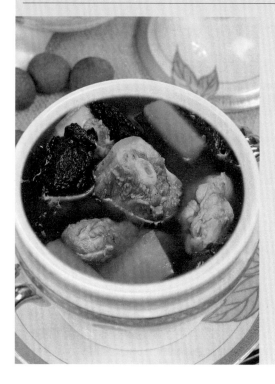

黄精骶骨汤

原料 肉苁蓉、黄精各 10 克，白果粉 1 大匙，猪尾骶骨 1 副，胡萝卜 1 根，盐 1 小匙。

做法

1. 猪尾骶骨洗净，放入沸水中氽去血水，备用；胡萝卜冲洗干净，削皮，切块备用；肉苁蓉、黄精洗净，备用。
2. 将肉苁蓉、黄精、猪尾骶骨、胡萝卜一起放入锅中，加水至盖过所有材料。
3. 以大火煮沸，再转用小火续煮约 30 分钟，加入白果粉再煮 5 分钟，加盐调味即可。

食用宜忌

　　此汤益气强精、补肾健脾的功效非常显著，适宜肾虚遗精、阳虚肠燥便秘、腰膝酸痛、耳鸣目花者食用。

第四章　体质调理靓汤

阴虚体质

阴虚体质的人，精血或津液亏损，常见特征为形体消瘦，口干舌燥、舌质偏红、脉较细数，吃辛热食物或熬夜易上火等。阴虚体质可通过饮用龙井茶进行调理。

☺药材、食材推荐

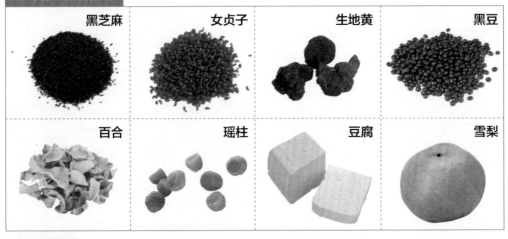

黑芝麻	女贞子	生地黄	黑豆
百合	瑶柱	豆腐	雪梨

症状表现

☑ 经常口渴　　☑ 喉咙干　　☑ 容易失眠　　☑ 头昏眼花　　☑ 容易心烦气躁　　☑ 易便秘

病理探究

先天不足，母亲阴血不足导致子代阴液亦虚。女性更年期，多易出现阴虚体质。某些慢性疾病如果表现为长期发热，就易于在热退之后出现阴虚体质。长期纵欲的男性极易因为精气耗伤过度而出现肾阴虚的问题。

调护指南

阴虚证多源于肾、肺、胃或肝的不同症状，应根据不同的阴虚症状而选用药材或食材，如黑芝麻、女贞子、瑶柱、雪梨、百合、生地黄、黑豆等。

家庭百科

阴虚体质日常护理

1. 起居应有规律，居住环境宜安静，保持一定的午休时间。多听曲调舒缓、轻柔的音乐。
2. 睡前不要饮茶、锻炼和玩游戏，应早睡早起，避免熬夜、剧烈运动和在高温酷暑下工作。宜节制房事。戒烟酒。
3. 只适合做中小强度、间断性的身体锻炼，可选择太极拳、太极剑等动静结合的传统健身项目。皮肤干燥甚者，可多游泳。

佳药解读 • 黑芝麻

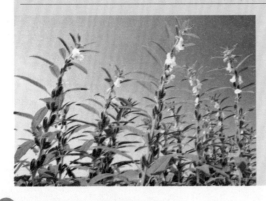

【别名】小胡麻、胡麻、乌麻、油麻、脂麻、狗虱、巨胜、黑油麻、黑脂麻。

【性味】性平，味甘。

【归经】归肝、脾、肾经。

【功效】补肝肾、滋五脏、益精血、润肠燥。

【禁忌】患有慢性肠炎、便溏腹泻者忌食。

【挑选】看里面是否有杂质，也可放在手心里搓一下，看是否会掉色，如染色，手心会发黑，好的黑芝麻价格较高。

滋阴生津 + 利水祛湿

冬瓜瑶柱汤

原料 冬瓜 200 克，虾 30 克，瑶柱、草菇各 20 克，高汤、姜、盐各适量。

做法

1. 冬瓜去皮切片；瑶柱泡发；草菇洗净对切。

2. 虾去壳洗净；姜切片。

3. 锅上火，爆香姜片，下入高汤、冬瓜、瑶柱、虾、草菇煮熟，调味即可。

食用宜忌

　　具有滋阴生津、利水祛湿的功效。适宜肺中有痰、肺燥干咳、妇女妊娠水肿、形体肥胖、高血压、心脏病、肾水肿等患者食用。

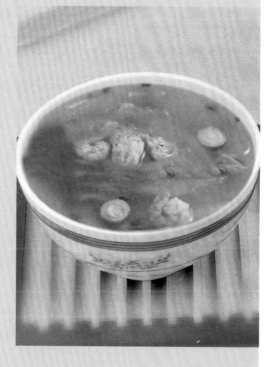

滋阴补肾，益精填髓

润肺祛燥 + 滋阴生津

雪梨猪腱汤

原料 猪腱 500 克，雪梨 1 个，无花果 8 个，盐 5 克。

做法

1. 猪腱洗净切块；雪梨去皮，洗净切块；无花果用清水浸泡，洗净。

2. 把全部用料放入清水煲内，大火煮沸后，改小火煲 2 小时。

3. 加盐调味即可。

食用宜忌

　　具有润肺祛燥、滋阴生津、利咽消肿的功效。适宜咳嗽痰黄难咯、热病口渴、大便干结、饮酒过度等患者。

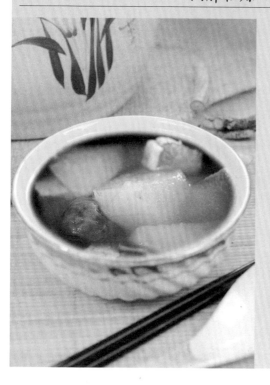

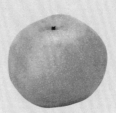

滋阴润肺、化痰止咳

湿热体质

湿即通常所说的水湿，它有外湿和内湿的区分，热则是一种热象。而湿热中的热与湿是同时存在的，或因夏秋季节天热湿重，湿与热合并入侵人体所致。

☺药材、食材推荐

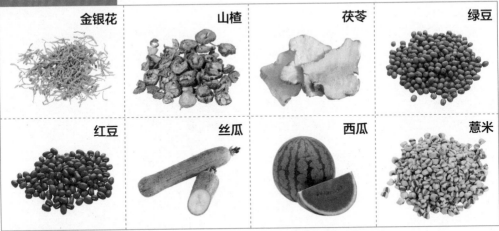

| 金银花 | 山楂 | 茯苓 | 绿豆 |
| 红豆 | 丝瓜 | 西瓜 | 薏米 |

症状表现

☑ **面垢油光**　☑ **易生痤疮**　☑ **口苦口干**　☑ **身重困倦**　☑ **小便短黄**

病理探究

外湿是由于气候潮湿或涉水淋雨或居室潮湿，使外来水湿入侵人体而引起；内湿是一种病理产物，常与消化功能低下有关。或因夏秋季节天热湿重，湿与热合并入侵人体，或因湿邪久留不除而化热等。

调护指南

湿热体质者饮食以清淡为主，可选用金银花、山楂、绿豆、茯苓、红豆、丝瓜、西瓜、薏米、玄参、芹菜、黄瓜、荠菜、芥蓝、竹笋等。

家庭百科

湿热体质日常护理

1. 多食祛湿的食物，如薏苡仁、白菜、绿豆、冬瓜、红豆、西瓜等。

2. 不宜吃的食物，如甜食、甘甜饮料、辛辣刺激的食物、酒、肥甘厚味等。

3. 居住环境宜干燥，通风，有充足而有规律的睡眠。盛夏暑湿较重的季节，减少户外活动。

4. 适合做大强度、大运动量的锻炼，如中长跑、游泳、爬山、各种球类活动等。

佳药解读·薏米

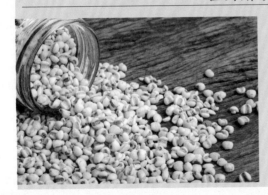

【别名】苡米、薏苡仁。

【性味】性微寒，味甘、淡。

【归经】归脾、胃、肺经。

【功效】健脾渗湿、去湿除痹、止泻、清热排脓。

【禁忌】妇女怀孕早期应忌食，另外汗少、便秘者不宜食用。

【挑选】质坚实有光泽、颗粒饱满、呈白色或黄白色，多为粉性、味甘淡或微甜则为上。

清热解毒 + 利湿通淋

绿豆苋菜枸杞粥

原料 大米 100 克，绿豆 40 克，苋菜 50 克，
枸杞 5 克，冰糖 10 克。

做法

1. 大米、绿豆均泡发洗净；苋菜洗净，切碎；
   枸杞洗净，备用。
2. 锅置火上，倒入清水，放入大米、绿豆、枸
   杞煮至米粒绽开。
3. 待煮至浓稠状时，加入苋菜、冰糖稍煮即可。

食用宜忌

　　绿豆可清热解毒、利尿通淋，苋菜可清热利
湿、凉血止血，本品对尿频、尿急、尿痛等尿路
感染及湿热下注引起的阴道炎、阴道瘙痒、赤白
带下等均有较好的食疗作用。

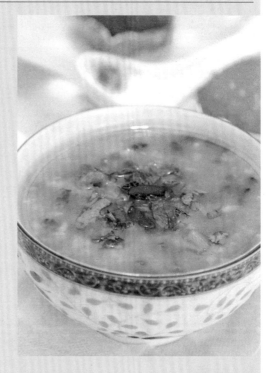

清热排毒 + 利湿通淋

土茯苓绿豆老鸭汤

原料 土茯苓 50 克，绿豆 200 克，陈皮 3 克，
老鸭 500 克，盐少许。

做法

1. 老鸭洗净，斩件备用。
2. 土茯苓、绿豆洗净备用。
3. 瓦煲内加适量清水，大火烧开，放入土茯苓、
   绿豆、陈皮和老鸭，改小火煲 3 小时，加盐
   调味即可。

食用宜忌

　　具有清热排毒、利湿
通淋、通利关节、解毒的
功效。适宜水湿内困、水
肿尿少、眩晕、心悸、大
便湿热、失眠多梦者食用。

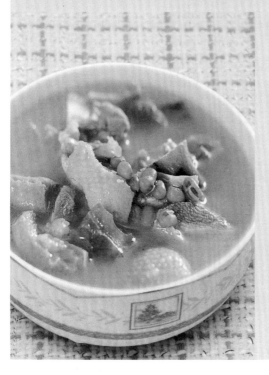

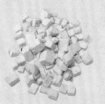

利水渗湿，补中健脾

痰湿体质

当人体脏腑、阴阳失调，气血津液运化失调，形成痰湿时，便可以认为这种体质状态为痰湿体质，多见于肥胖者，或素瘦今肥的人，可通过药物、食物进行调养。

☺药材、食材推荐

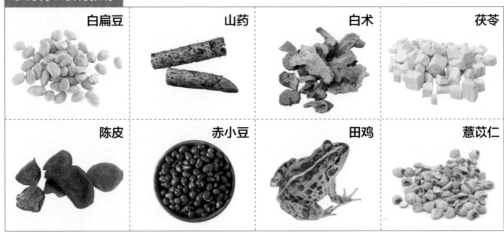

白扁豆	山药	白术	茯苓
陈皮	赤小豆	田鸡	薏苡仁

症状表现

☑ 咳嗽　　☑ 哮喘　　☑ 痰多　　☑ 头晕　　☑ 肠胃不适　　☑ 呕吐　　☑ 胸闷

病理探究

湿分为内湿和外湿，外湿指环境潮湿，如淋雨、居处潮湿等，外在湿气会侵犯人体而致病；内湿是指消化系统运作失宜，水在体内的流动失控以致津液停聚，或因饮食水分过多，或因饮酒、生冷饮料，而使体内津液聚停而形成。

调护指南

痰湿体质者养生重在祛除痰湿、畅达气血，宜食味淡、性温平之药材、食物，可选山药、白扁豆、白术、茯苓、田鸡、陈皮、山楂等。

家庭百科

痰湿体质日常护理

1. 加强运动，强健身体功能。
2. 不宜在潮湿的环境里久留，在阴雨季节要注意避免湿邪的侵袭。
3. 嗜睡者应减少睡眠时间，多进行户外活动。
4. 洗澡应洗热水澡，穿衣尽量保持宽松，面料以棉、麻、丝等透气散湿的天然纤维为主，这样有利于汗液蒸发、祛除体内湿气。

佳药解读·陈皮

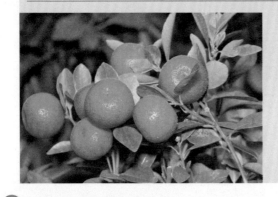

【别名】橘皮。

【性味】性温，味辛、苦。

【归经】归脾、胃、肺经。

【功效】理气健脾、燥湿化痰。

【禁忌】陈皮偏于温燥，有干咳无痰、口干舌燥等症状的阴虚体质者不宜多食。

【挑选】年份短的陈皮呈青黄色，味苦、酸、涩；年份长的陈皮呈黄红色，口味甘、醇。

健脾益气 + 祛湿消肿

白术茯苓田鸡汤

原料 白术、茯苓各15克，白扁豆30克，芡
实20克，田鸡4只，盐5克。

做法

1. 田鸡宰洗干净，去皮，斩块；白扁豆、芡实、
   白术、茯苓均洗净。
2. 投入锅内转至小火炖煮20分钟，再将田鸡
   放入煮熟。
3. 加盐即可。

食用宜忌

具有健脾益气、利水
消肿、燥湿和中的功效。
适宜脾胃气虚、不思饮食、
倦怠无力、慢性腹泻、消
化吸收功能低下、虚汗多、
小儿流涎者食用。胃胀腹
胀、气滞饱闷者忌食。

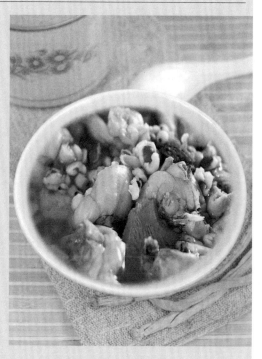

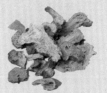

健脾、益气、燥湿

健脾化湿 + 和中止呕

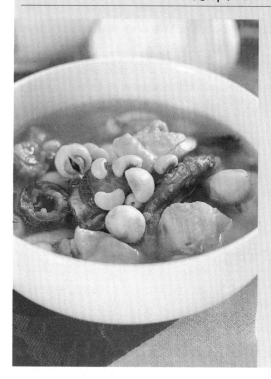

白扁豆鸡汤

原料 白扁豆100克，莲子40克，砂仁10克，
鸡腿300克，盐5克。

做法

1. 将清水1500毫升、鸡腿、莲子置入锅中，
   以大火煮沸，转小火煮45分钟。
2. 白扁豆洗净沥干，放入锅中煮熟。
3. 放入砂仁，搅拌后加盐即可。

食用宜忌

具有健脾化湿、和
中止呕、消暑祛湿的功
效。适宜夏季感冒、急
性胃肠炎、暑热头痛头
昏、恶心烦躁、口渴欲
饮、心腹疼痛、饮食不
香者食用。

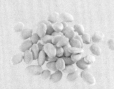

健脾化湿、和中消暑

血淤体质

淤血体质就是全身性的血脉不那么畅通，有一种潜在的淤血倾向。典型的淤血体质，形体偏瘦者居多，很难见到清清爽爽的面容，对女性美容困扰很大。

☺ 药材、食材推荐

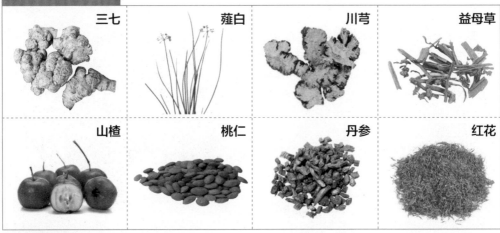

| 三七 | 薤白 | 川芎 | 益母草 |
| 山楂 | 桃仁 | 丹参 | 红花 |

症状表现

☑ 容易长色斑　☑ 面色晦暗　☑ 口唇发暗　☑ 眼睛浑浊　☑ 表情抑郁　☑ 心胸刺痛

病理探究

血液循环发生不畅或淤滞之症，多为先天性原因。在气候寒冷、情绪不佳等情况下，很容易出现血脉淤滞不畅或阻塞不通。淤塞在什么部位，什么部位就发暗发青、疼痛、干燥瘙痒、出现肿物包块，此部位的功能也会受到影响。

调护指南

血淤体质者养生重在活血祛淤、补气行气。选三七、薤白、川芎、益母草、桃仁、山楂、丹参、红花、陈皮等，有很好的活血化淤功效。

家庭百科

血淤体质日常护理

1. 多运动，增强心肺功能，非常有助于消散淤血。但是血淤体质的中老年人不宜参加剧烈、爆发、竞技的运动。

2. 精神养生对血淤体质的调养尤其重要。多多地和乐观开朗的人在一起参与团体活动。培养一些兴趣，体会聚精会神的乐趣。

3. 早睡早起是非常重要的。血淤主要是因为肝气不疏，11点前睡觉才能保证肝血更新。

佳药解读·川芎

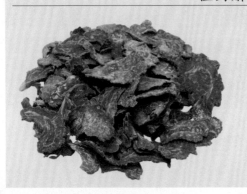

【别名】山鞠穷、香果。

【性味】性温，味辛。

【归经】归肝、胆、心包经。

【功效】活血行气、祛风止痛。

【禁忌】本品辛温升散，阴虚火旺、多汗、热盛及无淤之出血症者和孕妇慎用。

【挑选】以质坚实、不易折断、全体散有黄棕色油点，个大饱满、油性大、香气浓者为佳。

三七薤白鸡肉汤

原料 鸡肉 350 克，枸杞子 20 克，三七、薤白各少许，盐 5 克。

做法

1. 鸡收拾干净，斩件，氽水；三七洗净，切片；薤白切碎。

2. 将鸡肉、三七、薤白、枸杞子放入锅中，加适量清水，用小火慢煲，2 小时后加入盐即可。

食用宜忌

具有活血化淤、散结止痛、理气宽胸、通阳散结的功效。适宜胸脘痞闷、咳喘痰多、脘腹疼痛、心胸刺痛患者。阴虚发热患者不宜多食，不耐蒜味者少食。

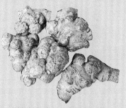

散淤止血、消肿止痛

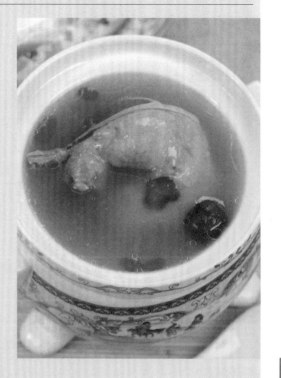

二草红豆汤

原料 红豆 200 克，益母草 15 克，白花蛇舌草 15 克，红糖适量。

做法

1. 红豆洗净，以水浸泡；益母草、白花蛇舌草洗净煎汁。

2. 加入红豆以小火续煮 1 小时，至红豆熟烂，后加红糖调味食用。

食用宜忌

具有凉血解毒、活血化淤、调经止痛的功效。适宜妇女月经不调、胎漏难产、胞衣不下、产后血晕、淤血腹痛、崩中漏下、尿血、便血者。阴虚而无湿热、小便清长者忌食。

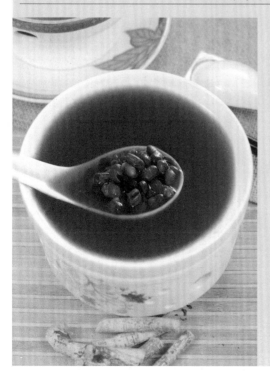

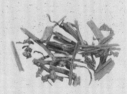

活血、化淤、调经

气郁体质

气郁体质的人性格多内向，缺乏与外界的沟通，情志不达时，便处于抑郁状态。气郁体质者对精神刺激的适应能力较差，不适应阴雨天气。

☺药材、食材推荐

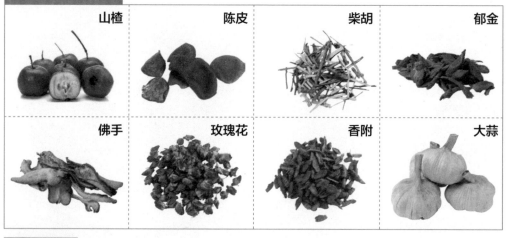

山楂	陈皮	柴胡	郁金
佛手	玫瑰花	香附	大蒜

症状表现

☑ 形体消瘦或偏胖　　☑ 面色苍暗或萎黄　　☑ 平素性情急躁易怒　　☑ 易于激动或忧郁寡欢

病理探究

中医认为，气郁多由忧郁烦闷、心情不舒畅所致。消化性溃疡、神经官能症、失眠、躁郁症、更年期患者、个性内向以及慢性咽喉炎的患者，大多会出现这种症状。

调护指南

气郁体质者养生重在疏肝理气。可选山楂、陈皮、柴胡、郁金、甘草、大蒜、玫瑰花、香附、佛手、橘子、柚子等。

家庭百科

气郁体质日常护理

1. 调摄情志。多参加社会集体活动，常看喜剧、听相声，看富有激励意义的电影、电视，勿看悲剧。多听轻快、开朗的音乐，以调节情绪。
2. 多参加体育锻炼及旅游活动。因体育锻炼和旅游活动均能运动身体，畅通气血，既欣赏了自然美景、呼吸了新鲜空气，又能沐浴阳光，增强体质。

佳药解读·玫瑰

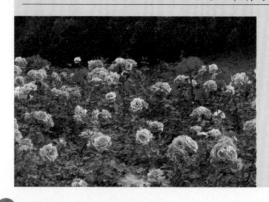

【别名】刺玫花、穿心玫瑰。

【性味】性温，味甘、微苦。

【归经】归肝、脾经。

【功效】理气解郁、活血调经、美容养颜。

【禁忌】玫瑰花有收敛作用，便秘者不宜饮用。

【挑选】挑选以色泽鲜纯、花叶完整、果实颗粒饱满者，茶中不含杂质，无潮湿、发霉、异味、虫蛀者为佳。香味浓郁的花茶泡起来味道较好。

山楂陈皮菊花汤

原料 山楂 10 克，陈皮 10 克，菊花 5 克，冰糖 15 克。

做法

1. 山楂、陈皮盛入锅中，加 400 毫升水以大火煮开。

2. 转小火煮 15 分钟，加入冰糖、菊花后熄火，焖片刻即可。

食用宜忌

　　具有消食化积、行气解郁、健脾开胃的功效。适宜高脂血症、胸膈痞满、血淤闭经、肥胖、坏血病、脂肪肝患者及消化不良者等饮用。孕妇多食山楂，会引发流产，故不宜食用。

健胃消食、活血化淤

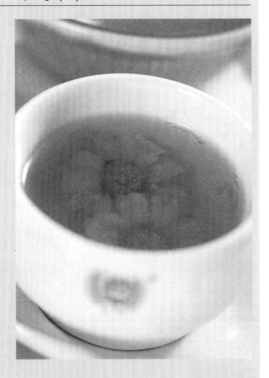

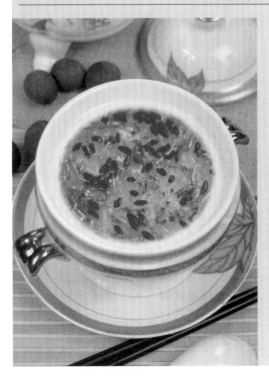

玫瑰枸杞子羹

原料 玫瑰花 15 克，醪糟适量，枸杞子、葡萄干、杏脯、白糖各 10 克，玫瑰露酒 50 毫升，醋少许，淀粉 20 克。

做法

1. 玫瑰花洗净，切丝；枸杞子、葡萄干均洗净。

2. 锅中加水烧开，放入玫瑰露酒、白糖、醋、醪糟、枸杞子、杏脯、葡萄干煮开。

3. 用淀粉勾芡，撒上玫瑰花丝即成。

食用宜忌

　　适宜爱美女士，面色暗黄或苍白者，面生色斑者，痛经、月经不调、经前乳房胀痛者，抑郁症患者，贫血者食用。内火旺盛者慎食。

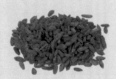

养肝、滋肾、明目

特禀体质

特禀体质又称过敏体质，是指由于遗传因素和先天因素所造成的特殊状态的体质，主要包括过敏体质、遗传病体质、胎传体质等。

☺药材、食材推荐

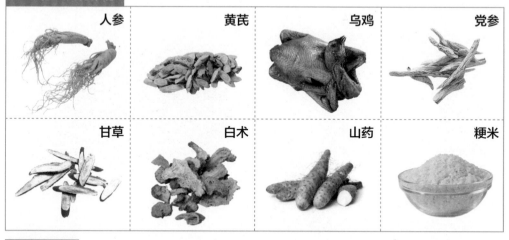

| 人参 | 黄芪 | 乌鸡 | 党参 |
| 甘草 | 白术 | 山药 | 粳米 |

症状表现

☑ **哮喘**　☑ **咽痒**　☑ **鼻塞**　☑ **打喷嚏**　☑ **患遗传性疾病者有先天性、家族性特征**

病理探究

特禀体质包括三种：一是过敏体质，有过敏性鼻炎、过敏性哮喘、湿疹、荨麻疹等过敏性疾病；二是遗传病体质，即有家族遗传病史或先天性疾病；三是胎传体质，即母亲在妊娠期间所受的不良影响传到胎儿所造成的体质。

调护指南

特禀体质者宜多吃一些益气固表的药材和食材，如人参、黄芪、乌鸡、白术等。

家庭百科

特禀体质日常护理

1. 饮食宜清淡、均衡，粗细搭配适当，荤素配伍合理。少食荞麦（含致敏物质荞麦荧光素）、蚕豆、酒、辣椒、浓茶、咖啡等辛辣之品，忌食腥膻发物及含致敏物质的食物。
2. 保持室内清洁，被褥、床单要经常洗晒。
3. 春季减少室外活动，可防止花粉过敏。
4. 不宜养宠物，起居应有规律，积极参加体育锻炼，避免情绪紧张。

佳药解读·人参

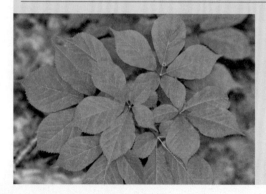

【别名】黄参、血参。

【性味】性平，味甘、微苦。

【归经】归脾、肺、心经。

【功效】大补元气、补脾益肺、生津止渴。

【禁忌】实证、热证而正气不虚者忌服。服人参后忌饮茶，免使人参的作用受损。

【挑选】凡人参均以气味香郁的为好；嚼过后将口内唾液徐徐咽下，以其苦甘之回味浓者为好。

滋养脏腑 + 补益虚损

冬瓜肉丸汤

原料 猪肉 400 克，冬瓜 200 克，盐、淀粉各适量。

做法

1. 冬瓜洗净切块；猪肉洗净，剁成肉末，加入淀粉拌匀，捏成肉丸子。
2. 炒锅倒水加热，下入冬瓜焯水，捞出沥干。
3. 冬瓜和肉丸子一同放入电饭煲中，加水调至煲汤档，煮好后加盐调味即可。

食用宜忌

此汤具有滋养脏腑、补益虚损、利尿消肿的功效，适合老年人、儿童食用。

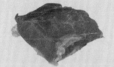

补虚强身、滋阴润燥

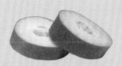

利水消肿、消脂降压

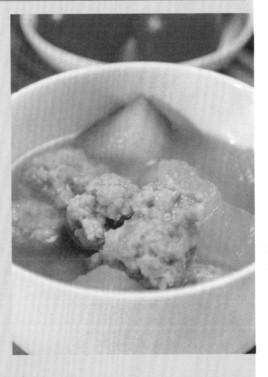

益气固表 + 强壮身体

鲜人参炖乌鸡

原料 鲜人参 2 根，乌鸡 650 克，猪瘦肉 200 克，生姜 2 片，味精、盐、鸡汁各适量。

做法

1. 将乌鸡去内脏，洗净；猪瘦肉切件。
2. 把所有肉料汆去血污后，加入其他原材料，后装入盅内，移到锅中隔水炖 4 小时。
3. 调味即可。

食用宜忌

具有益气固表、强壮身体的功效。适宜劳伤虚损、食少、倦怠、反胃吐食、大便滑泄、虚咳喘促、惊悸、健忘、眩晕头痛等患者。实证、热证而正气不虚者忌食。

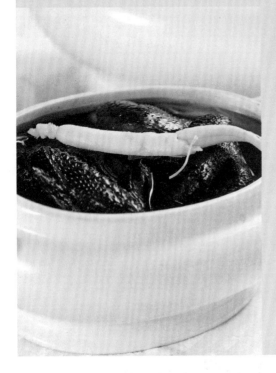

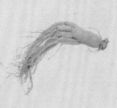

大补元气、补脾益肺

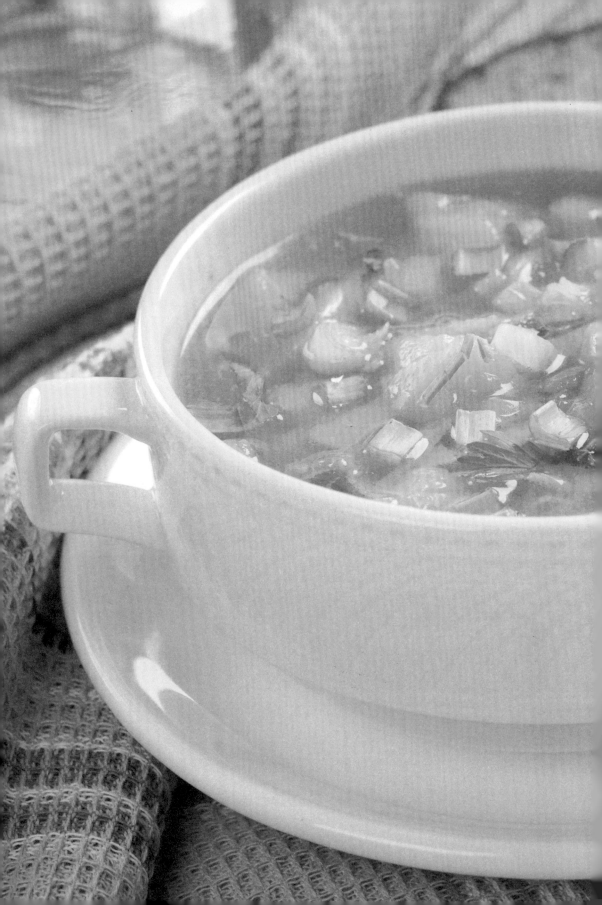

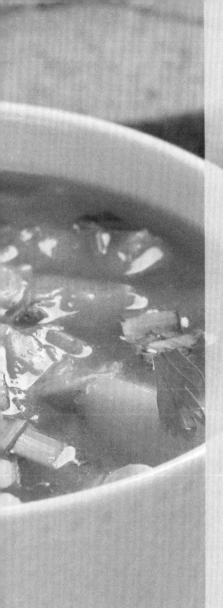

第五章

五谷为养靓汤

"五谷"之说逐渐形成的习俗，是指稻、麦、黍、稷、菽五种粮食作物。在古代中医看来，一日三餐中不可缺少的就是各种谷物，也是对人体最为滋养的。五谷被看作各种食物中最重要的一部分，因此在每顿汤饭中，中医认为应当多吃主食。

薏米

【利水渗湿、药食两宜】

　　为禾本科植物薏苡的种仁。它含糖丰富，同粳米相当，所含蛋白质、脂肪为粳米的 2~3 倍，并含有人体所必需的氨基酸。其中有薏苡仁油、薏苡素及少量 B 族维生素等。

营养成分
（以100g为例）

膳食纤维	2g
碳水化合物	71g
脂肪	3.3g
蛋白质	12.8g
钙	42mg
铁	3.6mg

煲汤适用量：20~100 克。

性味归经
性寒，味甘、淡；归脾、胃、肺经。

别名
薏仁、薏苡仁、六谷米、苡米。

适合体质
痰湿体质。

生产地
我国大部分地区均产，主产福建、河北、辽宁。

《本草纲目》：薏米能"健脾益胃，清热排脓，祛风除湿。炊饭食，治冷气。煎饮，利小便热淋。"

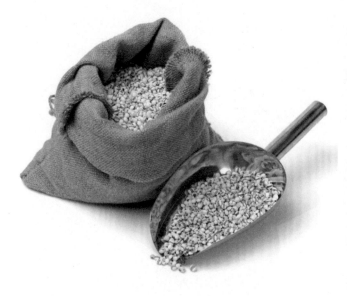

最佳搭配

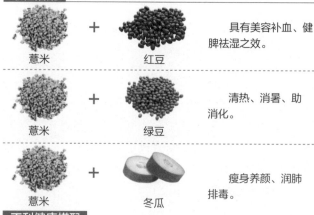

薏米	+ 红豆	具有美容补血、健脾祛湿之效。
薏米	+ 绿豆	清热、消暑、助消化。
薏米	+ 冬瓜	瘦身养颜、润肺排毒。

不利健康搭配

薏米	+ 菠菜	降低营养价值。

食用方法

　　薏米搭配肉类煮汤，不仅能使汤的味道更加鲜美，还能大大提高营养价值，并具有排毒、养颜的作用，是女性美容、润肤的常用食物。将薏米磨成粉后，可以当作茶来冲泡饮用，能健脾养胃，其中含有的营养成分更容易被人体吸收，尤其适合中老年人或消化能力较弱的人服用。薏米还可以搭配其他主食煮粥食用，不仅更加可口，营养也更为丰富而全面。

健脾渗湿 + 利尿通淋

泽泻薏米瘦肉汤

原料 猪瘦肉 60 克, 薏米 50 克, 泽泻 20 克, 枸杞子 5 克, 盐 3 克, 味精 2 克。

做法

1. 猪瘦肉洗净, 切件; 泽泻、薏米洗净备用。
2. 把猪瘦肉、薏米、泽泻放入锅内, 加适量水, 大火煮沸后转小火煲 1~2 小时, 最后, 拣去泽泻, 调入盐和味精即可。

食用宜忌

适宜尿路感染患者, 肾炎水肿患者, 高血压、高脂血症、脂肪肝患者, 肥胖者, 肝炎患者。怀孕早期的孕妇慎食。

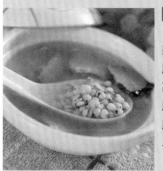

清热利尿 + 祛湿消肿

冬瓜荷叶薏米猪腰汤

原料 猪腰 150 克, 冬瓜 60 克, 薏米 50 克, 荷叶 30 克, 香菇 20 克, 盐 3 克。

做法

1. 猪腰洗净切开, 除去白色筋膜; 薏米浸泡, 洗净; 香菇洗净泡发, 去蒂; 冬瓜去皮、子, 洗净切大块, 猪腰汆水除血沫切块。
2. 瓦煲置火上加水, 大火煲滚后加入所有材料, 改用小火煲 2 小时, 加盐即可。

食用宜忌

适宜体质偏热者、急慢性肾炎、水肿胀满、尿路感染、高血压、脂肪肝等患者食用。

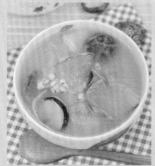

健脾益气 + 丰胸美容

薏米猪蹄汤

原料 猪蹄 1 只, 薏米 50 克, 米酒 10 毫升, 香菜 10 克, 盐 3 克。

做法

1. 将猪蹄洗净、切块, 汆水; 薏米淘洗净备用; 香菜洗净, 切段。
2. 净锅上火, 倒入水, 大火煮开, 下入猪蹄、薏米、米酒, 小火煲制 120 分钟, 再调入香菜、盐, 即可起锅。

食用宜忌

适宜产后乳汁不行者、产后气血亏虚者, 脾胃虚弱、营养不良患者, 青春期乳房发育不良者, 皮肤粗糙暗沉、面生皱纹者。

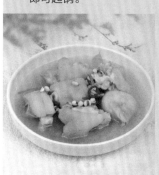

清热滋阴 + 美容润肤

冬笋薏米墨鱼汤

原料 墨鱼 175 克, 冬笋 50 克, 薏米 30 克, 葱段 10 克, 盐 5 克, 鲜贝露、文蛤精各适量。

做法

1. 墨鱼清理切花刀、切块, 汆水后装入碗里, 放适量鲜贝露、文蛤精腌渍去腥, 冬笋洗净、切块; 薏米淘洗、浸泡。
2. 汤锅上火加水, 调入盐, 放墨鱼、冬笋、薏米, 大火煮开, 转小火煲熟, 后撒入葱段即可。

食用宜忌

适宜阴虚火旺、暑热烦渴、消化不良、便秘、咽喉口燥、皮肤粗糙、痤疮患者。

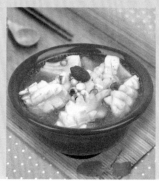

绿豆

【清热消暑、药食两宜】

绿豆富含蛋白质、脂肪、碳水化合物及矿物质类等。绿豆中蛋白质的含量几乎是大米的3倍，赖氨酸含量更是大米、小米的1~3倍，具有良好的食用价值和药用价值。

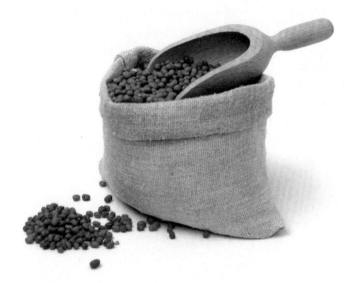

营养成分
（以100g为例）

蛋白质	10.95g
碳水化合物	22g
脂肪	0.8g
镁	125mg
钙	81mg
热量	319Kcal

煲汤适用量：30~120克。

性味归经
性凉，味甘；归心、胃经。

别名
青小豆、菉豆、植豆。

适合体质
热性体质。

生产地
分布在吉林、黑龙江等地。

《本草纲目》：绿豆"消肿治痘之功虽同于赤豆，而清热解毒之力过之。且益气、厚肠胃、通经脉，无久服枯人之忌。"

最佳搭配

绿豆
+

南瓜
清热解烦。

绿豆
+

燕麦
降血压、降血糖。

不利健康搭配

绿豆
+

鲤鱼
多食易致脱水。

绿豆
+

狗肉
易导致腹痛、恶心呕吐等。

食用方法

用绿豆和冰糖或者金银花熬制的绿豆汤，不仅口感好，而且清热解暑效果非常好，是夏季清凉解暑的极佳饮料。绿豆可以磨成面粉，与小麦面粉掺在一起做成面条，还可以制成细沙馅心，做成豆沙包。绿豆性凉，脾胃不好者以及吃温补药时不要食绿豆。忌用铁锅煮绿豆，绿豆在铁锅中煮了以后会变黑。未煮烂的绿豆腥味难闻，食用易致恶心、呕吐。此外，绿豆还可以作为外用药，嚼烂后外敷治疗疮疖和皮肤湿疹。

清热解毒 + 滋阴润肺

百合绿豆凉薯汤

原料 百合150克，绿豆60克，凉薯1个，
猪瘦肉1块，盐3克，味精2克。

做法

1. 百合泡发；猪瘦肉洗净，切成块。
2. 凉薯洗净，去皮，切成大块。
3. 将所有原材料放入煲中，以大火煲开，转用
   小火煲15分钟，加入盐和味精调味即可。

食用宜忌

  具有清热解毒、滋阴润肺、生津止渴的功效，
适宜暑热烦渴、湿热
泄泻、水肿腹胀等人
群。绿豆性凉，素体
虚寒者不宜多食或久
食，脾胃虚寒所致泄
泻者慎食。

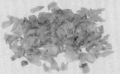

养心安神、润肺止咳

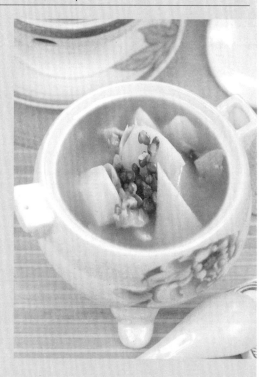

清热解毒 + 凉血生津

地黄绿豆大肠汤

原料 猪大肠100克，绿豆50克，生地黄3克，
陈皮3克，盐3克。

做法

1. 猪大肠切段洗净；绿豆洗净，入清水浸泡10
   分钟；生地黄、陈皮均洗净。
2. 将猪大肠煮透，捞出。
3. 将所有材料放入炖盅，注入清水，大火烧开，
   改小火煲2小时，加盐即可。

食用宜忌

  适宜湿热或血热引
起的痢疾、便血、急性
腹泻等肠道疾病患者；
尿路感染、尿血、尿痛
等泌尿系统疾病患者。
脾胃虚寒者慎食。

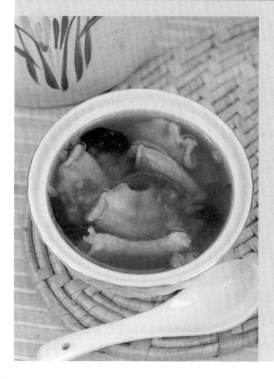

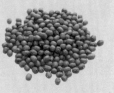

清热、解毒、消暑

第五章　五谷为养靓汤

浮小麦

【止汗、镇静、抗利尿】

　　浮小麦为禾本科植物小麦未成熟、干瘪轻浮的颖果，含淀粉、蛋白质、糖类、脂肪、粗纤维、淀粉酶及 B 族维生素、维生素 E 等。浮小麦是止汗、镇静、抗利尿的良药。

营养成分
（以100g为例）

蛋白质	12g
碳水化合物	75g
脂肪	1.3g
镁	5mg
钙	35mg
热量	318Kcal

煲汤适用量：15~30 克。

性味归经
性凉，味甘；归心经。

别名
浮水麦、浮麦。

适合体质
阳虚体质，阴虚体质。

生产地
河南、河北、山西、甘肃、青海、宁夏、新疆等地。

《本草纲目》：浮小麦"益气除热，止自汗、盗汗，骨蒸劳热、妇人劳热。"

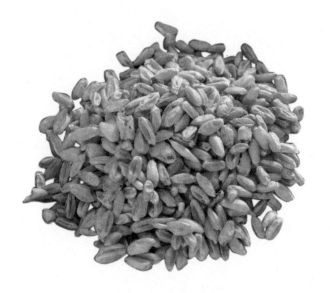

最佳搭配

 ＋ 　治疗气虚自汗。
浮小麦　　　黄芪

 ＋ 　治阴虚盗汗。
浮小麦　　　麦冬

 ＋ 　治小儿遗尿。
浮小麦　　　益智仁

不利健康搭配

 ＋ 　影响身体健康。
浮小麦　　　粟米

食用方法

　　治疗气虚自汗者，可与黄芪、煅牡蛎、麻黄根等同用，如牡蛎散；治疗阴虚发热、骨蒸劳热等，常与玄参、麦冬、生地黄、地骨皮等同用；用于抗利尿，治疗小儿遗尿，配伍桑螵蛸、益智仁等，疗效较好，比如加味甘麦红枣汤。浮小麦含有丰富的维生素 B_1 和蛋白质，有治疗脚气病、末梢神经炎的功效。多用于治疗各种虚汗、盗汗，单用虽有效，配麻黄根效果更佳。

浮小麦莲子黑枣汤

原料 黑豆 30 克，浮小麦 30 克，莲子 7 颗，黑枣 7 个，冰糖 10 克。

做法

1. 将黑豆、浮小麦、莲子、黑枣分别洗净，放入锅中，加水 1000 毫升，大火煮开，转小火煲至熟烂。
2. 调入冰糖搅拌溶化即可，代茶饮用。

食用宜忌

　　适宜自汗、盗汗者，五心烦热者，心悸失眠者，遗精者，小儿遗尿患者，神经衰弱患者，更年期综合征患者。脾胃虚寒者、无汗而烦躁或虚脱汗出者慎食。

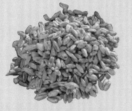

益气、除热、敛汗

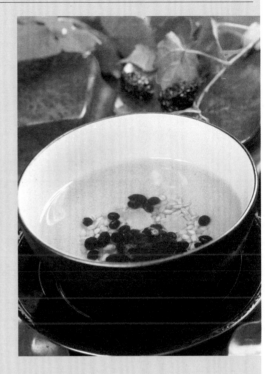

麦枣龙眼汤

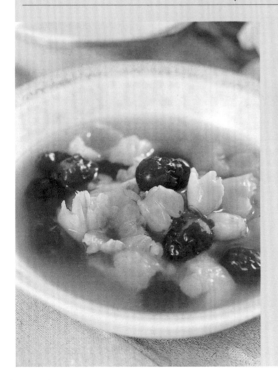

原料 浮小麦 30 克，龙眼 20 克，红枣 8 个，甘草 5 克，冰糖 10 克。

做法

1. 浮小麦淘净，以清水浸泡 1 小时，沥干；红枣、甘草洗净；龙眼去壳、核。
2. 将浮小麦、龙眼肉、红枣、甘草一起放入锅中，加水 700 毫升，以大火煮沸后转小火煮约 30 分钟，去渣留汁，加冰糖调味即可。

食用宜忌

　　本汤可补虚、敛汗，适宜小儿盗汗、自汗。炎症患者不宜食用，无汗而烦躁或虚脱汗出者忌用。

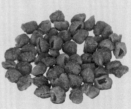

养血安神、补益心脾

第五章　五谷为养靓汤

玉米须

【利水通淋、降血压】

玉米须为禾本科植物玉蜀黍的花柱。它含脂肪油2.5%、挥发油0.12%、树脂2.7%等，还含隐黄素、抗坏血酸等成分。玉米须又称"龙须"，有广泛的预防保健用途。

营养成分

泛酸	肌醇
酒石酸	草酸
谷甾醇	豆甾醇
苹果酸	枸橼酸
维生素C	维生素K

煲汤适用量：15~30克。

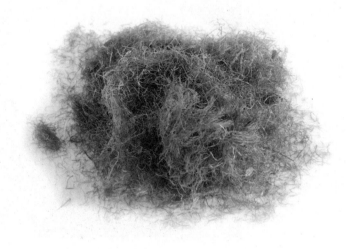

性味归经
性平，味甘；归膀胱、肝、胆经。
别名
玉蜀黍须、蜀黍须、苞谷须。
适合体质
痰湿体质。
生产地
全国各地广泛种植，以河南、河北、辽宁、吉林等地为多。
《本草纲目》：玉米须"手、足阳明血分重剂也。其性涩，故主下焦前后诸病。"

最佳搭配

 + 治疗小便短赤。

玉米须 车前草

 + 治疗脾虚水肿。

玉米须 白术

 + 治尿路结石。

玉米须 金钱草

 + 治慢性肝炎。

玉米须 太子参

食用方法

玉米须一般可煎汤服用或煅烧存性研末。日常食用玉米时，可将玉米须事先摘除，置于纸上，在户外进行风干，去除水分之后入药，可起到很好的利水消肿的作用。在妇科方面，可用于预防习惯性流产、妊娠肿胀、乳汁不行等。玉米须还有抗过敏的作用，也可以用于治疗荨麻疹和哮喘等。还可把留着须的玉米放进锅内煮，熟后把汤水倒出，这就是"龙须茶"。"龙须茶"口感不错，经济实惠，可以做全家的保健茶。

玉米须瘦肉汤

原料 猪瘦肉 400 克，玉米须 30 克，白扁豆 100 克，蜜枣 10 颗，白蘑菇 100 克，盐 6 克。

做法

1. 猪瘦肉洗净切块; 玉米须、白扁豆均洗净浸泡; 白蘑菇洗净，切段。
2. 猪瘦肉入沸水汆去血水。
3. 锅中加水烧开，放入猪瘦肉、白扁豆、蜜枣、白蘑菇，小火慢炖，2 小时后放入玉米须炖煮 5 分钟，加盐即可。

食用宜忌

　　适宜尿路感染、急性肾炎、高血压、高脂血症、糖尿病、肝腹水患者以及肥胖者等。脾胃虚寒者、夜尿频多者慎食。

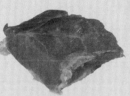

补虚强身、滋阴润燥

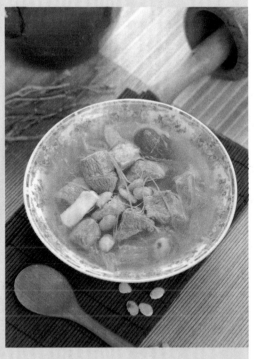

滋阴利水 + 利尿消肿

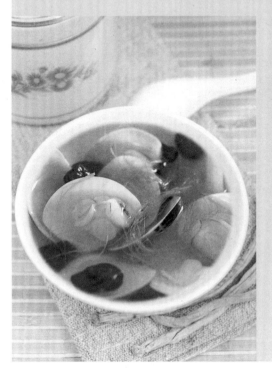

玉米须山药蛤蜊汤

原料 玉米须 15 克，山药 60 克，蛤蜊 200 克，红枣 10 颗，生姜 10 克，盐 5 克。

做法

1. 用清水静养蛤蜊 1~2 天，经常换水以去沙泥。
2. 玉米须、山药、蛤蜊、生姜、红枣洗净。
3. 把所有材料放入瓦锅内，加清水适量，大火煮沸后，小火煮 2 小时，加盐即可。

食用宜忌

　　本汤滋阴补肾、利尿消肿，适宜前列腺炎、肾炎水肿、膀胱炎等患者。无水肿者不宜多用。

健脾胃、益肺肾

滋阴润燥、利尿消肿

红豆

【利尿、消炎、解毒】

红豆为豆科植物红豆或赤豆的种子。它含有蛋白质、脂肪、碳水化合物、B 族维生素、维生素 A、维生素 C、粗纤维，以及矿物质钙、磷、铁、铝、铜等成分。

营养成分
（以100g为例）

蛋白质	20.2g
碳水化合物	63.4g
脂肪	0.6g
钙	74mg
胡萝卜素	80μg
热量	309Kcal

煲汤适用量：15~100 克。

性味归经
性平，味甘、酸；归心、小肠经。

别名
赤豆、红豆、红小豆、朱赤豆、朱小豆。

适合体质
痰湿体质。

生产地
吉林、北京、天津、河北、陕西、山东、江苏、浙江、江西等地为主。

《**本草纲目**》：红豆"性下行，通乎小肠，能入阴分，治有形之病。故行津液、利小便，消胀除肿，止吐而治下痢肠僻，解酒病。"

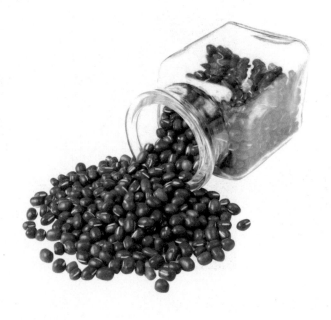

最佳搭配

红豆	+ 核桃	消除疲劳。
红豆	+ 草莓	补血养颜。

不利健康搭配

红豆	+ 苹果	降低营养价值。
红豆	+ 茶	影响铁质吸收。

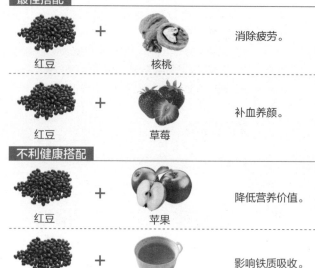

小贴士

储存红豆的一种方法是将红豆在热水中浸泡 20 分钟，然后捞出晒干水分，放在罐中密封，这样能储存很长时间。另一种方法是将红豆晒干后，去除杂质，放入塑料袋中，在塑料袋中放入几颗干辣椒，将袋口扎紧，然后将其放置于干燥通风的地方保存即可，这样既可防潮又可防虫蛀。另外可以和干草木灰混在一起密封保存，可以保存很长的时间，吃时用筛子筛去灰洗净即可。红豆有一种独特的味道，可发芽或烤后当作搭配咖啡的点心食用。

蒲公英红豆薏米汤

原料 糯米50克，红豆30克，薏米20克，蒲公英10克，白糖5克，葱花7克。

做法

1. 糯米、红豆、薏米均泡发洗净；蒲公英洗净，煎取药汁备用。
2. 糯米、红豆、薏米以大火煮开，转小火煮至米粒开花。
3. 倒入蒲公英汁煮至粥呈浓稠状，撒上葱花，调入白糖拌匀即可。

食用宜忌

适宜急性咽炎、扁桃体炎、急性乳腺炎、热毒性疔疮疖肿、尿路感染、肺脓肿患者；痢疾、湿热下注所致腹泻者。脾胃虚寒者慎食。

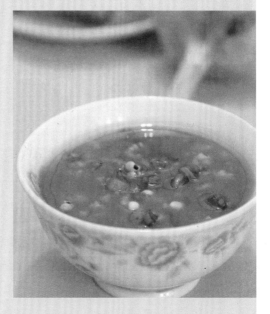

健脾益气 + 利尿消肿

红豆炖鲫鱼

原料 红豆50克，薏米10克，鲫鱼1条，枸杞子10克，盐5克。

做法

1. 将鲫鱼清理干净备用；枸杞子洗净备用。
2. 红豆、薏米洗净，泡发，备用。
3. 红豆、薏米加2000毫升水用大火煮开，转小火续煮20分钟，放入鲫鱼炖至鱼熟烂，再加入枸杞子，加盐即可。

食用宜忌

适宜肾炎水肿、妊娠水肿、尿路感染、高血压、高脂血症、脂肪肝、贫血、营养不良患者等。尿多、遗尿者慎食。

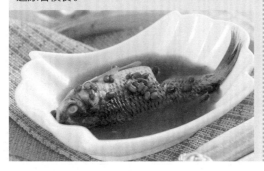

益气补血 + 美白养颜

红豆牛奶汤

原料 红豆15克，红枣15克，低脂鲜奶190毫升，白糖5克。

做法

1. 红豆洗净，泡水8小时；红枣洗净，切薄片。
2. 把红豆、红枣用中火煮30分钟，再用小火焖煮30分钟。
3. 将红豆、红枣、白糖、低脂鲜奶放入碗中，搅拌均匀即可。

食用宜忌

适宜爱美女性、皮肤萎黄暗沉者、痤疮患者、胃阴亏虚者、营养不良性水肿患者、尿路感染患者等。尿多、遗尿者慎食。

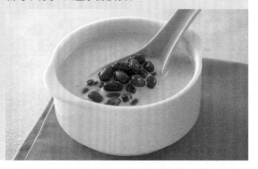

第五章 五谷为养靓汤

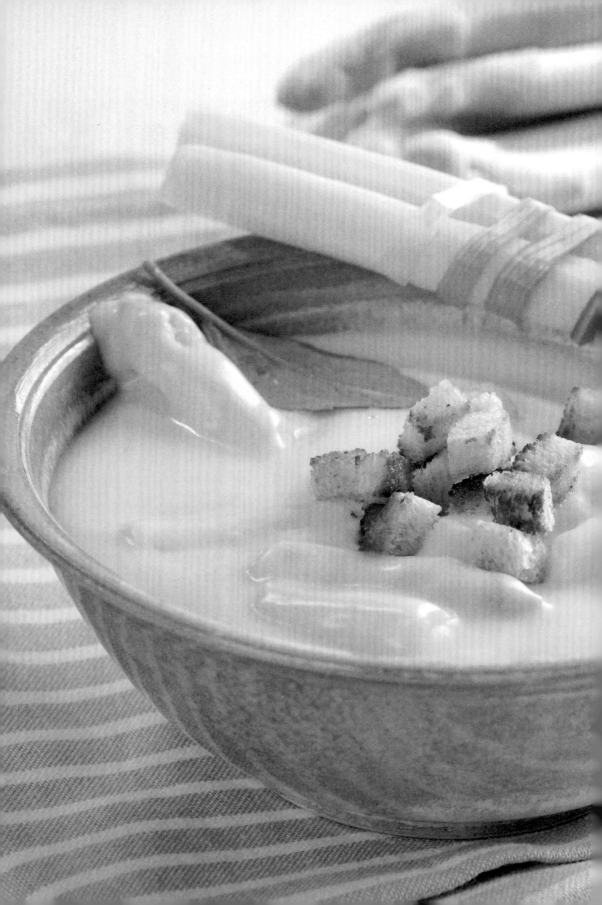

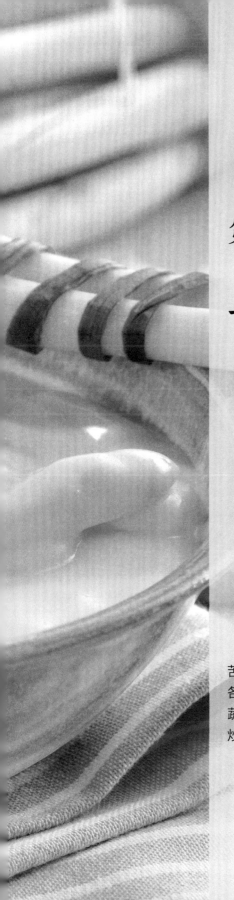

第六章

五菜为充靓汤

《黄帝内经》中"五菜"为葵甘、韭酸、藿咸、薤苦、葱辛，并非是特指，而是泛指各种蔬菜。一般来说，各种蔬菜在古代是作为饥荒时的补充而存在。而在现代，蔬菜则是我们餐桌上不可或缺的存在，不管是煲汤还是炒、蒸、凉拌。

紫苏

【用于治疗胃肠型感冒】

紫苏为唇形科植物紫苏的叶，于夏季枝叶茂盛时采收。它含挥发油，而油中被鉴定出45种成分，主要成分为紫苏醛、烷酸和紫苏醇等。紫苏常用于治疗胃肠型感冒。

营养成分
（以100g为例）

粗蛋白	27.8g
粗脂肪	7.62g
粗纤维	34.2g
钠	180mg
铁	390mg
镁	2760mg

煲汤适用量：5~30克。

性味归经
性温，味辛；归肺、脾经。

别名
紫苏叶、紫苏梗、苏叶、赤苏、香苏。

适合体质
阳虚体质、气郁体质和痰湿体质。

生产地
主产于我国华北、华中、华南、西南及台湾省。

《本草纲目》：紫苏"性味辛温，无毒。主下气，除寒中，其子尤良。"

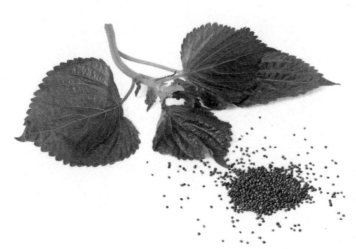

最佳搭配

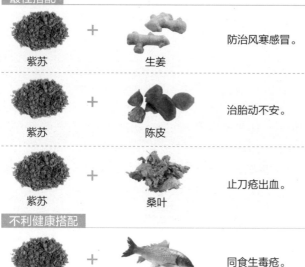

紫苏	+	生姜	防治风寒感冒。
紫苏	+	陈皮	治胎动不安。
紫苏	+	桑叶	止刀疮出血。

不利健康搭配

紫苏	+	鲤鱼	同食生毒疮。

小贴士

紫苏叶可以煎汤服用，但不宜久煎。紫苏叶可以用粗盐来腌渍成咸菜，日常食用，风味独特，还可起到预防感冒的作用。紫苏以叶大、色紫、不碎、香气浓、无枝梗者为佳，保存时应放置于阴凉干燥处并密封，以防香气散失。将新鲜的紫苏放在寿司中同食可降低海产的毒素。紫苏萃取精油，可供作香烟及其他甘香味料，并且具有杀菌性，亦可作酱油、腌渍物等之防腐剂。

紫苏砂仁鲫鱼汤

原料 紫苏、砂仁各 10 克，枸杞叶 500 克，鲫鱼 1 条，陈皮、姜片、盐、味精、香油各适量。

做法

1. 紫苏、枸杞叶洗净切段；鲫鱼收拾干净；砂仁洗净，装入棉布袋中。
2. 将所有材料和药袋一同入锅，加水煮熟。
3. 去药袋，加味精，淋香油即可。

食用宜忌

适宜脾胃虚寒引起的呕吐、腹泻、食积腹胀患者；妊娠呕吐、妊娠胎动不安、妊娠水肿等妊娠病患者；虚寒性胃痛者。阴虚火旺、肠燥便秘者慎食。

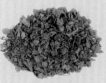

发汗解表、理气宽中

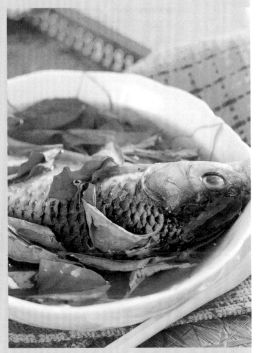

理气宽中 + 温胃散寒

紫苏苋菜鱼汤

原料 笔管鱼 120 克，苋菜 80 克，紫苏 30 克，生姜 10 克，高汤适量，盐 6 克。

做法

1. 将笔管鱼收拾干净；苋菜洗净、切段；紫苏洗净；生姜洗净，切片。
2. 锅上火倒入高汤，大火煮开，下入笔管鱼、苋菜、紫苏、生姜片，转小火煮 10 分钟，调入盐，煲至熟即可。

食用宜忌

适宜风寒感冒、头痛无汗、畏寒、虚寒胃痛、外感寒湿引起的脘腹胀闷、呕恶腹泻、下痢清谷等。

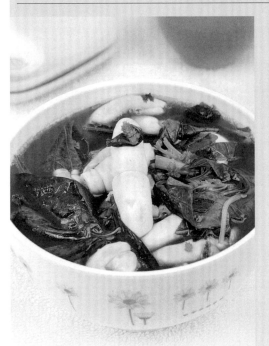

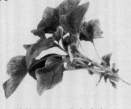

清热利湿、凉血止血

山药

【补脾良药】

山药是薯蓣科植物薯蓣的干燥根茎。山药含有甘露聚糖、植酸、尿囊素、胆碱、多巴胺、山药碱等成分，是补脾良药。

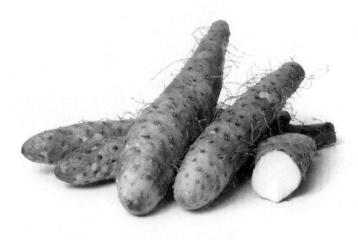

营养成分
（以100g为例）

蛋白质	7.4g
脂肪	0.8g
膳食纤维	0.7g
镁	34mg
钙	13mg
热量	346Kcal

煲汤适用量：10~300 克。

性味归经
性平，味甘；归脾、肺、肾经。

别名
怀山药、淮山药、山芋、山薯、山蓣。

适合体质
除痰湿体质外，其他体质基本都可食用，气虚者食之尤佳。

【生产地】
主产于河南、山东、河北、山西及中南、西南等地。

《本草纲目》：山药"益肾气，健脾胃，止泻痢，化痰涎，润皮毛。"

最佳搭配

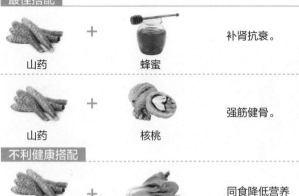

山药	+ 蜂蜜	补肾抗衰。
山药	+ 核桃	强筋健骨。

不利健康搭配

山药	+ 油菜	同食降低营养价值。
山药	+ 柿子	同食会引起胃胀、腹痛。

小贴士

山药以条粗、质坚实、粉性足、色洁白、煮之不散、口嚼不粘牙者为最佳。新鲜山药接触铁或其他金属时容易形成褐化现象，所以切山药时最好用竹刀、塑料刀或陶瓷刀。切开时会有黏液，极易滑刀伤手，可以先用清水加少许醋洗，这样可减少黏液。另外，山药切口易与空气中的氧气产生氧化作用，所以可以先把山药放在米酒或盐水中浸泡，再风干，然后用餐巾纸包好。如需存放数天，可再在外围包几层报纸，放置在阴凉处。

益气补虚 + 滋阴润燥

银耳山药莲子鸡汤

原料 鸡肉400克，银耳20克，山药20克，莲子20克，枸杞子10克，盐、鸡精各适量。

做法

1. 鸡肉切块，汆水；银耳泡发洗净，撕小块；山药洗净，切片；莲子洗净，对半切开，去莲子心；枸杞子洗净。
2. 炖锅中分别放入鸡肉、银耳、山药、莲子、枸杞子，大火炖至莲子变软。
3. 加入盐和鸡精即可。

食用宜忌

适宜体质虚弱者、头晕耳鸣者、面色萎黄者、胃阴亏虚所致的胃痛者、白带清稀过多者等。

润燥养胃、滋阴润肺

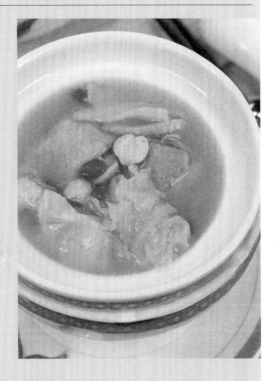

补脾益气 + 和胃止痛

山药排骨汤

原料 白芍10克，蒺藜10克，山药块300克，小排骨250克，红枣10个，盐5克。

做法

1. 白芍、蒺藜装入纱布袋系紧；红枣以水泡软。
2. 小排骨汆烫切块。
3. 将纱布袋、新鲜山药块、红枣、小排骨分别放进煮锅，加适量的水，大火烧开后转小火炖约30分钟，加盐调味即可。

食用宜忌

适宜脾气虚所见的食欲不振、消化不良、神疲乏力、面色萎黄、便稀腹泻、消化性溃疡、慢性萎缩性胃炎等。

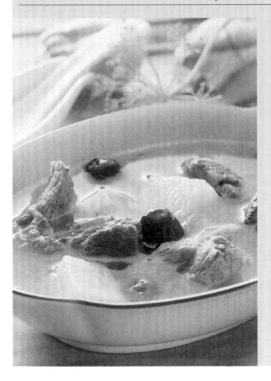

健脾胃、益肺肾

山药龙眼鳢鱼汤

原料 鳢鱼300克，山药200克，龙眼肉适量，枸杞子15克，盐5克。

做法

1. 鳢鱼处理干净，切块，入沸水中氽去血水；山药、龙眼肉均洗净；枸杞子洗净泡发。
2. 将所有材料放入汤锅中，以大火煮沸后改小火慢炖1小时。
3. 加盐即可。

食用宜忌

适宜心悸失眠者、术后伤口未愈者、产后或病后体虚患者、脾胃气虚者、营养不良者、食欲不振者、贫血者、神经衰弱者、记忆力衰退者。感冒未清者、阴虚燥热者慎食。

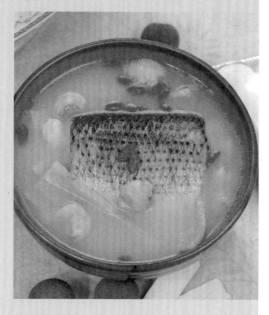

补益心脾 + 养血安神

龙眼山药红枣汤

原料 龙眼肉100克，山药150克，红枣6个，冰糖适量。

做法

1. 山药削皮、洗净，切小块；红枣洗净。
2. 水煮开后加山药、红枣。
3. 待山药熟透、红枣松软，将龙眼肉剥散加入，待龙眼的香甜味渗入汤中即可熄火，可酌加冰糖提味。

食用宜忌

适宜胃虚食少、气血不足、神经衰弱、健忘、失眠、惊悸、心悸怔忡、食欲不振者食用。

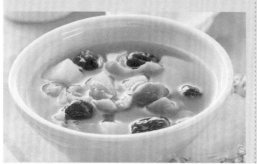

健脾补虚 + 美容养颜

莲子山药芡实甜汤

原料 银耳100克，莲子20克，芡实30克，山药100克，红枣6个，冰糖适量。

做法

1. 银耳洗净，泡发。
2. 红枣用刀划几个口；山药洗净，去皮，切块。
3. 银耳、莲子、芡实、红枣放入锅中，加水煮约20分钟，待莲子、银耳煮软，将山药放入一起煮，加冰糖调味即可。

食用宜忌

适宜脾虚久泻者、食欲不振者、皮肤干燥粗糙者、心烦失眠者、体质虚弱者、高血压患者。痰湿中阻、食积腹胀者慎食。

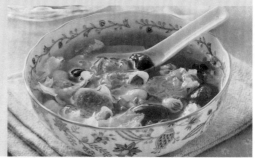

山药麦芽鸡汤

原料 鸡肉200克，山药300克，麦芽、神曲各适量，蜜枣20克，盐4克，鸡精3克。

做法

1. 鸡肉切块余水；山药洗净，去皮，切块；麦芽淘洗干净，浸泡。
2. 锅中放入鸡肉、山药、麦芽、神曲、蜜枣，小火慢炖。
3. 1小时后放盐和鸡精稍煮即可。

食用宜忌

　　适宜脾胃气虚所见的神疲乏力、食欲不振者，食积腹胀者，慢性萎缩性胃炎患者，胃大部分切除术后的胃癌患者，停止哺乳时需回乳的妇女。哺乳期妇女忌食。

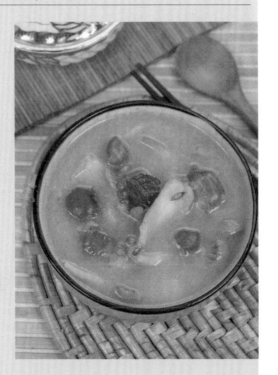

温中益气、健脾补虚

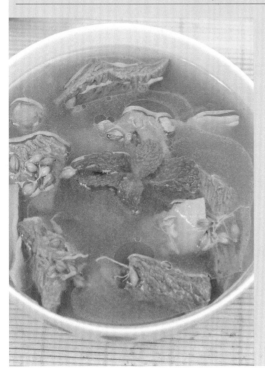

麦芽山药牛肚汤

原料 牛肉150克，牛肚100克，山药30克，炒麦芽30克，盐少许。

做法

1. 牛肉、牛肚分别洗净，切块；山药、麦芽均洗净浮尘。
2. 将牛肉放入沸水中余烫，捞出后用凉水冲洗干净。
3. 净锅上火倒入水，下入牛肉、牛肚、山药、炒麦芽大火煮开，转小火煲至牛肚、牛肉熟烂，加盐调味即可。

食用宜忌

　　适宜脾胃气虚者，小儿营养不良者，体质虚弱消瘦者，内脏下垂者，食积不化、胃胀胃痛者，脾虚腹泻者。

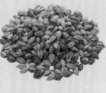

通乳、消食、化积

第六章　五菜为充靓汤

百合

【润肺止咳、清心安神】

　　百合鳞茎含秋水仙碱及淀粉、蛋白质、脂肪等。百合止咳安神，药食两用，既可作为食材，又能起到药用功效。

营养成分
（以100g为例）

蛋白质	3.2g
碳水化合物	38.8g
膳食纤维	1.7g
钾	510mg
镁	43mg
热量	162Kcal

煲汤适用量：15~30 克。

性味归经
性微寒，味甘；归肺、心经。

别名
白百合、蒜脑薯。

适合体质
阴虚体质。

生产地
百合主产于湖南、江西、云南、四川、河南、河北、山东等地。

《本草纲目》：百合"有润肺止咳、补中益气、清心安神的功效。"

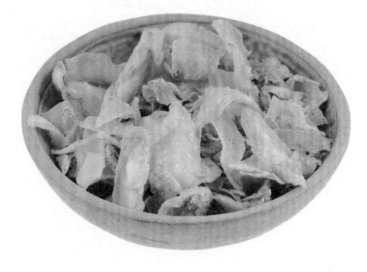

最佳搭配

 ＋ 　　滋阴润燥。

百合　　　　蜂蜜

 ＋ 　　润肺、益肾。

百合　　　　核桃

不利健康搭配

 ＋ 　　造成营养流失。

百合　　　　黄瓜

小贴士

　　百合以鳞片均匀，肉厚，色黄白，质硬、脆，筋少，无黑片、油片为佳。食用百合以家种、味不苦、鳞片阔而薄者为优。药用百合则以野生、味较苦、瓣片小而厚者为佳。鲜百合的贮藏要掌握干燥、通气、阴凉、遮光的原则。干百合富含淀粉，易遭虫蛀、受潮生霉、变色，因此，干百合要放在干燥容器内并密封，放置在冰箱或通风干燥处。吸潮的百合表面颜色变为深黄棕色，质韧回软，手感滑润，敲之发声沉闷，有的呈现霉斑。

莲子百合干贝瘦肉汤

原料 猪瘦肉 300 克，莲子、百合、干贝各少许，盐、鸡精各 5 克。

做法

1. 猪瘦肉洗净，切块；莲子洗净，去莲子心；百合洗净；干贝洗净，切丁。
2. 瘦肉放入沸水中汆去血水。
3. 水烧沸，放入猪瘦肉、莲子、百合、干贝慢炖 2 小时，加入盐和鸡精即可。

食用宜忌

　　适宜阴虚体质者、心悸失眠者、神经衰弱者、更年期女性、皮肤粗糙暗沉无华者、脾胃虚弱者、慢性萎缩性胃炎和营养不良患者等。

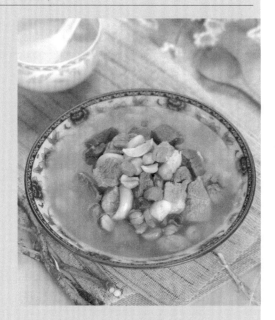

滋阴补血 + 养心安神

百合乌鸡汤

原料 乌鸡 1 只，生百合 30 瓣，粳米适量，葱 5 克，姜 4 克，盐 6 克。

做法

1. 乌鸡洗净斩件；百合洗净；姜洗净切片；葱洗净切段；粳米淘洗干净。
2. 乌鸡入锅汆水捞出。
3. 锅置火上入水，放乌鸡、百合、姜片、粳米炖煮 2 小时，下入葱段，加盐即可。

食用宜忌

　　适宜心烦易怒、血虚心悸、失眠多梦者，更年期女性，神经衰弱者，贫血者，营养不良者，阴虚发热、五心潮热者。

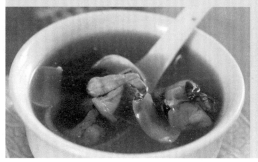

美容养颜 + 丰胸下乳

百合猪蹄汤

原料 百合 30 克，猪蹄 1 只，葱段、姜片、料酒、盐、味精各适量。

做法

1. 猪蹄收拾干净，斩件；百合洗净。
2. 猪蹄块入沸水中汆去血水。
3. 将猪蹄、百合入锅，加水大火煮 1 小时后，加入葱段、姜片及调味料略煮即可。

食用宜忌

　　适宜产后缺乳者、乳房发育不良者、皮肤粗糙暗沉无华者、心悸失眠者、神经衰弱者、贫血者、营养不良患者、干燥综合征患者。

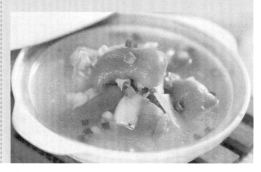

百合南瓜大米粥

原料 南瓜、百合各20克,大米90克,盐2克。

做法

1. 大米洗净;南瓜去皮洗净,切成小块;百合洗净,去掉边缘黑色部分备用。
2. 锅置火上,注入清水,放入大米、南瓜,用大火煮至米粒开花。
3. 再放入百合,改用小火煮至粥浓稠时,调入盐入味即可。

食用宜忌

　　百合具有滋阴清热、润肺止咳、养心安神等功效,南瓜具有解毒、保护胃黏膜、助消化等功效。百合、南瓜、大米合而为粥,对风湿肿痛等症有一定的食疗作用。

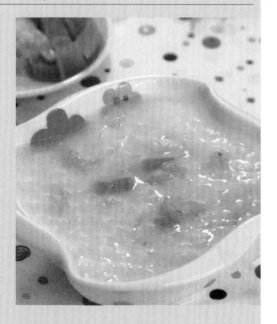

润肺止咳 + 化痰散结

百合半夏薏米汤

原料 半夏15克,薏米1杯,百合10克,冰糖适量。

做法

1. 将半夏、薏米、百合分别用水洗净。
2. 将锅中注入适量清水,用大火煮开,再加入半夏、薏米、百合,煮至薏米开花熟烂。
3. 最后加入冰糖调味即可。

食用宜忌

　　适宜痰湿体质者、肥胖者、咳嗽咳痰者、失眠者、神经衰弱者、阿尔茨海默病患者、咽炎患者、癌症患者等。阴虚精亏者不宜食用。

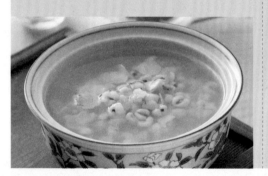

滋阴润肺 + 养心安神

莲子百合麦冬汤

原料 莲子200克,百合20克,麦冬15克,玉竹8克,冰糖80克。

做法

1. 莲子、麦冬、玉竹均洗净,沥干,盛入锅中,加水以大火煮开,转小火续煮20分钟。
2. 百合洗净,用清水泡软,加入汤中,续煮4~5分钟后熄火。
3. 加入冰糖调味即可。

食用宜忌

　　适宜阴虚体质者,小便不利者,热病津伤口渴者,高血压患者,糖尿病患者(不加红枣),胃热口臭、肠燥便秘者。脾胃虚寒者不宜食用。

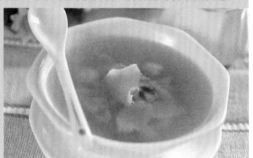

菊花

【甘甜的明目解热佳品】

菊花为菊科植物菊的头状花序。它含有挥发油，包括菊酮、龙脑、龙脑乙酸酯，并含有腺嘌呤、胆碱等成分。菊花是我国传统常用中药材，是味道甘甜的明目解热佳品。

营养成分
（以100g为例）

蛋白质	12g
碳水化合物	75g
脂肪	1.3g
镁	5mg
钙	35mg
热量	318Kcal

煲汤适用量：5~10 克。

性味归经
性微寒，味甘、苦；归肺、肝经。

别名
金精、甘菊、真菊、金蕊、簪头菊、甜菊花。

适合体质
湿热体质。

生产地
菊花分布广泛，主产于安徽、浙江、河南、山东等地。

《本草纲目》：菊花"味甘微苦，性平微寒无毒，有散风清热、解毒、明目功能，入肺、脾、肝、肾四经。"

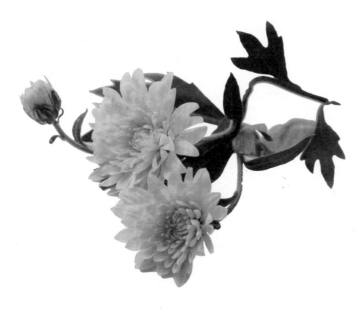

最佳搭配

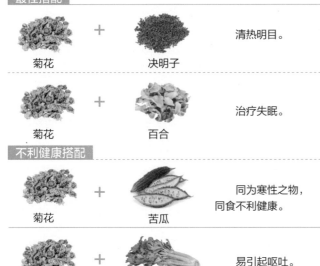

菊花	+ 决明子	清热明目。
菊花	+ 百合	治疗失眠。

不利健康搭配

菊花	+ 苦瓜	同为寒性之物，同食不利健康。
菊花	+ 芹菜	易引起呕吐。

小贴士

菊花以身干、花朵完整、颜色鲜艳、气清香、无杂质者为佳，颜色发暗的、呈褐色的菊花不要选，这是陈年老菊花，而且很可能长霉。要选有花萼，且花萼偏绿色的菊花。选菊花还可以用手摸一摸，松软的、顺滑的菊花质量比较好。菊花应放于阴凉干燥处保存，可以把菊花放在一个密封的罐子里，里面放少许白纸包好的生石灰或吸潮剂，这样保质期更长，夏、秋两季要勤加查看。另外，菊花不宜烈日暴晒，以防散瓣、变色。

菊花黄芪鹌鹑汤

原料 鹌鹑1只，北黄芪、菊花各适量，枸杞子9克，盐2克。

做法

1. 菊花洗净，沥水；枸杞子洗净泡发；北黄芪洗净，切片。
2. 鹌鹑去毛及内脏，洗净，余水。
3. 瓦煲里加入适量水，放入全部材料，用大火烧沸后改小火煲2小时，加盐调味即可。

食用宜忌

　　适宜肝肾亏虚引起的视物昏花、头晕耳鸣、神疲乏力、腰膝酸软等患者，食欲不振患者，抵抗力差者，高血压患者。风寒感冒患者慎食。

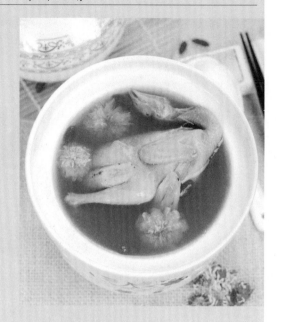

清热解毒 + 利尿祛湿

菊花土茯苓汤

原料 野菊花、土茯苓各9克，金银花5克，冰糖10克。

做法

1. 将野菊花、金银花去杂洗净；土茯苓洗净，切成薄片备用。
2. 砂锅内加水，放入土茯苓片，大火烧沸后改用小火煮10~15分钟。
3. 加入冰糖、野菊花，再煮3分钟，去渣即成。

食用宜忌

　　适宜上火引起的目赤肿痛、咽干口燥、尿黄便秘、痛风、尿路感染、急性前列腺炎、阴道炎患者。

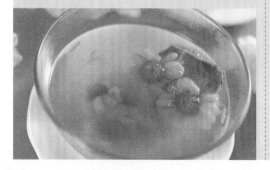

滋阴润燥 + 清肝明目

菊花鸡肝汤

原料 鸡肝200克，菊花9克，银耳50克，枸杞子15克。

做法

1. 鸡肝洗净，切块；银耳泡发洗净，撕成小朵；枸杞子、菊花洗净，浸泡。
2. 鸡肝余水，取出洗净。
3. 将鸡肝、银耳、枸杞子、菊花放入锅中，加水小火炖1小时，调入盐、鸡精即可。

食用宜忌

　　适宜肝火旺盛引起的两目干涩、目赤肿痛、心烦易怒、咽干口燥的患者，白内障、青光眼、视力下降等眼科疾病患者。

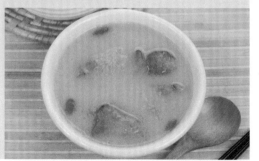

桑叶菊花枸杞子汤

原料 桑叶、枸杞子各10克，菊花5克，蜂蜜适量。

做法

1. 将桑叶、菊花、枸杞子均洗净备用。
2. 锅中加清水500毫升，大火煮沸，放入桑叶、菊花、枸杞子后2分钟即可关火。
3. 滤去药渣，留汁，加入蜂蜜搅拌均匀即可。

食用宜忌

　　适宜肝火旺盛引起的目赤肿痛、畏光流泪、咽干口燥、头晕目眩者；结膜炎、白内障、青光眼等各种眼病者；高血压、高脂血症、糖尿病（不加冰糖）患者；阴虚燥咳患者。

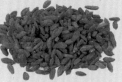

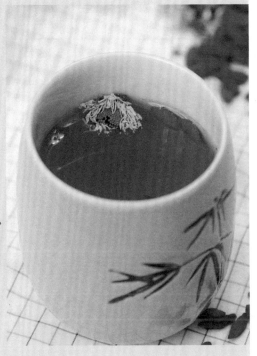

养肝滋肾、润肺补虚

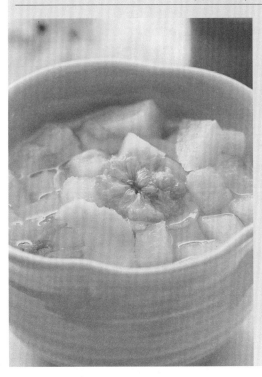

菊花桔梗雪梨汤

原料 菊花5朵，桔梗5克，雪梨1个，冰糖、水各适量。

做法

1. 菊花、桔梗洗净，加1200毫升水煮开，转小火继续煮10分钟，去渣留汁。
2. 加入冰糖搅匀后，盛出待凉。
3. 雪梨洗净，削去皮，梨肉切丁，加入已凉的汁中即可。

食用宜忌

　　适宜风热感冒者，咳嗽气喘、咳吐黄痰者，咽喉肿痛、咽干口燥者（如咽炎、扁桃体炎），高血压患者，上火者食用。脾胃虚寒者慎食。

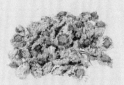

疏风清热、平肝明目

第六章 五菜为充靓汤

玉竹

【滋阴佳品】

　　玉竹为百合科植物玉竹的根茎。它含有玉竹黏多糖等多糖类、甾体皂苷及其他生物碱，以及维生素Ａ等成分。玉竹是功效明显的滋阴佳品。

营养成分

铃兰苷	黏液质
铃兰苦苷	山茶酚苷
槲皮醇苷	维生素Ａ

煲汤适用量：10~50 克。

性味归经

性微寒，味甘；归肺、胃经。

别名

委萎、女萎、萎莎、葳蕤、节地、虫蝉、乌萎、山姜、芦莉花、连竹、西竹。

适合体质

阴虚休质。

生产地

主产于山东、河南、湖北、湖南、安徽、江西、江苏、台湾等地。

《本草纲目》：玉竹"主风温自汗灼热，及劳疟寒热，脾胃虚乏，男子小便频数，失精，一切虚损。"

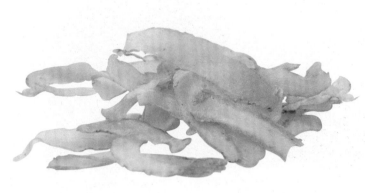

最佳搭配

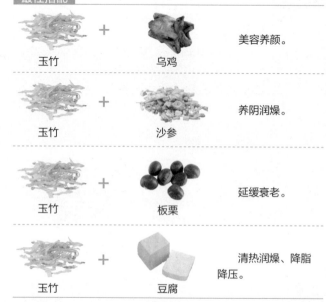

玉竹 + 乌鸡	美容养颜。
玉竹 + 沙参	养阴润燥。
玉竹 + 板栗	延缓衰老。
玉竹 + 豆腐	清热润燥、降脂降压。

小贴士

　　玉竹可分为生用及制用两种。制玉竹是净玉竹经蒸焖至软，取出晒至半干、切片、干燥后制成，玉竹蒸制后能增强其补益作用。玉竹商品以条粗长、淡黄色、饱满质结、半透明状、体重、糖分足者为佳。条细瘦瘦、体松或发硬、糖分不足者为次。要尽量挑色泽自然的，而不要挑新鲜得可疑的、保质期特别长的。栽培品以湘玉竹及海门玉竹为佳，其他地区栽培品亦优，野生品则较次。玉竹应置于通风干燥处保存，防发霉与虫蛀。

玉竹党参鲫鱼汤

原料 鲫鱼350克,胡萝卜、玉竹、党参各适量,盐少许,姜2片,油适量。

做法

1. 鲫鱼收拾干净斩件,过油煎香;胡萝卜去皮洗净,切片;玉竹、党参均洗净浮尘。
2. 将原材料放入汤锅中,加水煮沸后,转小火慢炖2小时。
3. 撇去浮沫,加入姜片继续煲30分钟,出锅前调入盐即可。

食用宜忌

适宜脾胃虚弱者,胃阴亏虚者,糖尿病患者,高脂血症者、冠心病等心脑血管疾病患者,营养不良患者。

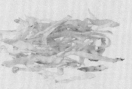

养阴润燥、生津止渴

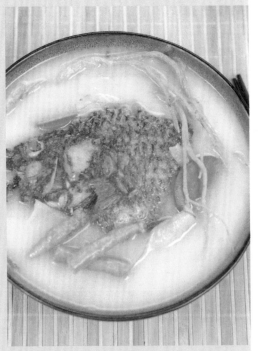

玉竹红枣鸡汤

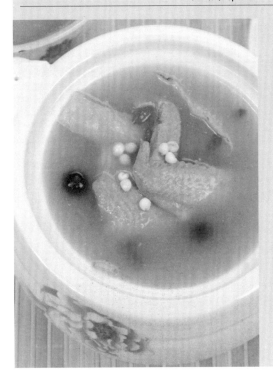

原料 鸡肉350克,玉竹10克,红枣5个,枸杞子8克,盐4克,鸡精3克。

做法

1. 鸡肉收拾干净,汆去血水;玉竹洗净,切段;红枣、枸杞子均洗净,浸泡。
2. 水烧沸,放入鸡肉、玉竹、红枣、枸杞子,大火烧沸后转小火慢炖2小时。
3. 加入盐和鸡精即可。

食用宜忌

适宜脾胃虚弱者,贫血者,营养不良者,冠心病、动脉硬化等心脑血管疾病患者,面色萎黄或苍白无华者。感冒患者、湿浊中阻者慎食。

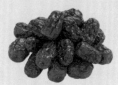

补益脾胃、养血补气

第六章 五菜为充靓汤

沙参玉竹猪肺汤

原料 猪肺 350 克，沙参、玉竹各 10 克，红枣 8 个，盐少许，清汤适量，味精 3 克。

做法

1. 将猪肺洗净切块；玉竹、沙参、红枣洗净。
2. 猪肺汆去血水冲净备用。
3. 净锅上火倒入清汤，下入猪肺、玉竹、沙参、红枣，调入精盐、味精煲至熟即可。

食用宜忌

适宜肺阴虚者（如肺炎、肺结核、肺气肿、百日咳、慢性咽炎等患者），糖尿病患者，冠心病患者，阴虚盗汗者。痰湿中阻者慎食。

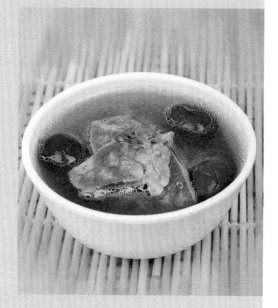

除烦止渴 + 护心降糖

玉竹百合牛蛙汤

原料 牛蛙 200 克，玉竹 50 克，百合 100 克，高汤、枸杞子、盐各适量。

做法

1. 牛蛙洗净、斩块，汆水；百合、枸杞子、玉竹洗净、浸泡备用。
2. 锅入高汤，下入牛蛙、玉竹、枸杞子、百合，调入盐，煲至熟即可。

食用宜忌

适宜阴虚体质者，糖尿病患者，心烦失眠、咽干口渴、内热消渴者，肺热干咳者，风湿性心脏病患者，冠心病患者，动脉硬化患者，小便不利者。脾胃虚寒者、便溏腹泻者慎食。

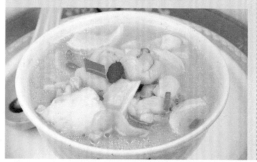

清热利咽 + 滋阴生津

胖大海薄荷玉竹饮

原料 胖大海 9 克，薄荷 5 克，玉竹 6 克，冰糖适量。

做法

1. 将胖大海、薄荷、玉竹均清洗干净备用。
2. 锅置火上，加水 500 毫升，放入胖大海、玉竹煎煮 5 分钟
3. 再加入薄荷、冰糖煮沸即可。

食用宜忌

适宜上火引起的口舌生疮、喉咙肿痛、牙龈肿痛出血、口腔溃疡、阴虚干咳患者，慢性咽炎患者，痤疮患者，糖尿病患者（不加冰糖）。脾胃虚寒者慎食。

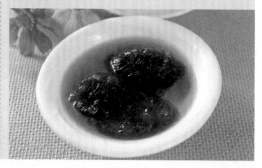

金银花

【清热解毒佳品】

金银花为忍冬科植物忍冬的花蕾，它含异氯原酸、番木鳖苷等成分，并富含挥发油。金银花自古被誉为清热解毒的良药。

营养成分
（以100g为例）

蛋白质	12.9g
脂肪	6.72g
膳食纤维	0.01g
镁	6mg
钙	32mg
热量	146Kcal

煲汤适用量：5~20 克。

性味归经
性寒，味甘；归肺、胃、心、大肠经。

别名
忍冬花、银花、鹭鸶花、苏花、金花、金藤花、双花、双苞花。

适合体质
热性体质。

生产地
金银花主要分布在山东、陕西、河南、河北、湖北等地。

《本草纲目》：金银花"主治一切风湿气，及诸肿毒、痈疽、疥癣，散热解毒。"

最佳搭配

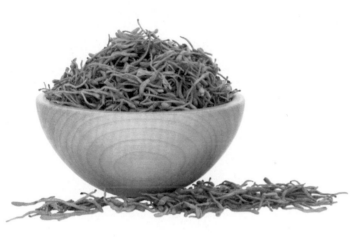

金银花 + 薄荷		治疗风热感冒。
金银花 + 菊花		清热解毒。
金银花 + 山楂		清凉降压、减肥瘦身。
金银花 + 玫瑰		美容养颜。

小贴士

金银花宜与芦根同食，可清热解暑、生津止渴；宜与莲子同食，可清热解毒、健脾止泻；宜与绿豆同食，可清热解毒、清暑解渴；宜与野菊花同食，可清热解毒。金银花以花未开放、色黄白、体肥大、气味清香、味微苦者为佳。颜色过于鲜艳、漂亮的金银花不能选，可能是硫黄熏过的，这种金银花用开水冲泡后，会有酸味。要选有花萼且花萼偏黄色的金银花。金银花宜保存于干燥通风处，防虫蛀、防变色。

第六章 五菜为充靓汤

金银花蜜枣猪肺汤

原料 猪肺200克，蜜枣2个，金银花10克，桔梗8克，盐、鸡精各适量。

做法

1. 猪肺洗净，切块；蜜枣洗净，去核；金银花、桔梗洗净。
2. 猪肺氽水后捞出洗净。
3. 将猪肺、蜜枣、桔梗放进瓦煲，加水，大火烧开后放入金银花，改小火煲2小时，加盐、鸡精调味即可。

食用宜忌

适宜肺热咳嗽、肺炎、支气管炎、肺结核、肺癌、慢性咽炎、咽喉肿痛患者。脾胃虚寒者、腹泻便溏者慎食。

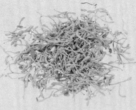

清热解毒、疏风散热

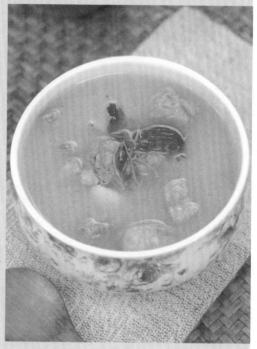

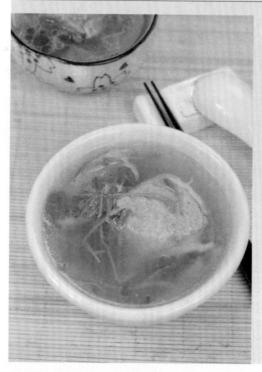

金银花水鸭枸杞子汤

原料 水鸭350克，金银花、枸杞子各20克，石斛8克，盐4克，鸡精3克。

做法

1. 水鸭收拾干净，切件；金银花、石斛、枸杞子洗净，浸泡。
2. 水烧沸放入水鸭、石斛和枸杞子，转至小火慢炖。
3. 1小时后放入金银花，再炖1小时，调入盐和鸡精即可。

食用宜忌

适宜阴虚燥热所见的口干咽燥、汗出、上火、口臭、口舌生疮、食欲不振、胃阴不足、肺热咳嗽等病症患者，高血压患者。脾胃虚寒者、慢性腹泻患者慎食。

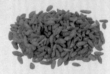

养肝、滋肾、润肺

银花连翘甘草茶

原料 金银花、连翘、甘草各 5 克，砂糖适量。

做法

1. 锅内加 400 毫升水，放入洗净的金银花、连翘、甘草。
2. 以大火煮开，转小火续煮 20 分钟。
3. 加入砂糖，熄火取汁即可饮用。

食用宜忌

金银花、连翘具有清热解毒、消炎止痛、排脓敛疮、散结消肿的功效，甘草也有清热解毒的作用，还可调和金银花、连翘的药性。本品对因热毒蕴结引起的阴道炎有较好的疗效，症见外阴肿胀、瘙痒或伴烧灼感疼痛，或小便涩痛，排尿不畅，口干舌燥，大便燥结等。

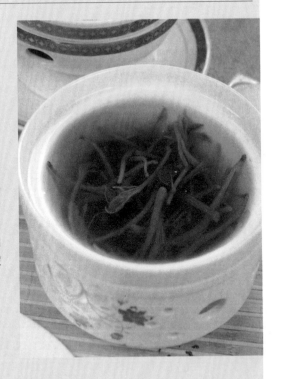

银花马齿苋汤

原料 金银花、大蒜各 20 克，甘草 3 克，马齿苋 30 克，白糖适量。

做法

1. 将大蒜去皮，洗净捣烂。
2. 金银花、甘草、马齿苋洗净，放入锅中，加蒜和水 600 毫升，用大火煮沸即可关火。
3. 最后调入白糖。

食用宜忌

适宜湿热下注引起的痢疾、腹泻、痔疮、肛周脓肿等肛肠疾病，疔疮痈肿患者，流行性感冒患者，病毒性肝炎患者，尿路感染患者，流行性结膜炎患者，化脓性外科疾病患者。脾胃虚寒、寒湿腹泻者慎食。

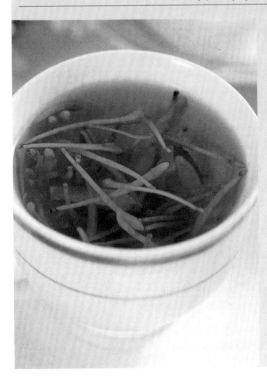

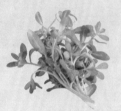

清热、利湿解毒

第六章 五菜为充靓汤

罗汉果银花玄参饮

原料 罗汉果半个，金银花6克，玄参8克，薄荷3克，蜂蜜适量。

做法

1. 将罗汉果、金银花、玄参、薄荷均洗净备用。
2. 锅中加清水600毫升，大火煮开，放入罗汉果、玄参煎煮2分钟，再加入薄荷、金银花煮沸即可。
3. 滤去药渣，加入适量蜂蜜即可。

食用宜忌

适宜肺阴虚所致干咳咯血者（如肺结核），慢性咽炎、扁桃体炎患者，热病伤津、咽喉干燥、肠燥便秘者，痤疮、痱子、疔疮患者。脾胃虚寒者慎食。

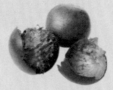
润肺止咳、生津止渴

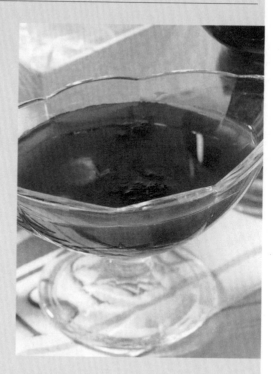

丝瓜银花汤

原料 丝瓜500克，金银花20克，盐少许。

做法

1. 将丝瓜去皮，洗净，切成块；金银花洗净备用。
2. 锅置大火上，下入丝瓜块、金银花，加水1000毫升，大火煮沸后转小火煎煮15分钟至瓜熟，加少许盐调味即可饮用。

食用宜忌

适宜痰喘咳嗽、乳汁不通、热病烦渴、筋骨酸痛、便血等病症患者食用。久病体虚、脾胃虚弱、消化不良者少食或不食。

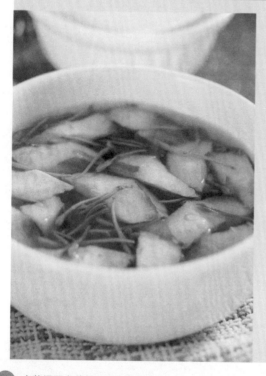

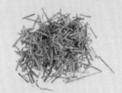
疏散风热、清热解毒

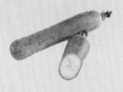
清凉利尿、活血通经

鱼腥草金银花猪肉汤

原料 鱼腥草、金银花各15克，白茅根25克，连翘12克，猪瘦肉100克，盐6克，味精少许。

做法

1. 把鱼腥草、金银花、白茅根、连翘洗净。
2. 所有材料放锅内加清水煎汁，用小火煮30分钟，去渣留汁。
3. 猪瘦肉洗净切片，放入药汤里，用小火煮熟，加盐和味精调味即成。

食用宜忌

　　适宜急性乳腺炎、肛周脓肿、化脓性腮腺炎、咽炎、痤疮等热毒化脓性病症的患者，肺热咳嗽咳痰者。虚寒证者忌服。

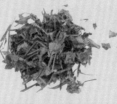
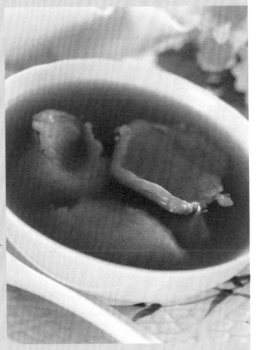

清热解毒、利尿除湿

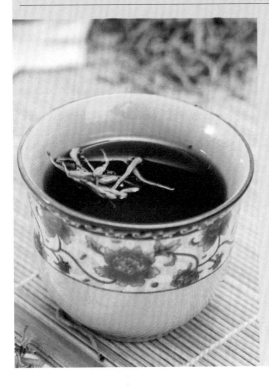

桑叶连翘银花汤

原料 桑叶、连翘各10克，金银花8克，蜂蜜适量。

做法

1. 将桑叶、连翘、金银花均洗净。
2. 锅中加清水600毫升，大火煮沸后，先放入连翘煮3分钟，再下入桑叶、金银花即可关火。
3. 滤去药渣，留汁，加入适量蜂蜜搅拌均匀即可饮用。

食用宜忌

　　适宜外感风热引起的较轻的发热、咳嗽、眼赤（如感冒）患者，疔疮痈肿患者，鼻干咽燥者，流行性感冒、结膜炎等流行性传染病患者等。脾胃虚寒者慎食。

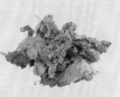

疏风清热、清肺止咳

玫瑰花

【疏肝镇痛的理气药】

玫瑰花为蔷薇科植物玫瑰初放的花。玫瑰花味香气浓郁，素有"国香"之称。玫瑰花不仅可以用来观赏，还具有非常重要的药用价值，是人们尤其是女性常用的理气药。

营养成分
（以100g为例）

蛋白质	7.71g
碳水化合物	47.7g
脂肪	1.17g
镁	4.4mg
钙	30mg
热量	224Kcal

煲汤适用量：5~30 克。

性味归经
性温，味甘、微苦；归肝、胃经。
别名
徘徊花、湖花、刺玫花。
适合体质
气郁体质。
生产地
玫瑰主要分布在我国中部、南部以及新疆、青海、甘肃等地。

《本草纲目》：玫瑰花"性温，味甘，具有益肝健脾，和胃，补肾，活血调经的功能。"

最佳搭配

 玫瑰花 + 山楂 　具有行气解郁、开胃健脾之效。

 玫瑰花 + 红枣 　行气补血。

 玫瑰花 + 百合 　安神健脑。

 玫瑰花 + 茉莉花 　疏肝解郁。

小贴士

玫瑰可冲茶饮用，取干玫瑰花花蕾 3~5 朵，沸水冲泡，闷 5 分钟即可饮用；可边喝边冲，直至色淡无味，即可更换茶，此品具有疏肝行气、活血调经、解郁安神之功效。如果泡出蓝色或红色的茶水，估计含有不明物质，正常的玫瑰花茶水应是淡黄色或黄色。选购玫瑰花茶时以含苞未放、色深紫为佳。保存时玫瑰花容易走气及氧化而变色，故最好存放于阴暗而密封的玻璃器皿之中，但不宜存放超过 1 年。

疏肝理气 + 调经止痛

玫瑰调经汤

原料 玫瑰花 7~8 朵，益母草 10 克，郁金 5 克，红糖适量。

做法

1. 将玫瑰花、益母草、郁金略洗，除杂质。
2. 将玫瑰花、益母草、郁金放入锅中，加水 600 毫升，大火煮开后加入红糖适量再煮 5 分钟。
3. 关火滤去药渣即可。

食用宜忌

适宜月经不调（如痛经、闭经、经期紊乱、经前乳房胀痛）的患者、面色萎黄无光泽、乳腺增生、胃脘痛者，产后血淤腹痛、血淤型盆腔炎、抑郁症患者。阴虚火旺者、孕妇慎食。

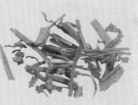

活血、调经、化淤

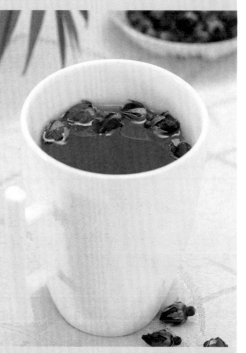

疏肝解郁 + 理气宽胸

月季玫瑰红糖饮

原料 月季花 6 克，玫瑰花 5 克，陈皮 3 克，红糖适量。

做法

1. 将月季花、玫瑰花、陈皮分别洗净后，放入锅中，加水适量，大火煮开转小火煮 5 分钟即可关火。
2. 滤去药渣，留汁，再放入红糖搅拌均匀后，趁热服用。

食用宜忌

适宜肝气郁结引起的胸胁苦满、胁肋疼痛、抑郁等患者，经前乳房胀痛、月经量少者，乳腺增生患者、面色晦暗、面生色斑者。

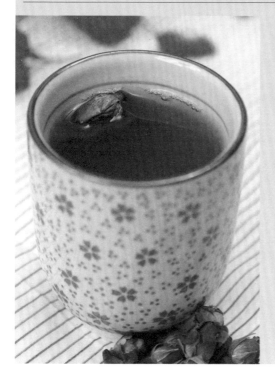

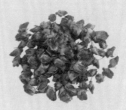

活血调经、疏理肝气

第六章 五菜为充靓汤

枇杷叶

【清解肺热、胃热的常用药】

枇杷叶为双子叶植物蔷薇科枇杷的干燥叶，具有化痰止咳、和胃止呕的功效，其作用为镇咳、祛痰、清肺，为清解肺热和胃热的常用药。

营养成分

钾	磷
铁	钙
糖类	脂肪
果胶	鞣质
苹果酸	柠檬酸
蛋白质	膳食纤维

煲汤适用量：2~10克（鲜者15~30克）。

性味归经

性微寒，味苦；归肺、胃经。

别名

巴叶、杷叶。

适合体质

痰湿体质。

生产地

主要分布于中南及陕西、甘肃、江苏、安徽、浙江等地。

《本草纲目》：枇杷叶"治肺胃之病，大都取其下气之功耳。气下则火降痰顺，而逆者不逆，呕者不呕，渴者不渴，咳者不咳矣。"

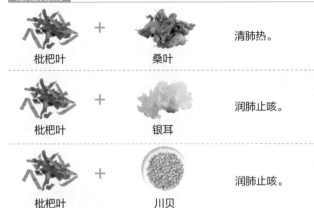

最佳搭配

枇杷叶	+	桑叶	清肺热。
枇杷叶	+	银耳	润肺止咳。
枇杷叶	+	川贝	润肺止咳。

不利健康搭配

枇杷叶	+	黄瓜	两者同食破坏维生素C的吸收。

小贴士

枇杷叶以叶大、色灰绿、叶脉明显、不破碎者为佳。其应放置于通风干燥处防潮保存。胃热呕吐者可取枇杷叶15克，配竹茹20克，麦冬10克，制半夏6克，水煎服，每日1剂；声音嘶哑者，取鲜枇杷叶30克（去毛），淡竹叶15克，水煎服，每日1剂，一般2~3剂即可见效。此外枇杷叶去毛，洗净，晒干备用，用时放入布袋内泡于浴缸中，盆浴可使肌肤光滑柔嫩，还有消除痱子、斑疹等皮肤炎症的作用，是很好的护肤方法。

枇杷虫草花老鸭汤

原料 老鸭 200 克，杏仁 20 克，枇杷叶、百合 10 克，虫草花 5 克，盐 2 克。

做法

1. 老鸭洗净斩块；虫草花、百合、杏仁均洗净；枇杷叶煎水去渣。
2. 锅内放清水烧沸，老鸭肉汆水后捞出；另起一锅，放鸭肉、虫草花、杏仁、百合，加水一起炖。
3. 肉熟后倒入枇杷叶汁，加盐即可。

食用宜忌

适宜肺热咳嗽、咳吐黄痰、胃热呕吐厌食、胃痛烧心、肠燥便秘、慢性咽炎患者。脾胃虚寒、慢性腹泻者慎食。

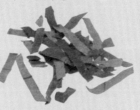

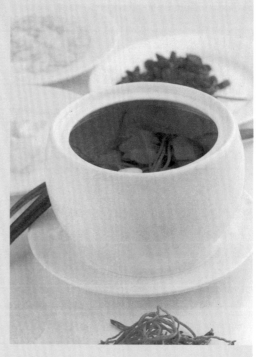

清肺止咳、降逆止呕

苦瓜甘蔗枇杷汤

原料 甘蔗、苦瓜各 200 克，鸡胸骨 1 副，枇杷叶 10 克，盐适量。

做法

1. 鸡胸骨汆水洗净，置锅中，加水 800 毫升。
2. 甘蔗洗净，去皮，切小段；苦瓜洗净切半，去子和白色薄膜，切块。
3. 将甘蔗放入有鸡胸骨的锅中，大火煮沸，转小火续煮 1 小时，将枇杷叶和苦瓜放入锅中再煮 30 分钟，加盐即可。

食用宜忌

适宜暑热汗出烦热者，上火所致的咽喉干燥肿痛、痤疮、痱子、肺热咳嗽患者。糖尿病患者慎食。

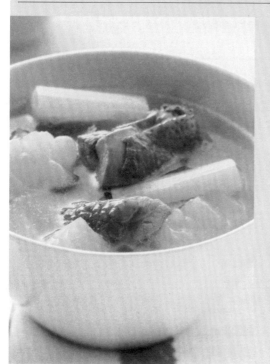

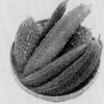

清热解暑、消肿解毒

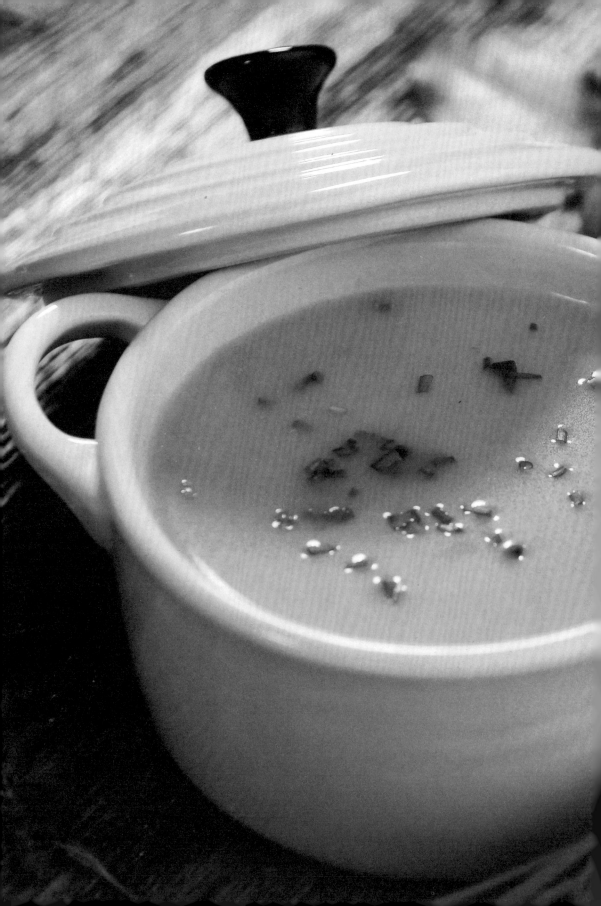

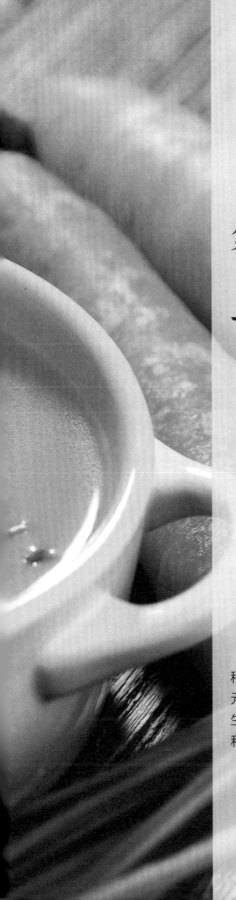

第七章

五果为助靓汤

　　"五果"是泛指桃、梨、杏、李、枣、栗子等多种鲜果、干果和坚果。它们含有丰富的维生素、微量元素和食物纤维，还含有植物蛋白质。"五果"尽量生吃，以保证养分中的维生素不受烹调的破坏。干果和坚果有利于补充人体蛋白质。

红枣

【天然维生素丸】

　　红枣为鼠李科植物枣的成熟果实。其中含光千金藤碱、红枣皂苷、胡萝卜素、维生素C等成分。红枣是中药里的佳品，素有"天然维生素丸"之称。

营养成分
（以100g为例）

蛋白质	3.2g
膳食纤维	6.2g
胡萝卜素	10μg
镁	36mg
钙	64mg
热量	264Kcal

煲汤适用量：10~20克。

性味归经
性温，味甘；归脾、胃经。

别名
干枣、美枣、良枣、大枣。

适合体质
气虚体质。

生产地
红枣以山西、山东、河南、甘肃、新疆等地产量最大。

《本草纲目》：红枣"味甘、性温，能补中益气、养血生津，用于治疗脾虚弱、食少便溏、气血亏虚等疾病。"

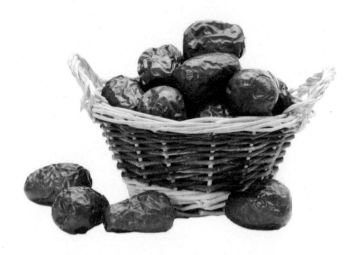

最佳搭配

 + 　补中益气。

红枣　　　　牛肉

 + 　提高免疫力。

红枣　　　　糯米

不利健康搭配

 + 　两者同食造成营养流失。

红枣　　　　黄瓜

 + 　性味相反，同食抵消功效。

红枣　　　　螃蟹

小贴士

　　红枣以颗粒饱满，表皮不裂、不烂，皱纹少，痕迹浅；皮色深红，略带光泽；肉质厚实，捏下去时滑糯不松，身干爽，核小；松脆香甜者为佳。红枣怕风吹、怕高温和潮湿。受风后易干缩，皮色由红变黑；高温、潮湿环境中易出浆、生虫发霉。购买红枣后，为防止其发黑，可在枣上遮一层篾席，或在通风阴凉处摊晾几天。待晾透后放入缸内，加木盖或拌草木灰，放桶内盖好，也可放进冰箱冷藏，口味更佳。

养颜润肤 + 滋阴润燥

粉葛红枣猪骨汤

原料 猪骨200克，粉葛100克，白芷6克，红枣5个，盐3克，姜片少许。

做法

1. 粉葛洗净，切成块；白芷、红枣洗净；猪骨洗净斩块。
2. 猪骨余水。
3. 将粉葛、红枣、猪骨、白芷、姜片放入盛水炖盅，大火烧沸后改小火炖煮2.5小时，加盐即可。

食用宜忌
适宜皮肤干燥暗黄者、贫血者、体虚容易感冒者、骨质疏松者、胃虚食少者。

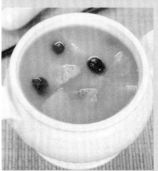

养血滋阴 + 益气健脾

红枣莲藕炖排骨

原料 莲藕2节，排骨250克，红枣、黑枣各10个，盐6克。

做法

1. 排骨余水。
2. 莲藕削皮，洗净，切块；红枣、黑枣洗净。
3. 将所有材料盛入锅内，加水适量，煮沸后转小火炖煮约40分钟，加盐即可。

食用宜忌
适宜老年人、更年期女性、阴虚内热、体虚容易感冒、骨质疏松、胃虚食少、气血不足、营养不良者。糖尿病患者慎食。

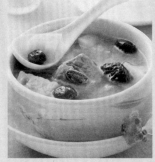

健脾益气 + 养血下乳

红枣白萝卜猪蹄汤

原料 猪蹄、白萝卜各300克，红枣20克，生姜3片，盐适量。

做法

1. 猪蹄洗净，斩件；白萝卜洗净，切成块；红枣洗净，浸水。
2. 将猪蹄放入沸水中余去血水，捞出洗净。
3. 将猪蹄、生姜片、红枣放入炖盅，注入水，用大火烧开，放入白萝卜，改用小火煲2小时，加盐即可。

食用宜忌
适宜产后乳汁不下者、皮肤粗糙萎黄者、贫血者、低血压者、脾虚食欲不振者。高脂血症患者、肥胖者慎食。

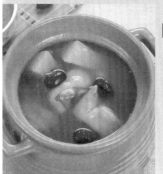

养肝明目 + 健脾益胃

红枣猪肝香菇汤

原料 猪肝250克，香菇30克，红枣6个，枸杞子、生姜、盐、鸡精各适量。

做法

1. 猪肝洗净切片；香菇洗净，泡发；红枣、枸杞子分别洗净；生姜洗净去皮切片。
2. 猪肝放入沸水余去血沫。
3. 炖盅装水，放入所有食材，上蒸笼炖3小时，调入盐、鸡精后即可。

食用宜忌
适宜肝肾亏虚引起的两目昏花、贫血、脾胃虚弱、胃溃疡、癌症、久病体虚者食用。高脂血症患者不宜多食。

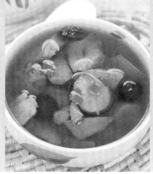

桑葚

【滋阴、养心、补血的佳果】

桑葚为桑科小乔木桑树的果穗。它含糖、鞣酸、苹果酸及维生素 A、维生素 B_1、维生素 B_2、维生素 C 及胡萝卜素等成分。桑葚是滋补强壮、养心补血的佳果。

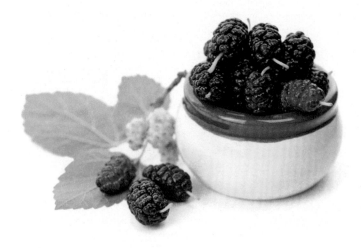

营养成分
（以100g为例）

蛋白质	1.7g
碳水化合物	13.8g
脂肪	0.1g
铁	0.4mg
钙	37mg
热量	49Kcal

煲汤适用量：30~50 克。

性味归经
性凉，味甘、微酸；归肝、肾经。
别名
桑果、桑葚子、乌椹、桑枣。
适合体质
阴虚体质。
生产地
全国各地均有栽培，以山东、新疆、广东等地品质为佳。
《本草纲目》：桑葚能"补五脏，通气血，久服不饥，安魂镇神，令人聪明。"

最佳搭配

 +

桑葚　　　　　蜂蜜　　　　治疗阴血亏虚。

 +

桑葚　　　　　糯米　　　　补肾健脾。

 +

桑葚　　　　　龙眼　　　　治疗贫血。

不利健康搭配

 +

桑葚　　　　　韭菜　　　　同食引起胃痛、呕吐。

小贴士

桑葚熬膏时忌用铁质器皿，因为桑葚会分解酸性物质，与铁会产生化学反应，导致食用者中毒。此外，桑葚中含有溶血性过敏物质及透明质酸，过量食用后容易发生溶血性肠炎。桑葚以外形长圆、个大、肉厚、紫红色、糖分多者为佳。洗桑葚时先用自来水连续冲洗桑葚表面几分钟，再将其浸泡于淘米水中（可加少许盐），过一会儿用清水洗净，浸泡时间控制在 15 分钟左右为宜。桑葚易发霉、易遭虫蛀，须贮存于干燥处。

滋补肝肾＋壮骨明目

桑葚牛骨汤

原料 牛排骨 350 克，桑葚、枸杞子各 30 克，姜丝 5 克，盐少许。

做法

1. 牛排骨斩块氽水；桑葚、枸杞子洗净泡软。
2. 汤锅中加水放入牛排骨、姜丝，用大火烧沸后撇去浮沫。
3. 加入桑葚、枸杞子，改小火慢炖 2 小时，加盐即可。

食用宜忌

适宜肝肾亏虚引起的两目干涩昏花、头晕耳鸣、骨质疏松等患者；胃阴亏虚、咽干口燥、烦渴喜饮者；头发早白者；贫血者。痰湿中阻者、感冒患者慎食。

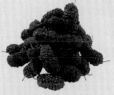

滋阴补血、生津润燥

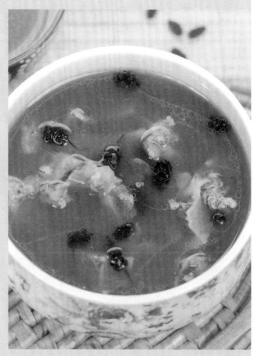

滋阴补肾＋明目益智

桑葚汤

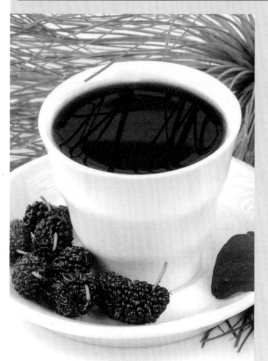

原料 桑葚、枸杞子各 30 克，山药 50 克，冰糖适量。

做法

1. 桑葚、枸杞子、山药冲洗干净，放入锅中，加水适量，大火煮沸后转小火熬煮 30 分钟，放入冰糖煮化备用。
2. 食用时兑入凉白开少许，拌匀即可。

食用宜忌

此汤具有滋阴补肾、明目益智的功效，适合春夏之季肝肾阴虚者饮用，一般人群也可饮用以补肺生津、增强免疫能力。

健脾胃、益肺肾

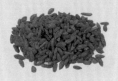

养肝滋肾、补虚润肺

阿胶

【补血佳品】

阿胶含有多种氨基酸，如赖氨酸、精氨酸、组氨酸、色氨酸，以及胶原蛋白、铁、锌、钙、硫等物质。自古阿胶与人参、鹿茸并称"滋补三大宝"，可滋阴补血、延年益寿。

营养成分

皂苷	钾
钠	钙
镁	铁
铜	铝
锰	锌
生物酸	蛋白质

煲汤适用量：3~9克。

性味归经
性平，味甘；归肺、肝、肾经。

别名
傅致胶、盆覆胶、驴皮胶。

适合体质
血虚体质。

生产地
阿胶原产于山东东阿县，现在以山东产的品质最佳。

《本草纲目》：阿胶"和血滋阴，除风润燥，化痰清肺，利小便，润大肠。"

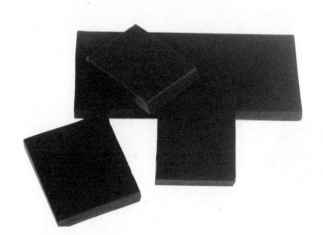

最佳搭配

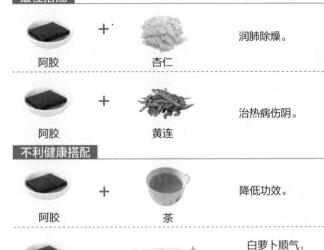

| 阿胶 + 杏仁 | 润肺除燥。 |
| 阿胶 + 黄连 | 治热病伤阴。 |

不利健康搭配

| 阿胶 + 茶 | 降低功效。 |
| 阿胶 + 白萝卜 | 白萝卜顺气，阿胶补气，二者功效相抵。 |

小贴士

优质阿胶胶片大小、厚薄均一、块形方正、平整，胶块表面平整光亮、色泽均匀，呈棕褐色，砸碎后加热水搅拌，易全部溶化，无肉眼可见颗粒状异物。将阿胶溶化后，再放凉，便呈凝冻状。将阿胶砸碎后放入杯中，加沸水适量立即盖上杯盖，放置1~2分钟，轻轻打开，胶香气浓，嗅闻有轻微豆油和阿胶香味，味甘，气清香。保存阿胶时用密封性比较好的木箱或陶罐来贮存，将容器底部放少许石灰或硅胶等吸潮剂，放置在阴凉通风处。

补虚安胎 + 养血安神

阿胶牛肉汤

原料 阿胶9克，牛肉100克，生姜10克，红糖适量。

做法

1. 牛肉洗净，去筋切片；阿胶研粉。
2. 牛肉片与生姜放入砂锅，用小火煮30分钟。
3. 加入阿胶粉，并不停地搅拌，至阿胶溶化后加入红糖，搅拌均匀即可。

食用宜忌

适宜气血亏虚引起的胎动不安、胎漏下血者；贫血头晕、体质虚弱、产后或病后血虚、低血压、月经不调、崩漏出血、失眠多梦、心律失常、神经衰弱者。

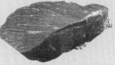

补中益气、健补脾胃

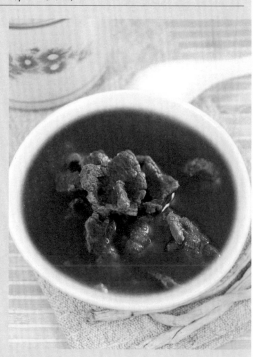

养血补虚 + 美容养颜

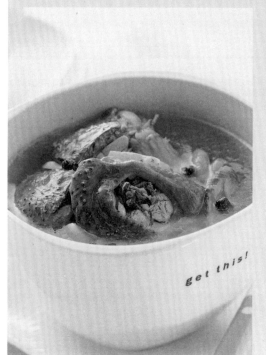

阿胶乌鸡汤

原料 阿胶1块，乌鸡半只，当归20克，醪糟适量，生姜8克，甘草3克，盐适量。

做法

1. 阿胶打碎；乌鸡洗净，剁块；当归、甘草分别洗净；生姜洗净，切片。
2. 锅中加水，下入乌鸡、生姜、当归、甘草，大火煮开，转小火炖2小时，再下入醪糟、阿胶，续煮5分钟，加盐即可。

食用宜忌

适宜爱美女性、体质瘦弱者，产后、病后贫血者，气血亏虚所见的面色萎黄或苍白、神疲乏力、头晕、困倦的患者。

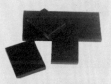

补血、滋阴、润燥

乌梅

【生津止渴的居家良药】

　　乌梅为蔷薇科植物梅的干燥未成熟果实，经烟火熏制而成。乌梅是药食同源的制品，其性平，味酸涩，有生津、止渴、敛肺、涩肠、安蛔虫等功效。乌梅是生津止渴的居家良药。

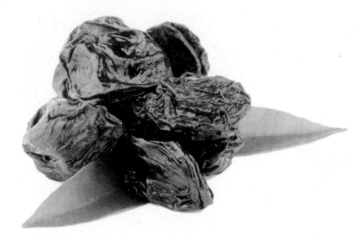

营养成分
（以100g为例）

蛋白质	6.8g
碳水化合物	76.6g
脂肪	2.3g
镁	137mg
钙	33mg
热量	219Kcal

煲汤适用量：4~20 克。

性味归经
性平，味酸、涩；归肝、脾、肺、大肠经。

别名
梅实、熏梅、橘梅肉。

适合体质
阴虚体质。

生产地
乌梅以长江流域以南地区最多，江苏北部和河南南部也有少数品种。

《本草纲目》：乌梅"敛肺涩肠，治久嗽，泻痢，反胃噎膈，蛔厥吐利；消肿，涌痰，杀虫；解鱼毒、马汗毒、硫黄毒。"

最佳搭配

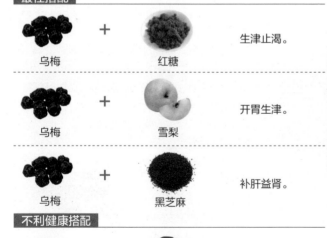

乌梅	红糖	生津止渴。
乌梅	雪梨	开胃生津。
乌梅	黑芝麻	补肝益肾。

不利健康搭配

乌梅	猪肉	两者同食会导致中毒。

小贴士

　　乌梅可煎汤服用，亦可直接食用，或入丸、散。乌梅以个大、肉厚、核小、外皮乌黑色、不破裂露核、质柔润、味极酸者为佳。其宜装入瓷罐内密封，置于阴凉、干燥处贮存，可防霉、防虫蛀。食用乌梅后可咀嚼一些核桃仁，能减少对牙齿的伤害。吃乌梅每次3颗左右为宜，多则损伤牙齿。新鲜的乌梅不能生吃，因为青梅中含有微量的氰酸，能够产生剧毒物质氰酸钾，食用后会引起腹泻，甚至中毒。

滋阴润燥 + 生津止渴

杨桃乌梅甜汤

原料 杨桃1个，乌梅4颗，麦冬15克，天
门冬10克，冰糖1大匙，紫苏梅汁、盐
各适量。

做法

1. 将麦冬、天门冬放入棉布袋；杨桃表皮以少
   量的盐搓洗，切除头尾，再切成片状。
2. 药材与全部材料放入锅中，以小火煮沸，加
   入冰糖搅拌溶化。
3. 取出药材，加入紫苏梅汁拌匀即可。

食用宜忌

适宜咽干喑哑、咽
喉肿痛、暑热烦渴者；
肺阴虚致干咳咯血、慢
性萎缩性胃炎、高血压、
高脂血症患者；阴虚体
质者。

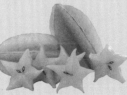

清热生津、利水解毒

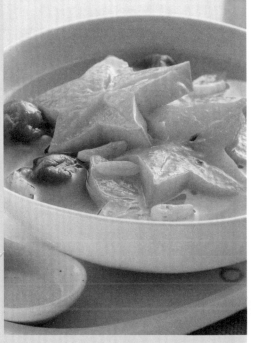

滋阴补血 + 益气补虚

乌梅当归鸡汤

原料 当归15克，鸡肉300克，乌梅6颗，
枸杞子、党参各10克，盐5克。

做法

1. 鸡肉洗净，斩块，氽水；当归、枸杞子、党
   参分别洗净。
2. 锅中加水适量，置于火上，大火煮开后，放
   入所有主料，转小火煮2小时。
3. 最后加盐调味即可。

食用宜忌

适宜贫血者；干燥
综合征患者；体质虚弱
者；面色萎黄无华者；
尿血、便血者；胃酸分
泌过少者。消化性溃疡
患者，胃酸分泌过多者、
表邪未解者慎食。

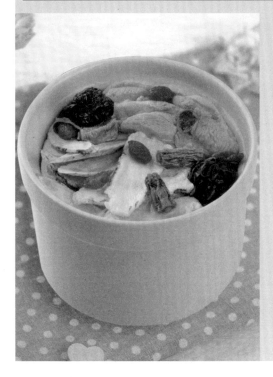

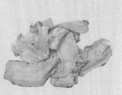

补血活血、调经止痛

杏仁

【止咳平喘的常用药】

杏仁分为甜杏仁和苦杏仁。杏仁中含有丰富的蛋白质、糖类、多种维生素及营养成分，其中胡萝卜素的含量极为丰富，在各种果品中排名仅在芒果之后，有"抗癌之果"的美称。

营养成分
（以100g为例）

蛋白质	21.3g
碳水化合物	23.9g
膳食纤维	11.8g
脂肪	50.6g
钾	728mg
热量	578Kcal

煲汤适用量：4.5~9 克。

性味归经
性温，味苦。归肺、大肠经。

别名
杏核仁、木落子、苦杏仁、杏梅仁、杏子。

适合体质
痰湿体质。

生产地
主要分布在我国北方地区，以华北、东北、西北地区为主。

《本草纲目》："杏仁能散能降，故解肌、散风、降气、润燥、消积，治伤损药中用之。治风寒肺病药中，亦有连皮尖用者，取其发散也。"

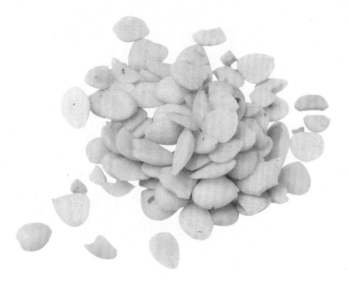

最佳搭配

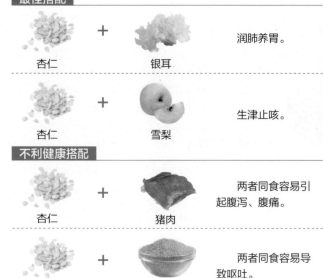

杏仁	+	银耳	润肺养胃。
杏仁	+	雪梨	生津止咳。

不利健康搭配

杏仁	+	猪肉	两者同食容易引起腹泻、腹痛。
杏仁	+	小米	两者同食容易导致呕吐。

小贴士

过量服用苦杏仁，可发生中毒，表现为眩晕、突然晕倒、心悸、头痛、恶心呕吐、惊厥、昏迷、皮肤紫绀、瞳孔散大、对光反射消失、脉搏减弱、呼吸急促或缓慢而不规则。若不及时抢救，中毒患者可因呼吸衰竭而死亡。中毒者内服杏树皮或杏树根煎剂可以解救。甜杏仁不仅含有丰富的不饱和脂肪、维生素 E、优质蛋白质、膳食纤维，还含有钙、镁、锌、铁等矿物质，容易被人体吸收。夏季食用，不但可以美容养颜，还有减肥功效。

润肠通便 + 益智补脑

杏仁核桃牛奶饮

原料 杏仁9克,核桃仁20克,牛奶200毫升,蜂蜜、水各适量。

做法

1. 将杏仁、核桃仁放入清水中洗净,与牛奶一起放入炖锅中。
2. 加适量清水后将炖锅置于火上烧沸,再用小火煎煮20分钟即可关火。
3. 稍凉后放入蜂蜜搅拌均匀,即可饮用。

食用宜忌

适宜习惯性便秘者,肺虚咳嗽者,脑力劳动者,记忆力衰退者,皮肤暗黄粗糙、面生细纹者,神经衰弱者,失眠多梦者,胃阴亏虚者。便稀腹泻者慎食。

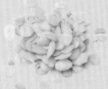

止咳平喘、润肠通便

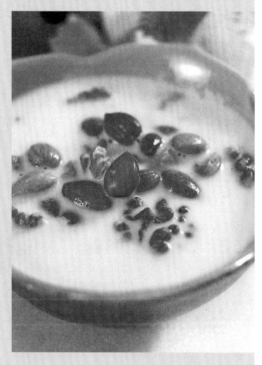

益气润肺 + 止咳化痰

杏仁白萝卜炖猪肺

原料 猪肺250克,白萝卜100克,花菇50克,杏仁9克,上汤、姜片、盐、味精各适量。

做法

1. 猪肺反复冲洗干净,切成大块;杏仁、花菇浸透洗净;白萝卜洗净,带皮切成中块。
2. 将以上用料连同适量上汤、姜片放入炖盅,盖上盅盖,隔水炖之,先用大火炖30分钟,再用中火炖50分钟,后用小火炖1小时即可。
3. 炖好后加盐、味精调味即可。

食用宜忌

一般人群皆可食用,尤其适合肺阴虚或肺热咳嗽咳痰者。脾虚腹泻者慎食。

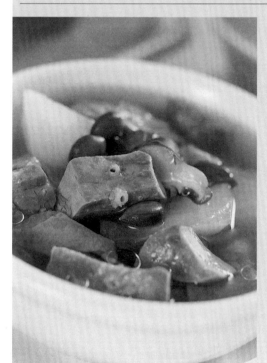

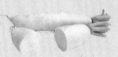

下气、消食、生津

枸杞子

【高级滋补品】

枸杞子为茄科植物宁夏枸杞的成熟果实。它富含维生素 B_1、维生素 B_2、维生素 C、胡萝卜素、磷、铁以及 14 种氨基酸等成分。枸杞子是一味功效显著的传统中药材。

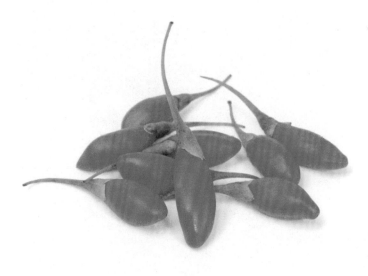

营养成分
（以100g为例）

蛋白质	13.9g
碳水化合物	64.1g
膳食纤维	16.9g
镁	96mg
钙	60mg
热量	258Kcal

煲汤适用量：10~30 克。

性味归经
性平，味甘；归肝、肾、肺经。

别名
苟起子、甜菜子、西枸杞子、狗奶子、枸杞子果。

适合体质
阴虚、血虚体质。

生产地
主产于宁夏、河北、山东、江苏、浙江、江西、云南、四川等地。

《本草纲目》：枸杞子"能补肾、润肺、生精、益气，此乃平补之药。"

最佳搭配

  +

枸杞子 + 麦冬　　治阴虚肺燥。

  +

枸杞子 + 熟地黄　　补肝益肾。

 +

枸杞子 + 羊肉　　补肾壮阳。

不利健康搭配

  +

枸杞子 + 绿茶　　两者同食不利于身体健康。

小贴士

选购枸杞子时，一看色泽：品质好的枸杞子，表面鲜红色至暗红色，有不规则皱纹，略具光泽。二闻气味：没有异味和刺激的味道。三尝味道：口感甜润，无苦味、涩味，则为优质品。用碱水处理过的枸杞子有苦涩感。枸杞子可放入冰箱保存，也可用乙醇保存，具体方法为：将枸杞子用乙醇喷雾拌匀，然后用无毒性的塑料袋装好，排除空气，封口存放，随用随取。此种方法既可防止虫蛀，又可以使其色泽鲜艳如鲜品。

益气补虚 + 涩肠止泻

猪肠莲子枸杞子汤

原料　猪肠150克，红枣8个，枸杞子10克，鸡爪、党参、莲子、盐各适量，葱段5克。

做法

1. 猪肠切段，洗净；鸡爪、红枣、枸杞子、党参均洗净；莲子去皮、去莲心，洗净。
2. 猪肠汆水。
3. 将所有原材料放入瓦煲，注入清水，大火烧

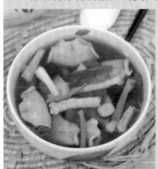

开后改为小火炖煮2小时，加盐调味，撒上葱段即可。

食用宜忌

适宜脾虚腹泻、久泻脱肛、体质虚弱、直肠癌或结肠癌患者。

滋阴补血 + 养肝明目

枸杞子牛肝汤

原料　山药600克，牛肝500克，白芍5克，枸杞子10克，盐6克。

做法

1. 牛肝汆水待凉后切成薄片。
2. 山药削皮，洗净切块；白芍洗净。
3. 将牛肝、山药、白芍放入炖锅中，以大火煮沸后转小火慢炖1小时。

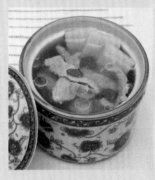

4. 加入枸杞子，续煮10分钟，加盐即可。

食用宜忌

适宜贫血患者；肝肾亏虚所致的两目干涩、视物昏花者；白内障患者食用。

益气健脾 + 止泻止带

山药薏米枸杞子汤

原料　山药25克，薏米50克，枸杞子10克，生姜3片，冰糖适量。

做法

1. 山药洗净；薏米洗净，泡发；枸杞子洗净。
2. 锅中加清水适量，将以上备好的材料放入锅中，加入生姜，大火煮开，再转小火煲约1.5小时。
3. 再加入冰糖调味即可。

食用宜忌

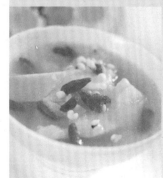

适宜脾胃虚弱、便溏腹泻者；面色暗黄、面生痤疮者；慢性萎缩性胃炎患者；脾虚水肿者；妇女带下过多者。

益气补血 + 美容养颜

猪皮枸杞子红枣汤

原料　猪皮80克，红枣15克，枸杞子、姜、高汤、鸡精各适量，盐1克。

做法

1. 将猪皮收拾干净，切块；姜洗净去皮切片；红枣、枸杞子分别用温水略泡，洗净。
2. 猪皮入沸水汆透后捞出。
3. 砂锅内注入高汤，加入猪皮、枸杞子、红枣、姜片，小火煲2小时，调入盐、鸡精即可。

食用宜忌

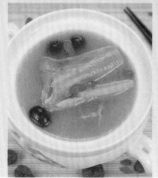

适宜爱美女性，皮肤粗糙、面色暗黄者，产后或病后体虚者，乳汁不下者。感冒患者，湿浊中阻、食积腹胀者慎食。

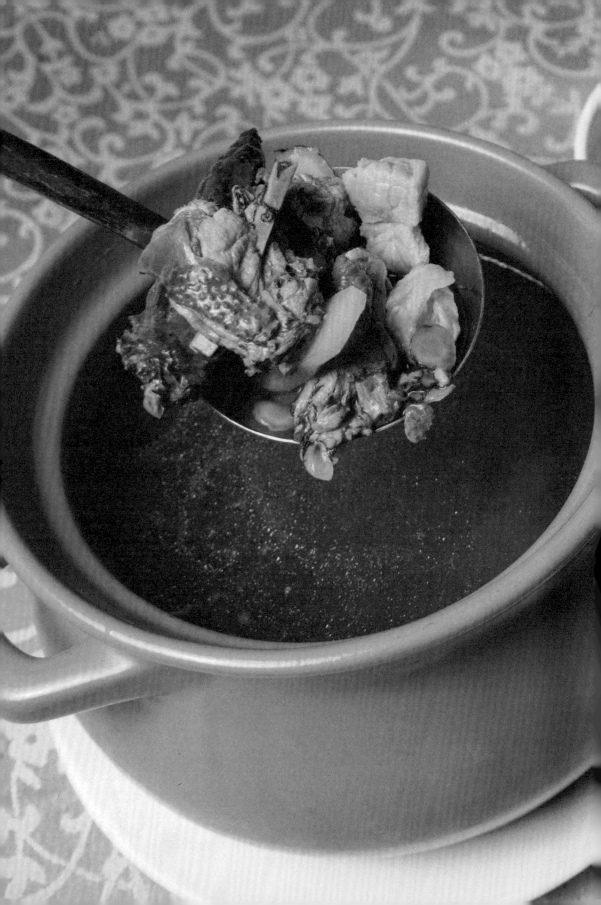

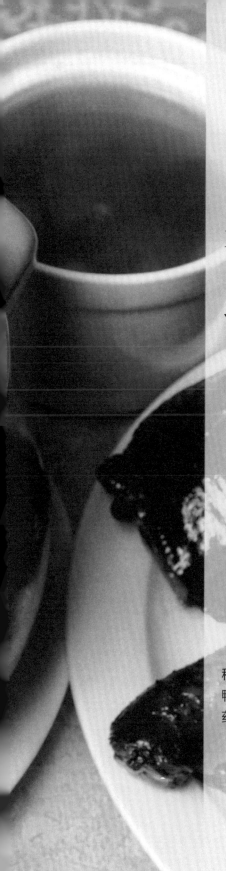

第八章

五禽为宜靓汤

"五禽"在古代指鹤、孔雀、鹦鹉、白鹇、鹭鸶五种飞禽，现在多属国家珍稀动物。如今"五禽"则泛指鸡、鸭、鸽、鹌鹑等禽类，其蛋白质含量丰富，尤其是与中药材搭配煲汤食用，滋补效果更佳。

鸡肉

【温中益气、补虚健脾】

"逢九一只鸡，来年好身体"的谚语，是说冬季人体对能量与营养的需求较多，经常吃鸡进行滋补，不仅能更有效地抵御寒冷，而且可以为来年的健康打下坚实的基础。

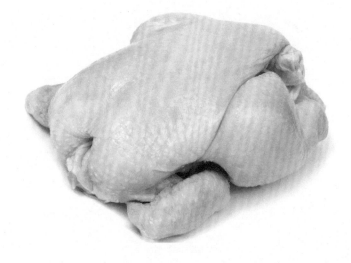

营养成分
（以100g为例）

蛋白质	19.3g
碳水化合物	1.3g
膳食纤维	11.8g
钙	9mg
钾	251mg
热量	167Kcal

煲汤适用量：150~1000 克。

性味归经
性平，味甘；归肺、胃经。

别名
母鸡肉、公鸡肉。

适合体质
气虚体质。

生产地
全国分布比较广泛，各地均有产出。

《本草纲目》：乌鸡"气味甘平无毒，补虚劳羸弱，治女人崩中带下，一切虚损诸病，煮食饮汁，捣和丸药。"

最佳搭配

  + 　补血养颜。

鸡腿肉　　　　红枣

  + 　健脾益气。

鸡腿肉　　　　黄芪

不利健康搭配

 +　两者同食会引起中毒。

鸡腿肉　　　　菊花

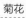 +　两者同食会引起身体不适。

鸡腿肉　　　糯米

小贴士

鸡肉进补时须注意雌雄两性作用有别：雄性鸡肉，其性温，温补作用较强，比较适合阳虚气弱患者食用；雌性鸡肉性平，比较适合产妇、年老体弱及久病体虚者食用。传统上讲究男用雌鸡，女用雄鸡，以清炖为宜。选购生鸡时鸡肉的颜色白里透红，看起来有亮度，手感比较光滑者为佳。另外，要注意识别注水鸡，如果发现鸡的翅膀后面有红针点，周围呈黑色，肯定是注水鸡；如果用手掐鸡的皮层，明显感觉打滑，也一定是注过水的。

白芍山药鸡汤

原料 鸡肉 300 克，莲子 25 克，山药适量，
枸杞子 5 克，白芍 15 克，盐适量。

做法

1. 山药去皮，洗净切块；莲子、白芍及枸杞子
   洗净。
2. 鸡肉氽去血水。
3. 锅中加水，放入山药、白芍、莲子、鸡肉；
   水沸腾后，转中火煮至鸡肉熟烂，加枸杞子，
   加盐即可。

食用宜忌

   适宜气血亏虚、神疲乏力者；产后或病后体
虚者；妇女脾虚引起的白带清稀、量多者；胃痛
患者; 遗精盗汗者。表邪未清者、消化不良者慎食。

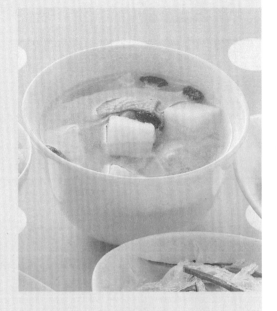

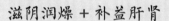

滋阴润燥 + 补益肝肾

椰盅女贞子乌鸡汤

原料 乌鸡 300 克，女贞子 15 克，椰子 1 个，
板栗、山药各 100 克，枸杞子 10 克，盐、
鸡精各适量。

做法

1. 乌鸡斩件氽水；板栗去壳；山药切成块；枸
   杞子、女贞子洗净。
2. 椰子倒出椰汁，留壳备用。
3. 将原材料放入锅中，加椰汁慢炖 2 小时，调
   入盐和鸡精，盛入椰盅即可。

食用宜忌

   适宜老年人、更年期妇女，肝肾不足、腰膝
酸软、须发早白、高血压患者食用。

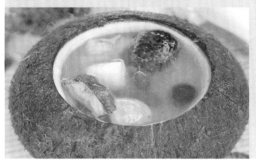

补肾安胎 + 强腰壮骨

杜仲寄生鸡汤

原料 炒杜仲 30 克，桑寄生 25 克，鸡腿 150
克，姜丝 10 克，盐 5 克。

做法

1. 鸡腿剁块氽水；桑寄生洗净。
2. 将鸡肉、炒杜仲、桑寄生、姜丝放入锅中，
   加适量水。
3. 以大火煮开，转小火续煮 40 分钟，加盐即可。

食用宜忌

   适宜习惯性流产、先兆流产、胎动不安患者；
肾阳亏虚引起的阳痿早泄、腰脊酸痛、精冷不育、
小便冷清、遗尿等症患者；风寒湿痹、足膝痿弱、
筋骨无力患者。阴虚火旺者慎食。

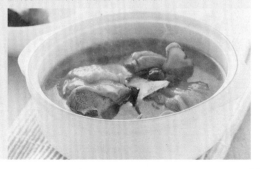

白芷当归鸡汤

原料 白芷、当归、茯苓各10克，红枣3个，
玉竹、枸杞子各5克，土鸡半只，盐适量。

做法

1. 将所有药材洗净；土鸡斩块汆水。
2. 另起锅，土鸡块与所有药材一起放入锅中，
   加水，大火煮开，转小火续炖2小时，最后
   加盐调味，撒上枸杞子即可。

食用宜忌

适宜贫血患者、皮肤暗黄无光泽者、气虚乏
力者、食欲不振者、抵抗力差易感冒者、月经不
调者、产后或病后体虚者。感冒患者、实邪未清
者慎食。

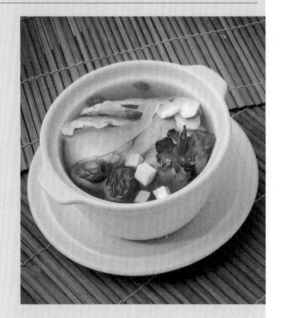

滋阴补虚 + 益气健脾

黄精山药鸡汤

原料 黄精10克，山药200克，红枣8个，
鸡腿1只，盐6克，味精适量。

做法

1. 鸡腿剁块汆水；黄精、红枣洗净；山药去皮
   洗净，切小块。
2. 将鸡腿、黄精、红枣放入锅中，加适量的水，
   以大火煮开，转小火续煮20分钟。
3. 加山药续煮10分钟，加盐、味精即成。

食用宜忌

适宜脾胃虚弱、神疲乏力、食欲不振者，贫
血者，产后或病后体虚者，心脑血管疾病患者，
肺痨咯血者。痰湿内蕴、腹胀痞满、气滞者慎食。

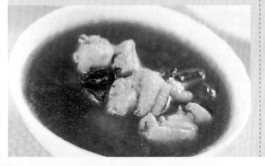

益智补脑 + 固肾涩精

益智仁鸡汤

原料 鸡翅200克，益智仁、五味子、龙眼肉
各10克，枸杞子15克，竹荪5克，盐
适量。

做法

1. 材料洗净，益智仁、五味子用纱布包起、扎
   紧备用。
2. 鸡翅剁块；竹荪洗净泡软后切段；水烧沸，
   放入纱布袋、鸡翅、枸杞子、龙眼肉，炖至
   鸡肉熟烂，放入竹荪，煮约10分钟，加盐即可。

食用宜忌

适宜小便频数、遗尿、遗精、盗汗者食用。

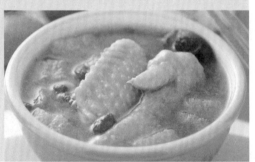

川芎当归鸡汤

原料 鸡腿150克，熟地黄25克，当归15克，川芎5克，炒白芍10克，盐5克，枸杞子数枚。

做法

1. 将鸡腿剁块氽水，捞出后冲净；药材用清水冲净。

2. 将鸡腿和所有药材放入炖锅，加适量的水以大火煮开，转小火续炖40分钟。

3. 起锅前加盐即可。

食用宜忌

　　适宜血虚患者（如面色苍白无华、神疲乏力、指甲口唇色淡者）；病后或产后体虚者；月经不调者；痛经、闭经者。感冒未愈者、有湿邪者、孕妇慎食。

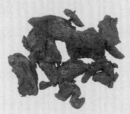

补血滋润、益精填髓

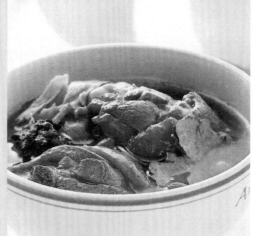

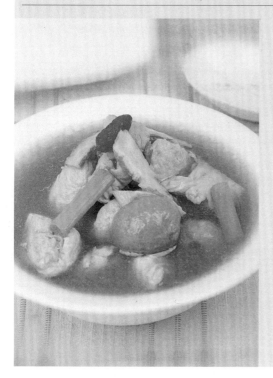

当归月季土鸡汤

原料 鸡胸肉175克，平菇50克，当归15克，月季花5克，龙眼肉10颗，精盐4克，葱段2克，姜片3克，枸杞子数枚。

做法

1. 鸡胸肉切丝氽水；平菇洗净撕条；当归、月季花洗净，煎取药汁备用。

2. 高汤锅内下入鸡胸肉、平菇、龙眼肉、葱段、姜片、枸杞子煮熟，倒入药汁，调入精盐即可。

食用宜忌

　　适宜月经不调如痛经、闭经、月经量少者，产后血虚或血淤腹痛、心绞痛、心律失常、贫血患者。感冒未愈者、孕妇慎食。

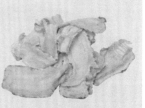

补血活血、调经止痛

丹参三七炖鸡

原料 乌鸡1只，丹参15克，三七10克，姜丝适量，盐5克。

做法

1. 乌鸡切块；丹参、三七洗净。
2. 三七、丹参装入纱布袋中，扎紧袋口。
3. 布袋与鸡放于砂锅中，加水适量，烧开后，加姜丝，小火炖1小时，加盐即可。

食用宜忌

　　适宜月经过多、痛经、产后淤血腹痛、恶露不尽者；慢性肝炎、肝硬化患者；冠心病、动脉硬化、高血压等心脑血管疾病患者。孕妇对丹参有过敏反应者慎食。

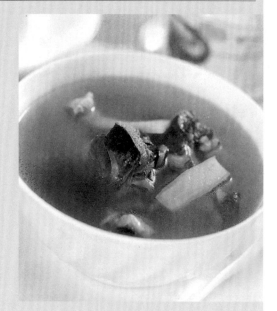

益气补虚 + 养心安神

柏子仁参须鸡汤

原料 土鸡1只，参须5克，柏子仁15克，红枣3个，盐、葱花各适量。

做法

1. 将土鸡清理干净；红枣、柏子仁、参须均洗净。
2. 将土鸡放入砂锅中，放入红枣、柏子仁、参须，加适量清水，大火煮开，转小火慢炖煮2小时。
3. 加盐调味，撒上葱花即可。

食用宜忌

　　适宜脾胃虚弱、食欲不振者；血虚所致心烦失眠、心悸者；产后、病后体虚者；更年期综合征患者；自汗盗汗者。消化不良、感冒未愈、内火旺盛者慎食。

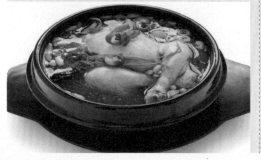

益智补脑 + 健脾益气

扁豆莲子鸡汤

原料 鸡腿300克，扁豆100克，莲子40克，核桃20克，山楂8克，盐、料酒各适量。

做法

1. 全部药材放入纱布袋，与适量的清水、鸡腿共置锅中，以大火煮沸，转小火续煮45分钟。
2. 扁豆洗净沥干，放入锅中续煮15分钟至扁豆熟软。
3. 取出纱布袋，加盐、料酒即可。

食用宜忌

　　适宜老年人、脑力劳动者、神经衰弱者、失眠者、大便不爽者、脾虚食欲不振及消化不良者等。糖尿病患者、孕妇慎食。

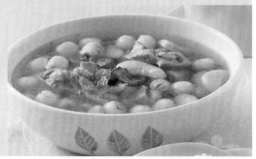

保肝护胆 + 健脾补虚

绞股蓝鸡肉汤

原料 绞股蓝 10 克，干菜 20 克，鸡腿、鸡翅各 1 只，红枣 5 个，盐适量。

做法

1. 绞股蓝、干菜、红枣分别洗净；鸡腿、鸡翅汆水。
2. 锅中加水，大火煮开，将鸡腿、鸡翅、红枣一起放入锅中，转中火煮 30 分钟，再放入干菜、绞股蓝续煮 15 分钟，加盐即可。

食用宜忌

一般人群皆可食用，尤其适合肝炎患者、贫血头晕患者、两目干涩者、体虚营养不良者、消瘦者。感冒患者慎食。

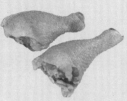

温中益气、补虚健脾

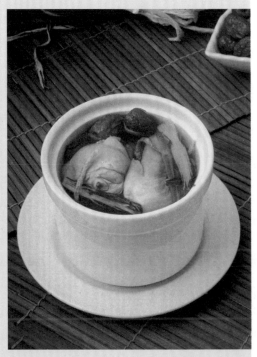

滋阴清热 + 益气补虚

薄荷椰子杏仁鸡汤

原料 薄荷叶 10 克，椰子 1 只，杏仁 20 克，鸡腿肉 45 克，盐 3 克。

做法

1. 将薄荷叶洗净，切碎；椰子切开，将汁倒出；杏仁洗净；鸡腿洗净斩块备用。
2. 鸡块汆水。
3. 锅置火上倒入水，下入鸡块、薄荷叶、椰汁、杏仁煲至熟，调入盐即可。

食用宜忌

适宜肝郁气滞、胸闷胁痛者，食积不化者，咽喉不利者。脾胃虚寒者、汗多表虚者慎食。

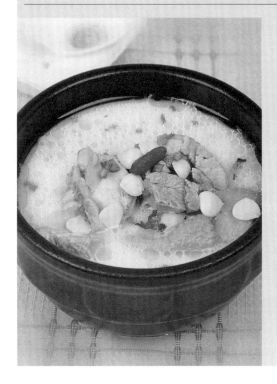

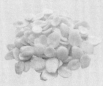

止咳平喘、润肠通便

三七木耳乌鸡汤

原料 乌鸡150克，三七5克，黑木耳10克，生姜3片，盐2克。

做法

1. 乌鸡收拾干净斩件；三七洗净，切成薄片；黑木耳泡发洗净，撕成小朵。
2. 乌鸡汆水。
3. 瓦煲装水煮沸后加入乌鸡、三七、黑木耳、生姜片，大火煲沸后改用小火煲3小时，加盐即可。

食用宜忌

　　适宜高血压、冠心病、心绞痛、动脉硬化等心脑血管疾病患者，贫血体虚者，胃出血患者。血热出血者、孕妇慎食。

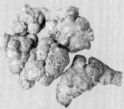

散淤止血、消肿止痛

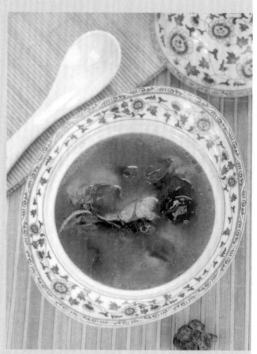

鹿茸鸡汤

原料 土鸡500克，鹿茸3克，猪瘦肉200克，黄芪10克，生姜、盐、味精各适量。

做法

1. 土鸡切块汆水；猪瘦肉切大块；鹿茸洗净，切片；黄芪洗净。
2. 将所有食材放入炖盅内，加水炖熟。
3. 加盐、味精即可。

食用宜忌

　　适宜肾阳不足、精血亏虚引起的阳痿早泄、宫寒不孕、头晕耳鸣、腰膝酸软、四肢冰冷、神疲体倦、筋骨痿软者，或小儿发育不良、囟门不合、行迟齿迟等患者。阴虚火旺、感冒未愈者慎食。

壮肾阳、补精髓

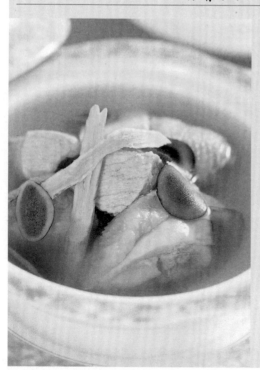

淡菜何首乌鸡汤

原料 淡菜 150 克，何首乌 15 克，鸡腿 1 只，陈皮 3 克，盐适量。

做法

1. 鸡腿剁块汆水；淡菜、何首乌、陈皮均洗净。
2. 将鸡腿、淡菜、何首乌、陈皮盛入煮锅，加水没过所有材料后用大火煮开，再转小火炖煮 1 小时，加盐即可。

食用宜忌

　　适宜肝肾亏虚引起的头晕耳鸣、腰膝酸软、阴虚盗汗、烦热失眠者；肾虚头发早白、脱发者；贫血者；产后或病后体虚者；高血压患者。大便溏稀、感冒、高胆固醇患者慎食。

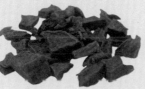

乌须发、强筋骨

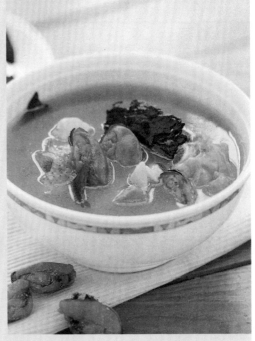

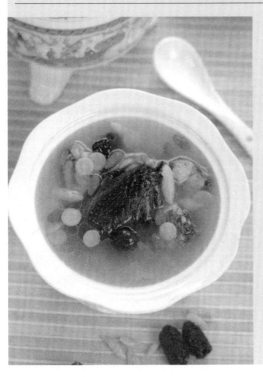

麦冬黑枣乌鸡汤

原料 乌鸡 400 克，人参 8 克，麦冬、黑枣、枸杞子各 15 克，盐、鸡精各适量。

做法

1. 乌鸡斩件汆水；人参、麦冬洗净切片；黑枣洗净，去核，浸泡；枸杞子洗净，浸泡。
2. 锅中加适量水放入乌鸡、人参、麦冬、黑枣、枸杞子。
3. 大火烧沸后以小火慢炖 2 小时，调入盐和鸡精即可。

食用宜忌

　　适宜更年期女性（如阴虚盗汗、神疲乏力、性欲冷淡、烦躁易怒者）；产后或病后体虚者；卵巢早衰、贫血、血虚失眠、头晕耳鸣者。

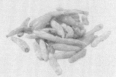

养阴生津、润肺清心

鸡血藤鸡肉汤

原料 鸡肉1只，鸡血藤、天麻各30克，生姜3片，盐6克。

做法

1. 鸡肉洗净，汆去血水；鸡血藤、生姜、天麻均洗净备用。
2. 将鸡肉、鸡血藤、生姜、天麻放入锅中，加适量清水大火煮开后转小火炖3小时，加入盐即可食用。

食用宜忌

适宜体虚贫血者；产后血淤者；动脉硬化患者；冠心病患者；血虚头晕者；高血压患者；月经不调、血淤闭经者。孕妇、感冒未愈者慎食。

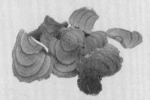

补血行血、通经活络

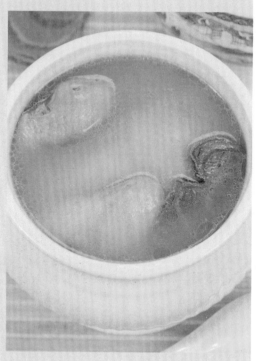

鸡血藤香菇鸡汤

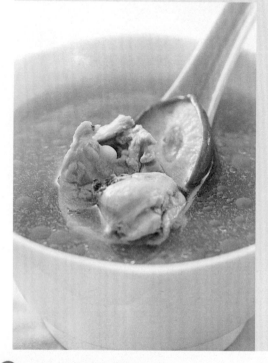

原料 鸡血藤30克，威灵仙、干香菇各20克，鸡腿1只，盐少许。

做法

1. 将鸡血藤、威灵仙均洗净；干香菇泡发；鸡腿洗净剁块。
2. 先将鸡血藤、威灵仙放入锅中，加水，大火煮15分钟，捞去药渣留汁，再放入鸡腿、香菇，中火炖煮30分钟，加盐即可。

食用宜忌

适宜风寒湿痹（如风湿性关节炎、肩周炎、筋骨疼痛等）、跌打损伤、骨折、手足麻木、肢体瘫软患者。孕妇、有出血倾向者慎食。

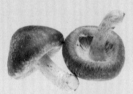

增强免疫力、延缓衰老

鸡杂

【滋补食材、营养丰富】

鸡杂包括鸡心、鸡肝、鸡肠、鸡胗等，含有多种营养，且鲜美可口。每一种鸡杂都可单独入菜，深受人们的喜爱。

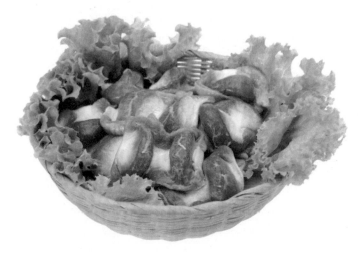

营养成分
（以100g为例）

碳水化合物	2g
脂肪	3.4g
蛋白质	18.2g
钙	21mg
铁	8.2mg
磷	260mg

煲汤适用量：100~200 克。

性味归经
性平，味甘。归肺、胃经。

别名
鸡杂碎。

适合体质
阴虚、气虚体质。

【生产地】
全国分布比较广泛，各地均有产出。

《本草纲目》：鸡胗"有消食导滞、帮助消化的作用。"

（第八章 五禽为宜靓汤）

最佳搭配

 + 　增加营养价值。

鸡心　　　荠菜

 + 　治疗遗精。

鸡胗　　　芡实

 + 芹菜　补心、镇静。

鸡肝　　　芹菜

不利健康搭配

 + 　两者同食会导致腹泻。

鸡心　　　李子

小贴士

据研究，由于饲养方式发生变化，目前，鸡肉中脂肪的含量远高于蛋白质含量，因此这种鸡肉并非是很健康的食品。鸡屁股是细菌、病毒及致癌物质的"仓库"，也是淋巴最为集中的地方，千万不能食用。鸡头也不建议食用，鸡在啄食的过程中，不断将有害金属及其他有毒物质储存于脑组织里，鸡龄越大，这类物质储存得越多，毒性就越强。鸡脖子淋巴密集，也是毒素密集的地方，如果实在要吃，建议将气管抽出，淋巴都去掉。

鸡内金山药汤

原料 山药150克，鸡内金、天花粉各10克，红甜椒、香菇各60克，玉米粒、毛豆仁各35克，色拉油半匙。

做法

1. 鸡内金、天花粉放入棉布袋置入锅中，加水适量，煮沸约3分钟后关火，滤取药汁。
2. 山药切薄片；红甜椒、香菇洗净，切片；色拉油加热，放入所有材料翻炒2分钟。
3. 倒入药汁，以大火焖煮约2分钟，加盐即可。

食用宜忌

适宜脾胃气虚引起的食欲不振、消化不良者；便秘、胃痛、糖尿病患者。

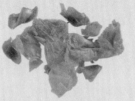

健胃消食、涩精止遗

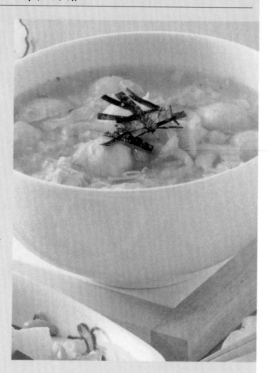

南瓜内金猪肉汤

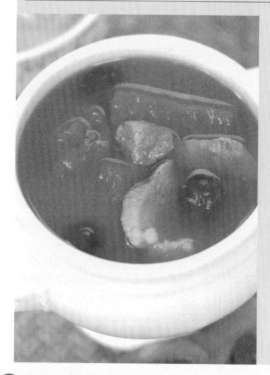

原料 南瓜200克，猪腿肉150克，鸡内金粉10克，核桃10个，红枣5个，盐、高汤各适量。

做法

1. 南瓜去皮切成方块；红枣、核桃洗净；猪腿肉洗净，切块。
2. 猪腿肉汆水。
3. 将南瓜、猪腿肉、核桃、红枣、鸡内金粉放入砂煲内，注入高汤，小火煲煮1.5小时后调入盐即可。

食用宜忌

适宜结石病（如肾结石、尿路结石、胆结石等）、尿路感染、慢性肝炎、胃痛、食积腹胀、食欲不振、便秘患者。

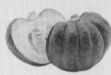

补中益气、帮助消化

五子鸡杂汤

原料 鸡内脏1份，芜蔚子、蒺藜子、覆盆子、车前子、菟丝子各10克，姜1块，葱1根，盐6克。

做法

1. 鸡内脏收拾干净切片。
2. 姜、葱洗净，切丝。
3. 洗净所有药材，放入棉布袋扎紧，加入适量清水放入锅中，以大火煮沸，转小火续煮20分钟。
4. 捞弃棉布袋，转中小火，放入鸡内脏、姜丝、葱丝，煮沸加盐即成。

食用宜忌

适宜肾虚遗精早泄、阳痿、尿频遗尿、腰膝酸软、性欲冷淡的患者。大便溏薄者慎食。

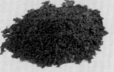
利尿通淋、清肝明目

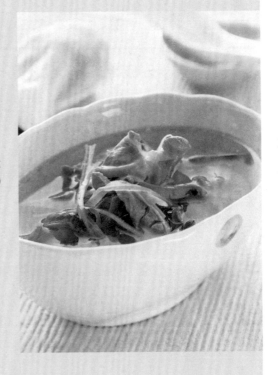

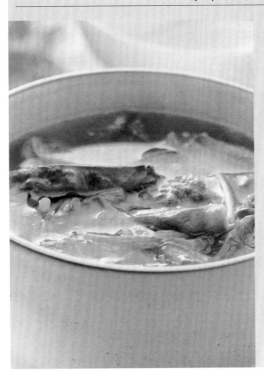

决明鸡肝苋菜汤

原料 苋菜250克，枸杞叶30克，决明子15克，鸡肝2副，盐2小匙。

做法

1. 苋菜剥取嫩叶和嫩梗，与枸杞叶均洗净，沥干。
2. 鸡肝切片汆水。
3. 决明子装入棉布袋扎紧和1200毫升水入锅熬成高汤，捞起药袋丢弃。
4. 加入苋菜、枸杞叶，煮沸后下鸡肝片，煮开加盐即可。

食用宜忌

适宜肝火旺盛导致的目赤肿痛、眼睛干涩患者，白内障、青光眼、夜盲症、视力下降者。脾胃虚寒所致腹泻者慎食。

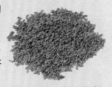
清肝明目、润肠通便

理气解郁 ＋ 调经止痛

香附花胶鸡爪汤

原料 香附、当归各 10 克，党参 8 克，鸡爪
200 克，花胶、香菇、盐、鸡精各适量。

做法

1. 香附、党参、当归、党参、香菇均洗净；鸡
   爪洗净，余水；花胶洗净，浸泡。
2. 锅中加水 1200 毫升，放入所有食材，大火
   煮开后转小火煮 2 小时。
3. 加入盐和鸡精即可。

食用宜忌

　　适宜月经不调、
崩漏带下者，肝气郁
结、抑郁不欢、乳房
胀痛、胁肋疼痛者，
肝胃不和、腹胀痞满
者，面生色斑者。孕
妇慎食。

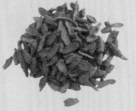

理气解郁、调经止痛

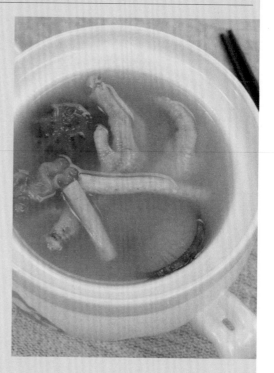

补肾乌发 ＋ 滋阴养血

何首乌黑豆鸡爪汤

原料 鸡爪 8 只，猪瘦肉 100 克，黑豆 20 克，
红枣 5 个，何首乌 10 克，盐少许。

做法

1. 鸡爪斩去趾甲洗净。
2. 红枣、何首乌洗净泡发。
3. 猪瘦肉洗净余水捞出。
4. 黑豆洗净放锅中炒至豆壳裂开。
5. 全部用料均放入煲内加水煲 3 小时，调入盐
   即可。

食用宜忌

　　适宜肾虚头发早白、脱发者，头晕耳鸣、腰
膝酸软、阴虚盗汗、烦
热失眠者，贫血者，肝
肾不足的高血压患者。
痰湿中阻、食积腹胀者，
风寒感冒未愈者慎食。

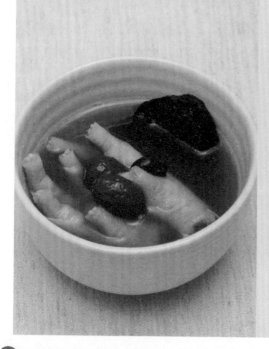

乌须发、强筋骨

鸡蛋

【 人类的理想营养宝库 】

　　鸡蛋几乎含有人体需要的所有营养素。鸡蛋中所含的蛋白质是天然食品中最优质的蛋白质，可供给多种人体必需氨基酸，而且与人体组织蛋白质的结构最为接近，易被人体吸收。

营养成分
（以100g为例）

蛋白质	12.8g
碳水化合物	1.3g
脂肪	11.1g
钙	56mg
胆固醇	1510mg
热量	156Kcal

煲汤适用量：1~3个。

性味归经
性平，味甘；归脾、胃经。
别名
鸡卵、鸡子。
适合体质
气虚体质。
生产地
全国各地均有，山东、河南、河北等地产量较大。
《本草纲目》：鸡蛋"卵白，其气清，其性微寒；卵黄，其气浑，其性温。卵白能清气，治伏热，目赤，咽痛诸疾。卵黄能补血，治下痢，胎产诸疾。"

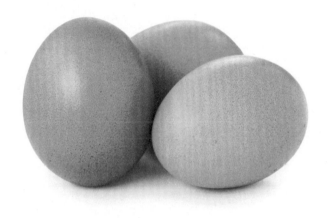

最佳搭配

 + 补气壮阳。
鸡蛋　　　　韭菜

 + 益气补虚。
鸡蛋　　　　牛奶

不利健康搭配

 + 同食降低营养价值。
鸡蛋　　　　豆浆

 + 同食导致腹泻。
鸡蛋　　　　兔肉

小贴士

　　鸡蛋加工成咸蛋后，其钼含量会增加至鲜蛋的10倍，特别适合骨质疏松的中老年人食用。被烫伤时，可拿鸡蛋内膜敷于创面，3~5日即可愈合。工作劳顿导致肌肉疼痛时，涂一点蛋清，症状会有所缓解。有些人吃了鸡蛋后会胃痛，或出现斑疹，这是对鸡蛋过敏引起的。鸡蛋的蛋白质具有抗原性，与胃肠黏膜表面带有抗体的致敏肥大细胞作用，即可引起过敏反应。因此，对鸡蛋过敏者不要吃鸡蛋或含鸡蛋成分的食物。

红花桃仁鸡蛋汤

原料 红花8克，桃仁6克，鸡蛋2个，姜片10克，盐少许。

做法

1. 将红花、桃仁洗净，同姜片放入锅中，加水煮沸后再煎煮15分钟。
2. 打鸡蛋煮至蛋熟。
3. 加入盐，继续煮片刻便可。

食用宜忌

　　适宜血淤体质者（症见面色暗紫、舌唇青紫、月经前腹痛如针刺、经色暗、有血块者），产后腹痛、恶露不尽者，冠心病患者。孕妇、有出血倾向者慎食。

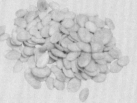

活血祛淤、润肠通便

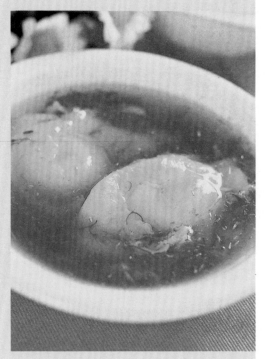

黄连阿胶鸡蛋黄汤

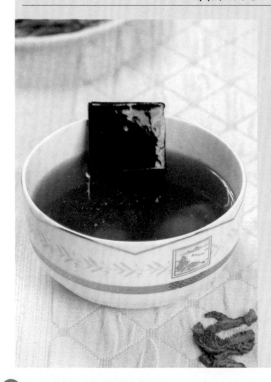

原料 阿胶9克，黄连10克，鸡蛋黄2个，黄芩3克，白芍3克，白糖适量。

做法

1. 黄连、黄芩、阿胶、白芍均洗净，除阿胶外，其余材料先放入煮锅内，先煮黄连、黄芩、白芍，加水8杯浓煎至3杯。
2. 去渣后，加阿胶烊化，再加入鸡蛋黄、白糖，搅拌均匀，煮熟即可，分3次食用。

食用宜忌

　　适宜热邪耗伤营血，症见发热不已、心烦失眠不得卧、口干但不欲饮水、舌红绛而干燥、大便燥结的患者。

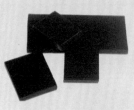

补血止血、滋阴润燥

鸭肉

【 保护心脏的家禽健康肉 】

　　鸭，又名家凫，别称"扁嘴娘"，是我国农村普遍饲养的主要家禽之一。人们常说"鸡鸭鱼肉"四大荤，可见鸭肉在人们生活中的地位不低。

营养成分
（以100g为例）

蛋白质	15.5g
碳水化合物	0.2g
脂肪	19.7g
钙	6mg
胆固醇	14mg
热量	240Kcal

煲汤适用量：200~500 克。

性味归经
性寒，味甘；归脾、胃、肺、肾经。

别名
鹜肉、家凫肉、"扁嘴娘"肉、白鸭肉。

适合体质
阴虚体质。

生产地
全国分布比较广泛，各地均有产出。

《本草纲目》："填骨髓、长肌肉、生津血、补五脏。"

最佳搭配

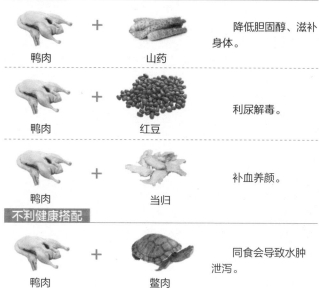 鸭肉	+	山药	降低胆固醇、滋补身体。
鸭肉	+	红豆	利尿解毒。
鸭肉	+	当归	补血养颜。

不利健康搭配

鸭肉	+	鳖肉	同食会导致水肿泄泻。

小贴士

　　选购鸭肉时先观色，鸭的体表光滑，呈乳白色，切开后切面呈玫瑰色，表明是优质鸭；如果鸭皮表面渗出轻微油脂，可以看到浅红或浅黄颜色，切面为暗红色，则表明鸭的质量较差。

　　然后是闻味。好的鸭子香味四溢；一般质量的鸭子可以从其腹腔内闻到腥霉味；若闻到较浓的异味，则说明鸭子已变质。

　　最后是辨形。新鲜质优的鸭，形体一般为扁圆形，腿的肌肉摸上去结实，有凸起的胸肉，在腹腔内壁上可清楚地看到盐霜。

滋补肝肾 + 养阴益气

女贞子鸭汤

原料 鸭肉 500 克, 女贞子 15 克, 熟地黄 20 克, 枸杞子、山药各 10 克, 盐适量。

做法

1. 将鸭肉洗净, 切块。
2. 将熟地黄、枸杞子、山药、女贞子均洗净, 放入锅中, 加水, 大火煮沸, 转小火炖至鸭肉熟烂, 加入调味料即可。

食用宜忌

适宜肝肾阴虚引起的腰膝酸软、五心烦热、盗汗、头晕耳鸣、遗精、夜尿频多者, 更年期妇女, 糖尿病患者。脾胃虚寒、痰湿中阻、便溏腹泻者慎食。

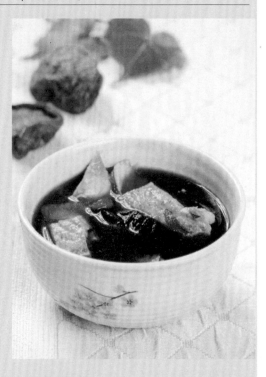

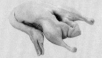

滋补虚劳、养胃生津

明目乌发、补肝益肾

补益肺气 + 止咳定喘

北杏党参老鸭汤

原料 老鸭 300 克, 北杏仁 20 克, 党参 15 克, 盐、鸡精各适量。

做法

1. 老鸭处理干净, 切成块, 汆水; 北杏仁洗净, 浸泡; 党参洗净, 切段, 浸泡。
2. 锅中放入老鸭肉、北杏仁、党参, 加入适量清水, 大火烧沸后转小火慢炖 2 小时。
3. 调入盐和鸡精, 稍炖, 关火出锅即可。

食用宜忌

适宜肺气虚所见的咳嗽、气喘、乏力者, 如老年性慢性支气管炎、慢性肺炎、肺气肿、百日咳、肺结核、肺癌等患者。

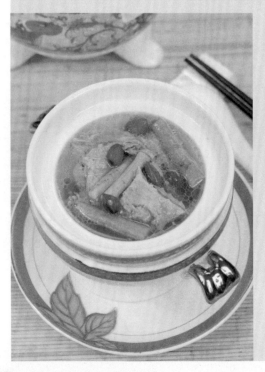

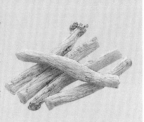

补中益气、健脾益肺

西洋参冬瓜鸭汤

原料 鸭肉 500 克，冬瓜块（连皮）300 克，西洋参 10 克，鲜荷叶梗 60 克，红枣 5 个，盐适量。

做法

1. 将鸭肉收拾干净、切块；西洋参略洗，切成薄片。
2. 将冬瓜块、鲜荷叶梗、红枣分别洗净，把全部材料放入锅内，用大火煮沸后，再用小火煲 2 小时左右，最后加盐即可。

食用宜忌

适宜夏季暑热伤津、口渴心烦、体虚乏力、汗出较多、小便黄赤、阴虚火旺、阴虚干咳、尿路感染、痤疮、痱子等热性病症患者。

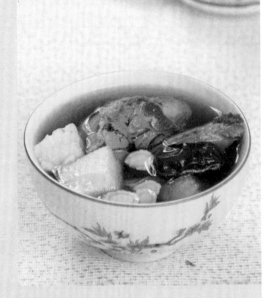

滋阴润燥 + 利咽爽喉

薄荷水鸭汤

原料 嫩薄荷叶 30 克，百合、玉竹各 10 克，水鸭肉 400 克，姜 3 片，盐、味精各适量。

做法

1. 水鸭肉洗净，斩块，汆水；嫩薄荷叶、百合、玉竹洗净。
2. 姜片、水鸭肉块炒干水分，盛出倒入煲中，大火煲 30 分钟，再下入薄荷叶、玉竹、百合，转小火煮 10 分钟，加盐、味精即可。

食用宜忌

适宜外感风热、头痛目赤、暑热烦渴、咽干口燥、口腔溃疡、急慢性咽炎、扁桃体炎患者。

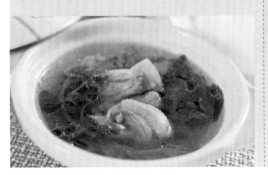

行气止痛 + 消食除胀

佛手老鸭汤

原料 老鸭 250 克，佛手 100 克，陈皮、山楂、枸杞子各 10 克，盐 5 克，鸡精 3 克。

做法

1. 老鸭切件汆水；佛手洗净，切片；枸杞子洗净，浸泡；陈皮、山楂煎汁去渣。
2. 锅中放入老鸭肉、佛手、枸杞子，加水，小火慢炖。
3. 至香味四溢时，倒入药汁，调入盐和鸡精，稍炖即可。

食用宜忌

适宜脾虚气滞所致的食欲不振、食积腹胀、消化不良患者、乳腺增生、乳房胀痛者食用。

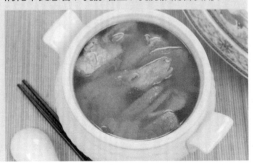

第八章 五禽为宜靓汤

鸽肉

【扶助肾气的强身妙品】

鸽子肉中含有丰富的泛酸，对脱发、白发和未老先衰等有很好的疗效，对提高人体的性欲也有很重要的作用。人们把白鸽作为扶助肾气的强身妙品。

营养成分
（以100g为例）

蛋白质	16.5g
碳水化合物	1.7g
脂肪	14.2g
钙	30mg
钾	334mg
热量	240Kcal

煲汤适用量：50~200 克。

性味归经
性平，味甘、咸；归肝、肾经。
别名
鹁鸽肉、飞奴肉、官鸭肉、白凤肉。
适合体质
阴虚体质。
【生产地】
全国分布比较广泛，各地均有产出。
《本草纲目》："鸽羽色众多，唯白色入药。"

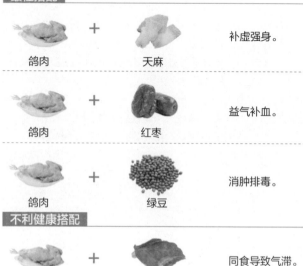

最佳搭配

鸽肉	+ 天麻	补虚强身。
鸽肉	+ 红枣	益气补血。
鸽肉	+ 绿豆	消肿排毒。

不利健康搭配

鸽肉	+ 猪肉	同食导致气滞。

小贴士

中国养鸽也有悠久的历史。据四川芦山县汉墓出土的鸽棚推断，最迟在公元 206 年民间就兴起养鸽之风。世界上著名的食用鸽品种有：美国王鸽、丹麦王鸽、法国蒙丹鸽、卡妈鸽、鸾鸽和荷麦鸽等。我国则有石岐鸽、公斤鸽和桃安鸽等。选购鸽肉时以无鸽痘，皮肤无红色充血痕迹，肌肉有弹性，经指压后凹陷部位立即恢复原位，表皮和肌肉切面有光泽，具有鸽肉固有色泽，具有鸽肉固有气味、无异味者为佳。

补肾壮阳 + 抗衰防老

黄精海参炖乳鸽

原料 乳鸽1只，黄精、海参各适量，枸杞子少许，盐3克。

做法

1. 乳鸽收拾干净；海参均洗净泡发。
2. 乳鸽氽水。
3. 将乳鸽、黄精、海参、枸杞子分别放入瓦煲，注水，大火煲沸，改小火煲2.5小时，加盐即可。

食用宜忌

适宜肾虚所致腰膝酸软、五心烦热、头晕耳鸣、阳痿早泄、遗精、夜尿频多者，糖尿病患者，贫血者，产后病后体虚者，慢性消耗性疾病患者；心脑血管疾病患者，肺痨咯血者。

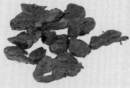

补气养阴、健脾润肺

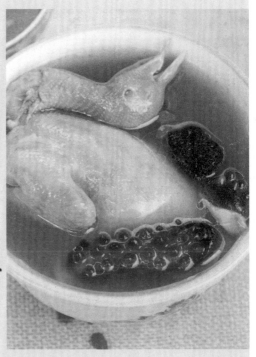

补益肝肾 + 养心安神

四宝炖乳鸽

原料 乳鸽1只，山药200克，香菇40克，远志、枸杞子各10克，盐适量。

做法

1. 将乳鸽收拾干净，剁成小块；山药去皮，切块与乳鸽块一起氽水；香菇、枸杞子、远志洗净。
2. 将所有主料放入锅中，加水，大火煮开，转小火续炖2小时，最后加盐即可。

食用宜忌

适宜老年人、更年期女性，心悸失眠患者，记忆力衰退者，神经官能症患者，体虚自汗盗汗者，肾虚腰酸者，气血亏虚者。

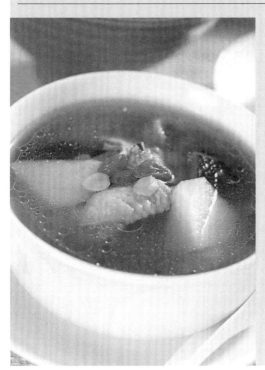

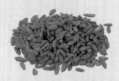

滋补肝肾、明目

佛手郁金炖乳鸽

原料 乳鸽1只，佛手9克，枸杞子少许，郁金15克，盐、葱各3克。

做法

1. 乳鸽收拾干净剁块；佛手、郁金洗净；枸杞子洗净泡发；葱洗净切花。
2. 乳鸽氽水。
3. 炖盅注入水，放入佛手、郁金、枸杞子、乳鸽，大火煲沸后改为小火炖3小时，放入葱花，加盐即可。

食用宜忌

适宜月经不调者（如痛经、经前乳房胀痛者），肝气郁结者（如胸胁苦满、闷闷不乐、烦躁易怒等患者），产后抑郁症患者。孕妇忌食。

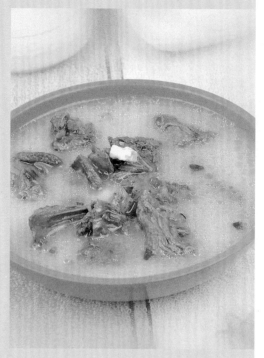

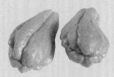

理气化痰、疏肝醒脾

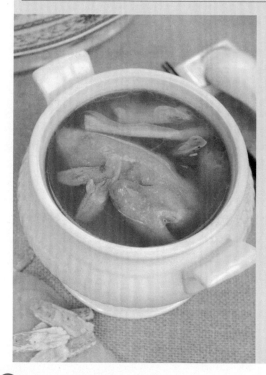

天麻黄精炖老鸽

原料 老鸽1只，天麻15克，黄精10克，地龙10克，枸杞子少许，盐、葱各3克，姜片5克。

做法

1. 老鸽收拾干净；天麻、地龙、黄精、枸杞子均洗净；葱洗净切段。
2. 老鸽氽水。
3. 炖盅注水，放入天麻、地龙、黄精、枸杞子、姜片、老鸽，大火煮沸后改小火炖3小时，放入葱段，加盐即可。

食用宜忌

适宜高血压、动脉硬化、肢体麻木、头晕头痛、中风半身不遂、帕金森病、阿尔茨海默病、体质虚弱者。

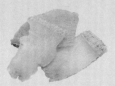

平肝息风、祛风止痛

敛肺止咳 + 益气补虚

百合白果鸽子汤

原料 鸽子1只，水发百合30克，白果10颗，
葱花2克，盐少许。

做法

1. 鸽子洗干净斩块，汆水；水发百合洗净；白
   果洗净备用；

2. 净锅上火倒入水，下入鸽肉、水发百合、白
   果煲至熟，加盐、葱花调味即可。

食用宜忌

　　适宜肺虚咳嗽气喘者（如慢性肺炎、慢性支
气管炎、肺结核、肺气
肿、肺癌等患者），皮
肤干燥粗糙者，贫血者，
产后或病后体虚者，抵
抗力差易感冒者。有实
邪者忌服。

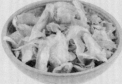

养心安神、润肺止咳

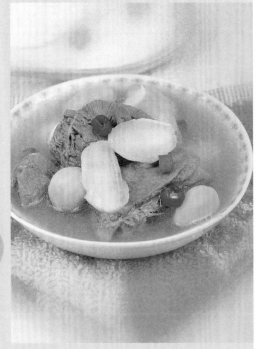

補腎健脾 + 固精止遺

山药芡实老鸽汤

原料 老鸽1只，山药适量，芡实15克，龙眼
肉50克，枸杞子少许，盐3克。

做法

1. 老鸽收拾干净；山药、芡实洗净；枸杞洗净，
   泡发。

2. 老鸽汆水。

3. 砂煲注水，放入山药、枸杞子、芡实、老鸽，
   以大火煲沸，下入龙眼肉转小火煲1.5小时，
   加盐即可。

食用宜忌

　　适宜肾虚尿频、遗尿、
遗精早泄、肺虚喘咳、脾
虚食少、久泻不止、带下
清稀过多、产后或病后体
虚、贫血者。湿盛中满、
有积滞、有实邪者慎食。

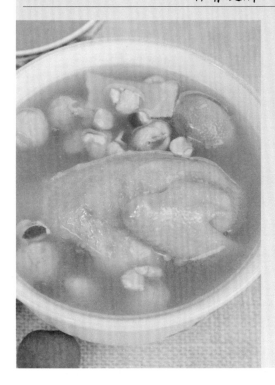

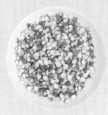

固肾涩精、补脾止泻

鹌鹑

【誉为"动物人参"】

　　俗话说："要吃飞禽，还数鹌鹑。"鹌鹑肉嫩味香，香而不腻，一向被列为野禽上品，还有人把鹌鹑与"补药之王"——人参相媲美，誉之为"动物人参"。

营养成分
（以100g为例）

蛋白质	20.2g
碳水化合物	0.2g
脂肪	3.1g
钙	48mg
钾	179mg
热量	110Kcal

煲汤适用量：100~200 克。

性味归经
性平，味甘；归大肠、心、肝、脾、肺、肾经。

别名
鹑鸟肉、宛鹑肉、赤喉鹑肉、红面鹌鹑。

适合体质
气虚体质。

生产地
野生鹌鹑主要分布在西南、东北地区，大部分地区都有饲养。

《本草纲目》：鹌鹑"补五脏，益中气，壮筋骨，耐寒暑，消结热。"

最佳搭配

 鹌鹑 + 枸杞子　　滋阴补虚。

鹌鹑 + 山药　　强肾补虚。

不利健康搭配

 鹌鹑 + 猪肝　　两者同食不利于身体健康。

 鹌鹑 + 蘑菇　　两者同食容易生黑斑。

小贴士

　　孕产妇也能吃鹌鹑，因为鹌鹑肉对营养不良、体虚乏力、贫血头晕者适用，所以适合孕妇食用。鹌鹑肉所含的丰富卵磷脂、脑磷脂是高级神经活动不可缺少的营养物质，对胎儿健脑有益。鹌鹑富含蛋白质，肉质比鸡肉嫩，煮烂一点宝宝可以吃，清蒸也不错。此外，选购时要注意颜色深的是肉鹌鹑，蛋鹌鹑颜色浅。

菟杞红枣鹌鹑汤

原料 鹌鹑 2 只，菟丝子、枸杞子各 10 克，红枣 7 个，料酒、盐、味精各适量。

做法

1. 鹌鹑斩件，氽水。
2. 菟丝子、枸杞子、红枣用温水浸透。
3. 将以上用料连同适量的沸水倒进炖盅，加入料酒，盖上盅盖，先用大火炖 30 分钟，后用小火炖 1 小时，调入盐、味精即可。

食用宜忌

　　适宜肾虚胎动不安者，阳痿、早泄患者，腰膝酸软者，贫血者，更年期综合征患者。阴虚火旺、大便燥结者不宜服用。

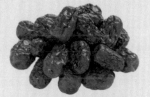

补益脾胃、养血补气

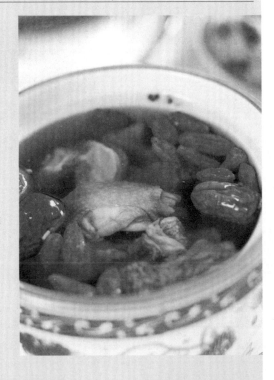

杜仲巴戟天鹌鹑汤

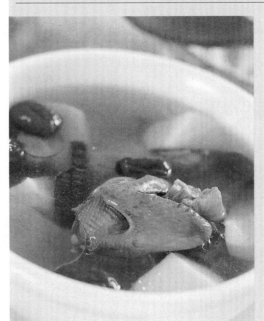

原料 鹌鹑 1 只，杜仲、巴戟天各 30 克，山药 100 克，枸杞子 25 克，红枣 6 克，生姜 5 片，盐 5 克，味精 3 克。

做法

1. 鹌鹑收拾干净剁块。
2. 杜仲、巴戟天、枸杞子、红枣洗净。
3. 把全部用料放入锅内，大火煮沸后改小火煲 3 小时，加盐和味精即可。

食用宜忌

　　适宜肾阳亏虚引起的阳痿早泄、腰脊酸痛、精冷不育、小便余沥等患者，风寒湿痹、足膝痿弱、筋骨无力患者，肾虚不孕、胎漏欲堕、胎动不安患者。

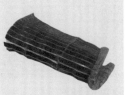

补益肝肾、强筋壮骨

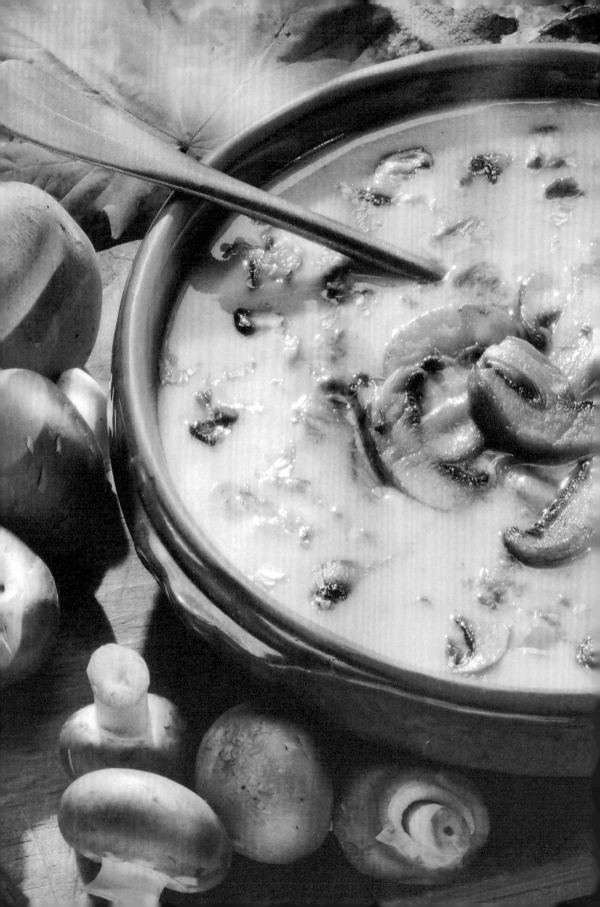

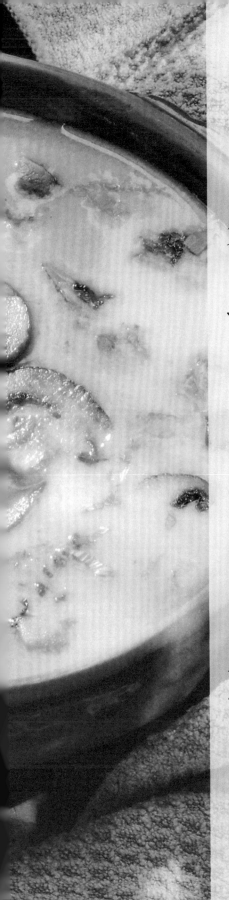

第九章
血肉有情靓汤

《黄帝内经》中的"五畜"为牛、犬、猪、羊、马，也就是我们现在 所说的牛、狗、猪、羊等各种畜类。食用一些畜肉，可以大补精血，但发育不完全的小孩和肠胃较弱的老人不宜摄入过多，否则不易于消化。

猪肉

【滋阴润燥】

猪肉是人类摄取动物类脂肪和蛋白质的主要来源。猪肉纤维较为细软，结缔组织较少，肌肉组织中含有较多的肌间脂肪。猪肉经过烹调加工后味道特别鲜美。

营养成分
（以100g为例）

蛋白质	20.3g
碳水化合物	1.5g
脂肪	6.2g
维生素A	44μg
铁	3mg
热量	143Kcal

煲汤适用量：100~500克。

性味归经
性平，味甘；归脾、胃、肾经。

别名
豚肉。

适合体质
阴虚体质。

生产地
全国分布比较广泛，各地均有产出。

《本草纲目》：猪肉"味隽永，食之润肠胃，生津液，丰肌体，泽皮肤，固其所也。"

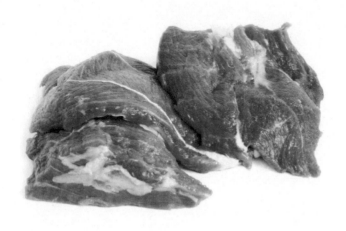

最佳搭配

 + 　消除疲劳。

猪肉　　　　大蒜

 + 　降压补虚。

猪肉　　　　海带

不利健康搭配

 + 　同食会影响营养物质吸收。

猪肉　　　　浓茶

 + 　同食会影响维生素 B_1 的吸收。

猪肉　　　　蛤蜊

小贴士

猪肉经长时间炖煮后，脂肪会减少30%~50%，不饱和脂肪酸增加，而胆固醇含量会大大降低。猪肉不宜在猪刚被屠杀后煮食，食用前不宜用热水浸泡，在烧煮过程中忌加冷水。不宜多食煎炸咸肉，不宜多食加硝酸盐腌渍的猪肉，忌食用猪油渣。食用猪肉后不宜大量饮茶，否则容易引起便秘，还可增加有毒物质和致癌物质的产生，对身体健康十分不利。

佛手瓜白芍猪肉汤

原料 鲜佛手瓜 200 克，白芍 20 克，猪瘦肉 400 克，蜜枣 5 个，盐 3 克。

做法

1. 鲜佛手瓜洗净，切片，焯水。
2. 白芍、蜜枣洗净；猪瘦肉洗净，切片，飞水。
3. 将适量清水放入瓦煲内，煮沸后加入以上用料，大火开滚后，改用小火煲 2 小时，加盐调味。

食用宜忌

适宜胁肋疼痛者、肝炎者、抑郁症患者、胃痛患者、消化性溃疡患者、月经不调者、产后血淤腹痛者。孕妇、虚寒性腹痛泄泻者慎食。

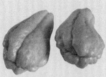

理气化痰、止呕消胀

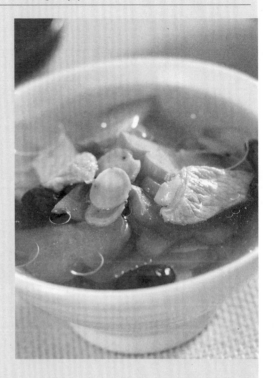

葛根猪肉汤

原料 葛根 40 克，牛蒡 20 克，猪肉 250 克，葱适量，盐、味精、胡椒粉、香油各适量。

做法

1. 将猪肉洗净，切成四方小块；葛根、牛蒡均洗净，切块；葱切花。
2. 将猪肉汆水。
3. 猪肉入砂锅，煮熟后再加入葛根、牛蒡、盐、味精、葱花、香油等，稍煮片刻，撒上胡椒粉即成。

食用宜忌

适宜阴虚体质者、肺热咳嗽患者、风热感冒者、高血压患者、冠心病患者、糖尿病患者、皮肤干燥者、流行性感冒患者。

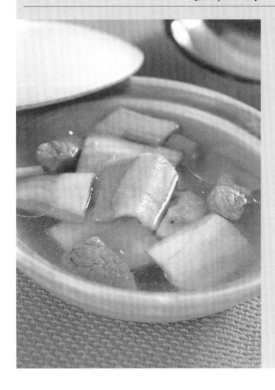

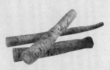

清热解毒、疏风利咽

第九章 血肉有情靓汤

清热凉血 + 解毒杀菌

板蓝根猪腱汤

原料 板蓝根 10 克，连翘 8 克，苦笋 50 克，猪腱 180 克，味精、鸡精、盐各适量。

做法

1. 板蓝根、连翘均洗净，煎取药汁备用。
2. 猪腱洗净，斩成小块；苦笋洗净，切片。
3. 将苦笋、猪腱、药汁放入炖盅内蒸 2 小时，调入味精、鸡精、盐即可。

食用宜忌

　　适宜风热感冒、流行性感冒、流行性结膜炎、流行性脑脊髓膜炎、口舌生疮、带状疱疹、咽炎、腮腺炎、眼睛红肿疼痛、疮疹、各种疔疮痈肿患者。

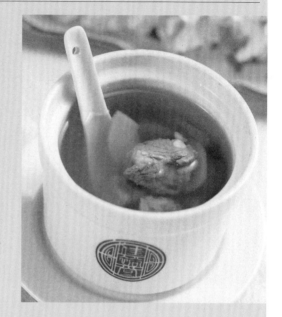

柔肝缓急 + 养心安神

甘草麦枣猪肉汤

原料 猪瘦肉 400 克，甘草适量，小麦适量，红枣适量，盐 5 克。

做法

1. 猪瘦肉洗净，切件，氽去血水；甘草、小麦、红枣均洗净备用。
2. 将猪瘦肉、甘草、小麦、红枣放入锅中，加入适量清水，大火煮开，转小火炖 2 小时。
3. 调入盐即可食用。

食用宜忌

　　适宜更年期综合征患者，心悸、失眠多梦患者，脾胃虚弱、食欲不振者，胃溃疡患者，心神不安、郁郁寡欢等患者。高血压患者慎食。

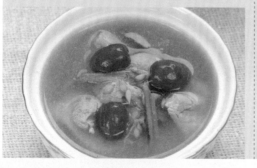

清热凉血 + 利尿通淋

茅根马蹄猪肉汤

原料 干白茅根 15 克，马蹄 10 个，藕节 20 克，猪腿肉 300 克，盐适量。

做法

1. 干白茅根、藕节均洗净；马蹄洗净去皮；猪腿肉洗净，切块。
2. 将白茅根、马蹄、藕节、猪腿肉一起放入砂锅，大火煲沸后改小火煲 2 小时。
3. 加盐即可。

食用宜忌

　　适宜尿路感染（症见尿频、尿急、尿痛）、急慢性肾炎（症见高血压、水肿、蛋白尿、血尿）、尿路结石者以及各种湿热性病症患者。

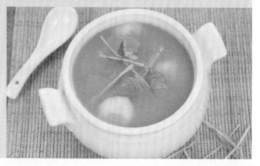

清热排脓 + 止咳化痰

鱼腥草冬瓜猪肉汤

原料 薏米、川贝各 10 克，鱼腥草 30 克，冬瓜 200 克，猪瘦肉 150 克，盐 6 克。

做法

1. 冬瓜洗净，切块；猪瘦肉洗净，切件；薏米洗净，浸泡；川贝洗净。
2. 猪瘦肉氽水捞出。
3. 将冬瓜、猪瘦肉、薏米、川贝、鱼腥草放入锅中，加水，炖煮 1.5 小时后放入盐即可。

食用宜忌

　　适宜肺热咳嗽、咳吐黄痰或腥臭脓痰患者（如急性肺炎、急性支气管炎、肺脓肿等患者），小便不利者。脾胃虚寒者慎食。

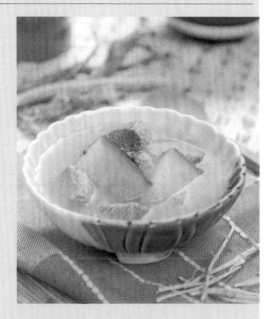

养血益气 + 滋阴补肾

绞股蓝墨鱼猪肉汤

原料 绞股蓝 8 克，墨鱼 150 克，猪瘦肉 300 克，黑豆 50 克，盐、鸡精各适量。

做法

1. 猪瘦肉切件氽水；墨鱼洗净，切段；黑豆洗净，浸泡；绞股蓝洗净，煎水。
2. 锅中放入猪瘦肉、墨鱼、黑豆，炖 2 小时。
3. 放入绞股蓝汁煮 5 分钟，入盐、鸡精即可。

食用宜忌

　　适宜肾阴亏虚引起的头晕耳鸣、两目干涩昏花、须发早白、脱发、腰膝酸软、遗精盗汗、五心烦热等患者。痰湿中阻、感冒未愈、糖尿病患者慎食。

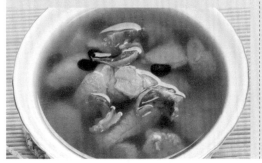

滋阴益气 + 止咳化痰

西洋参川贝猪肉汤

原料 海底椰 15 克，西洋参、川贝母各 10 克，猪瘦肉 400 克，蜜枣 2 个，盐 5 克。

做法

1. 海底椰、西洋参、蜜枣分别洗净，备用；川贝母洗净，打碎；猪瘦肉洗净，切块。
2. 将以上食材放入炖盅，注入沸水炖 4 小时，加盐即可。

食用宜忌

　　适宜阴虚体质、慢性咽炎、心胸郁结、肺虚久嗽、干咳咯血、咽干口渴、虚热烦倦、失眠、五心烦热、肠燥便秘者。体质虚寒、风寒感冒未愈、脾胃虚寒及有湿痰者慎食。

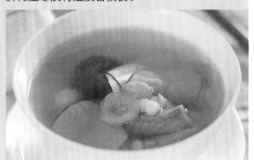

山楂麦芽猪腱汤

原料 猪腱 300 克，麦芽 20 克，山楂 10 克，陈皮 3 克，盐 2 克，鸡精 3 克。

做法

1. 山楂洗净，切开去核；麦芽、陈皮洗净；猪腱洗净，斩块。
2. 猪腱汆水。
3. 瓦煲内注水用大火烧开，下入以上食材，改小火煲 2.5 小时，加盐、鸡精即可。

食用宜忌

适宜食欲不振、食积腹胀者，慢性萎缩性胃炎患者，食管癌患者，胃大部分切除术后的胃癌患者。胃酸过多、十二指肠溃疡患者，孕妇、哺乳期妇女慎食。

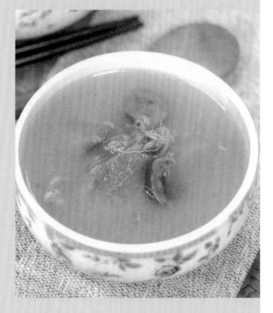

马齿苋杏仁猪肉汤

原料 鲜马齿苋 100 克，金银花 6 克，杏仁 20 克，猪瘦肉 150 克，盐适量。

做法

1. 鲜马齿苋、金银花、杏仁均洗净；猪瘦肉洗净切块。
2. 将以上食材放入锅中，加水，大火煮开，转小火续煮 10 分钟，最后加盐即可。

食用宜忌

适宜湿热下注型腹泻、痢疾患者，肛周脓肿患者，乳腺炎患者，阴道炎、外阴瘙痒、尿道炎、白带色黄臭秽者，上火引起的口舌生疮、目赤肿痛者，湿疹、皮肤瘙痒者。脾胃虚寒者慎食。

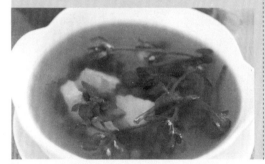

黑豆益母草猪肉汤

原料 猪瘦肉 250 克，黑豆 50 克，薏米 30 克，益母草 20 克，枸杞子 10 克，盐 5 克，鸡精 5 克。

做法

1. 猪瘦肉切件汆水；黑豆、薏米均洗净，浸泡；益母草、枸杞子均洗净。
2. 将猪瘦肉、黑豆、薏米放入锅中，加水，大火煮开，转小火慢炖 2 小时。
3. 放入益母草、枸杞子稍炖，调入盐和鸡精即可。

食用宜忌

适宜血淤腹痛、痛经、肾炎和水肿、尿血者食用。

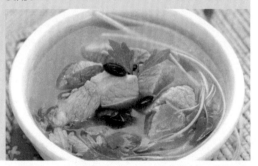

益气健脾 + 生津润肺

太子参猪肉汤

原料 水发海底椰 100 克，猪瘦肉 75 克，太子参片 5 克，姜片 10 克，白糖 2 克，高汤适量，盐 6 克，红椒圈 3 克。

做法

1. 将水发海底椰洗净切片；猪瘦肉洗净、切片；太子参片洗净。
2. 锅内倒入高汤，调入盐、白糖、姜片，下入水发海底椰、肉片、太子参片、红椒圈烧开，撇去浮沫，煲至熟即可。

食用宜忌

　　适宜脾气虚弱、食少倦怠、胃阴不足、气阴不足、病后虚弱、自汗口渴、肺燥干咳者。体胖者、舌苔厚腻者慎食。

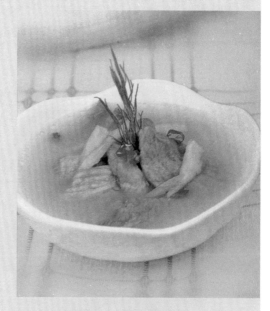

活血补血 + 调经止痛

益母草红枣猪肉汤

原料 益母草 20 克，当归 8 克，猪瘦肉 250 克，红枣 20 克，盐、味精各适量。

做法

1. 益母草、当归洗净；红枣洗净，去核；猪瘦肉洗净，切大块。
2. 把猪瘦肉、当归、红枣先放入锅内，加清水适量，大火煮沸后，改小火煲 1 小时，再放入益母草稍煮 5 分钟，再调入盐、味精即可。

食用宜忌

　　适宜月经不调者，难产、胞衣不下、产后血晕、淤血腹痛者；淤血所致的崩漏、尿血者。孕妇慎食。

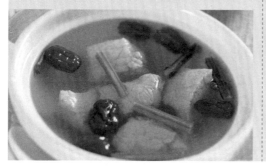

益气生津 + 利咽消肿

太子参无花果炖猪肉

原料 猪瘦肉 200 克，无花果 20 克，太子参 15 克，盐、味精各适量。

做法

1. 太子参略洗；无花果洗净。
2. 猪瘦肉洗净切片。
3. 把全部用料放入炖盅内，加滚水适量，盖好，隔滚水炖约 2 小时，调味供用。

食用宜忌

　　适宜肺阴虚干咳者、神疲乏力者、面色萎黄者、食欲减退者、脾虚腹泻者、口干咽燥者、癌症患者、慢性消耗性疾病患者、咽喉肿痛患者、自汗盗汗患者、产后或病后体虚者。

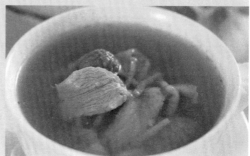

猪骨

【强筋健骨、补虚佳品】

经常食用的是排骨和腿骨。煮汤食用，能壮腰膝、益力气、补虚弱、强筋骨。儿童经常喝骨头汤，能增强骨髓造血功能，有助于骨骼的生长发育。

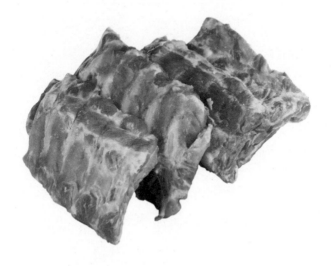

营养成分
（以100g为例）

蛋白质	16.7g
脂肪	23.1g
维生素A	5μg
镁	14mg
钙	14mg
热量	278Kcal

煲汤适用量：50~500克。

性味归经
性平，味甘；归脾、胃、肾经。

别名
猪排骨。

适合体质
阴虚体质。

生产地
全国分布比较广泛，各地均有产出。
《本草纲目》："颊骨煎汁服，解丹药毒。"

最佳搭配

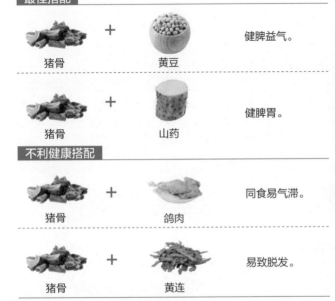

猪骨	黄豆	健脾益气。
猪骨	山药	健脾胃。

不利健康搭配

猪骨	鸽肉	同食易气滞。
猪骨	黄连	易致脱发。

小贴士

若脾胃虚寒、消化功能欠佳之人食之，出现胃肠饱胀或腹泻，可在骨汤中加入生姜或胡椒。猪骨煅炭研粉则性温，有止泻健脾作用。购买猪骨时可以从骨头断口看骨髓的颜色，骨髓颜色粉红，证明放血干净；颜色暗红，证明放血不干净或是病猪。用浸过醋的湿布将猪骨包起来，可保鲜一昼夜。将猪骨煮熟放入刚熬过的猪油里，可保存较长时间。或将鲜猪骨切块，骨面上涂上蜂蜜，用线串起挂在通风处，存放一段时间，肉味更加鲜美。

补肺定喘 + 补虚抗癌

虫草香菇排骨汤

原料 冬虫夏草5个，排骨300克，香菇50克，红枣适量，盐、鸡精各适量。

做法

1. 排骨洗净，斩块；香菇泡发，洗净撕片；冬虫夏草、红枣均洗净。

2. 排骨氽水捞出洗净后，和红枣、冬虫夏草放入瓦煲内，注入水，大火烧开后放入香菇，改为小火煲煮2小时，加盐、鸡精即可。

食用宜忌

适宜肺虚咳嗽气喘、气虚神疲乏力、更年期综合征、卵巢早衰患者。感冒发热者以及内有实火者不宜服用。

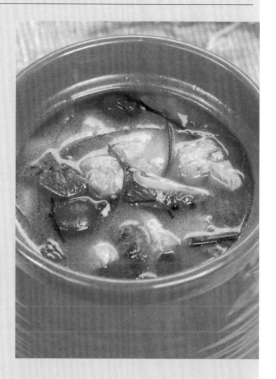

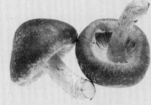

增强免疫、延缓衰老

凉血止血 + 活血化淤

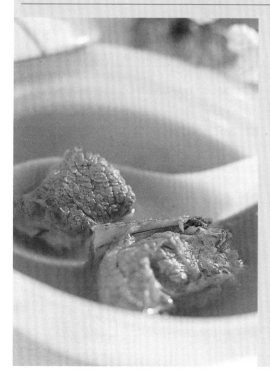

丹参槐米炖排骨

原料 丹参20克，槐米8克，赤芍6克，排骨200克，盐6克，鸡精3克。

做法

1. 将丹参、槐米、赤芍分别洗净，装入纱布袋，扎紧备用；将排骨洗净，氽去血水备用。

2. 将药袋和排骨同放锅内，加水煮开后改小火慢炖。

3. 煲至排骨熟烂，拣去药渣，加盐、鸡精即可。

食用宜忌

适宜各种血热出血性病症患者，如便血、尿血、月经过多、崩漏、胃出血等患者，直肠癌患者，痤疮患者。脾胃虚寒者、孕妇慎食。

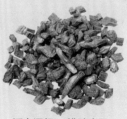

活血通经、排脓生肌

止咳平喘 + 润肺利咽

杏仁无花果煲排骨

原料 排骨 200 克，南杏仁、北杏仁各 10 克，
无花果、姜片各适量，盐 3 克，鸡精 4 克。

做法

1. 排骨洗净，斩块；南杏仁、北杏仁、无花果
   均洗净。
2. 排骨汆水。
3. 砂煲内注上适量水烧开，放入排骨、杏仁、
   无花果、姜片，用大火煲沸后改小火煲 2 小时，
   加盐、鸡精即可。

食用宜忌

适宜咳嗽咳痰者（如肺炎、肺气肿、肺癌等
患者），咽喉干燥者，
便秘患者，胃癌、肠
癌患者。正常血钾性
周期性麻痹者、便稀
腹泻者慎食。

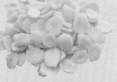

止咳平喘、润肠通便

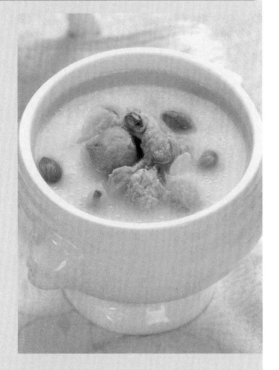

发散风寒 + 宣通鼻窍

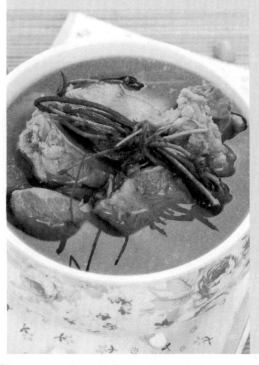

细辛排骨汤

原料 细辛 3 克，苍耳子、辛夷各 10 克，排
骨 300 克，盐适量。

做法

1. 将细辛、苍耳子（苍耳子有小毒，不宜长期
   服用）、辛夷均洗净，放入锅中，加水煎煮
   20 分钟，取药汁。
2. 排骨汆水，捞起放入砂锅中加清水 1000 毫升，
   大火煮沸后，用小火慢炖 2 小时，再倒入药汁，
   加盐即可。

食用宜忌

适宜鼻炎、鼻窦
炎患者，风寒感冒引
起的头痛、鼻塞、流
涕患者。风热感冒者、
气虚多汗者、肾功能
不全者慎食。

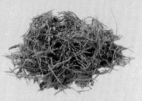

解表散寒、祛风止痛

猪杂

【利尿、消炎、解毒】

    猪杂包括猪心、猪肝、猪肺、猪舌、猪肠、猪腰、猪膈膜等。猪心补虚、安神定惊、养心补血；猪肺止咳、补虚、补肺；猪腰益肾气、通膀胱、消积滞、止消渴；猪舌头滋阴润燥。

营养成分
（以100g为例）

蛋白质	21.3g
脂肪	4.5g
铁	25mg
钙	11mg
磷	270mg
锌	5.78mg

煲汤适用量：100~500 克。

性味归经（猪肝）
性温，味甘、苦；归肝经。

别名
猪杂碎。

适合体质
阴虚体质。

生产地
全国分布比较广泛，各地均有产出。

《本草纲目》："猪肺疗肺虚咳嗽、嗽血。""猪肠润肠治燥。""猪心开胃益脾，补虚长智。"

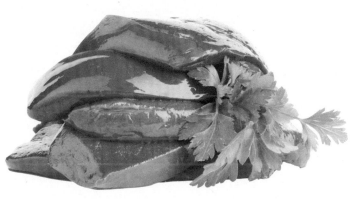

最佳搭配

猪心	+	百合	养心安神。
猪腰	+	韭菜	补益肾阳。
猪腰	+	竹笋	补肾利尿。

不利健康搭配

猪腰	+	白萝卜	影响消化。

小贴士

    猪肝挑选"四个看"：

    1. 看颜色和气味：新鲜猪肝呈褐色或紫色，无异味；不新鲜的色泽暗淡，有异味。

    2. 看光泽度：新鲜的猪肝表面有光泽；不新鲜的无光泽。

    3. 看弹性：新鲜的猪肝用手轻压表面弹性足；不新鲜的起皱萎缩。

    4. 看水泡：新鲜的猪肝表面和切面均无水泡；不新鲜的会有水泡产生。

滋阴润肺 + 止咳化痰

天冬川贝猪肺汤

原料 猪肺250克，白萝卜100克，南杏仁10克，天冬、川贝各15克，上汤适量，生姜2片，盐10克，味精5克。

做法

1. 猪肺冲洗干净，切大件；南杏仁、天冬、川贝均洗净；白萝卜洗净，带皮切成中块。
2. 将以上主料连同上汤倒进炖盅，加入生姜，先用大火炖30分钟，再用中火炖50分钟，后用小火炖1小时即可。
3. 加盐、味精即可。

食用宜忌

适宜阴虚咳嗽咯血者或肺热咳吐黄痰、抵抗力差易感冒者。

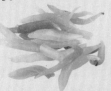

养阴生津、滋阴润燥

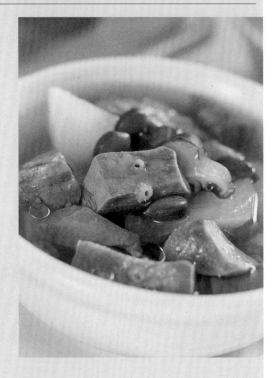

清热解毒 + 润肺止咳

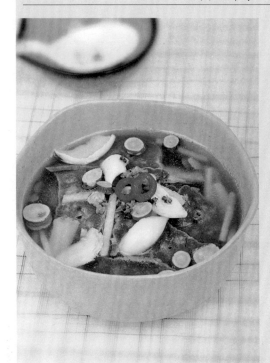

甘草猪肺汤

原料 熟猪肺200克，甘草、百合各10克，雪梨1个，盐6克，白糖适量。

做法

1. 熟猪肺切片，余去血水；甘草、百合洗净；雪梨洗净、切丝。
2. 锅置火上，加水后调入盐、白糖，大火烧开，下入猪肺、甘草、雪梨、百合煮沸后，转小火煲1小时即可。

食用宜忌

适宜肺热咳嗽、咳吐黄痰者（如肺炎、百日咳、支气管炎、肺脓肿等），或肺阴虚干咳者（肺结核、肺癌、慢性咽炎等）。脾胃虚寒者、腹泻患者、高血压患者慎食。

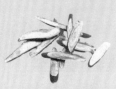

清热解毒、祛痰止咳

决明海带大肠汤

原料 猪大肠 200 克，海带 75 克，决明子 10 克，豆腐 50 克，高汤适量，盐 5 克。

做法

1. 将猪大肠翻转过来用盐反复搓洗，清洗干净内壁，切块、汆水；海带洗净、切块；豆腐洗净、切块。

2. 净锅上火倒入高汤，下入猪大肠、海带、决明子、豆腐，调入盐煲至熟即可。

食用宜忌

　　适宜脾胃燥热或湿热或肝火旺盛引起的口臭、口舌生疮、习惯性便秘、小便黄赤、两目干涩疼痛的患者，结肠癌、直肠癌患者。腹泻患者慎食。

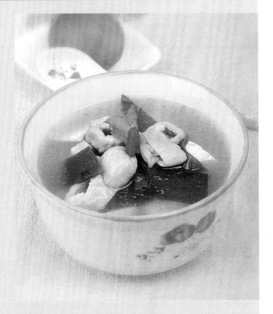

肉豆蔻补骨脂猪腰汤

原料 肉豆蔻、补骨脂各 9 克，猪腰 100 克，红枣、姜各适量，盐少许。

做法

1. 猪腰洗净，切开，除去白色筋膜；肉豆蔻、补骨脂、红枣洗净；姜洗净，去皮切片。

2. 猪腰汆去血水，倒出洗净。

3. 用瓦煲装水，在大火上烧开后，放入以上所有食材，以小火煲 2 小时后调入盐即可。

食用宜忌

　　适宜肾阳亏虚引起的阳痿、早泄、遗精、腰膝酸软、形寒肢冷、胎动不安的患者，以及虚寒腹泻者。湿热泻痢及阴虚火旺者慎食。

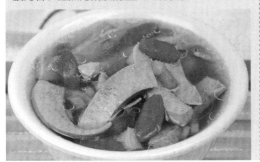

远志菖蒲猪心汤

原料 猪心 300 克，胡萝卜 1 根，远志 9 克，菖蒲 15 克，盐 2 克，葱适量。

做法

1. 将远志、菖蒲装在棉布袋内做成药袋。

2. 猪心汆水切片；葱洗净，切段。

3. 胡萝卜削皮洗净，切片，与药袋一起下锅，加 4 碗水；以中火滚沸至剩 3 碗水，加猪心煮沸，下葱段、盐调味即成。

食用宜忌

　　适宜神经官能症、心悸、失眠、健忘、高热惊厥、神昏、癫狂、耳鸣耳聋患者食用。

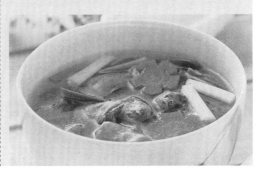

木瓜车前草猪腰汤

原料 猪腰300克，木瓜200克，车前草、
茯苓各10克，味精、盐、米醋、花生
油各适量。

做法

1. 将猪腰洗净，切片，汆水；车前草、茯苓洗净；
木瓜洗净，去皮切块。
2. 净锅上火倒入花生油，加水，大火煮沸后，
调入盐、味精、米醋，放入猪腰、木瓜、车
前草、茯苓，转小火煲至熟即可。

食用宜忌

适宜湿热下注者，急慢性肾炎、水肿胀满、
尿路感染、慢性肝炎、高血压患者。

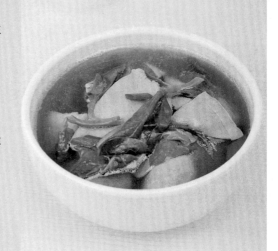

清热润肺＋止咳化痰

罗汉果杏仁猪肺汤

原料 猪肺100克，杏仁、罗汉果各适量，姜
片5克，盐3克。

做法

1. 猪肺洗净，切块；杏仁、罗汉果均洗净。
2. 锅里加水烧开，将猪肺放入汆尽血渍，捞出
洗净。
3. 把姜片放进砂锅中，注入适量清水烧开，放
入杏仁、罗汉果、猪肺，大火烧沸后转用小
火煲3小时，加盐调味即可。

食用宜忌

适宜肺热咳嗽咳痰、肺阴虚干咳咯血、咽喉
干燥者食用。脾胃虚寒者、便稀腹泻者慎食。

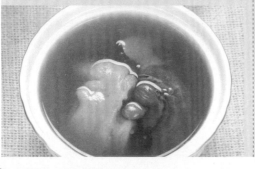

清热解毒＋利湿止泻

马齿苋木耳猪肠汤

原料 猪大肠300克，鲜马齿苋200克，干
木耳20克，枸杞子少许，盐适量。

做法

1. 猪大肠洗净切段；马齿苋、枸杞子均洗净；
干木耳泡发，洗净。
2. 锅注水烧开，下猪大肠汆透。
3. 将猪大肠、枸杞子、马齿苋一起放入炖盅内，
注入清水，大火烧开后再用小火煲2.5小时，
加盐调味即可。

食用宜忌

适宜湿热痢疾、急性腹泻、肠炎、便血、痔疮、
肛周脓肿、尿路感染患者食用。

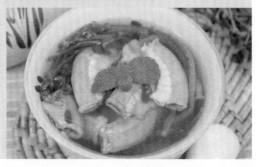

槐米猪肠汤

原料 猪肠 100 克，三七 15 克，槐米 10 克，
蜜枣 20 克，盐、生姜各适量。

做法

1. 猪肠洗净，切段后加盐抓洗，用清水冲净；
   三七、槐米、蜜枣均洗净备用；生姜去皮，
   洗净切片。
2. 将猪肠、蜜枣、三七、生姜放入瓦煲内，再
   倒入适量清水，以大火烧开，转小火炖煮 20
   分钟。
3. 再下入槐米炖煮 3 分钟，加盐调味即可。

食用宜忌

　　适宜痔疮便血、肠癌患者，功能性子宫出血
的患者。孕妇慎食。

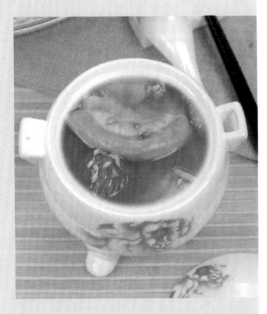

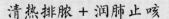

清热排脓 + 润肺止咳

蒲公英霸王花猪肺汤

原料 蒲公英 15 克，猪肺 200 克，霸王花、蜜枣、
盐各适量，生抽 4 毫升。

做法

1. 将霸王花洗净；蜜枣洗净泡发；蒲公英洗净，
   煎取药汁。
2. 猪肺氽水切块。
3. 将猪肺、蜜枣放入炖盅，注水，大火烧开，
   放入霸王花、蒲公英改小火煲 2 小时，加盐、
   生抽即可。

食用宜忌

　　适宜肺热咳嗽、咳吐黄痰或脓痰、急性乳腺
炎、腮腺炎、肠燥便秘、肛周脓肿患者食用。

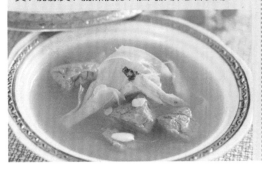

益气补血 + 养心安神

太子参龙眼猪心汤

原料 龙眼肉 20 克，太子参 10 克，红枣 6 个，
猪心半个，盐 3 克。

做法

1. 猪心挤去血水，切片，氽烫后切片；太子参
   洗净切段。
2. 龙眼肉、太子参、红枣盛入锅中，加 3 碗水
   以大火煮开，转小火续煮 20 分钟，转中火滚
   沸，放入猪心，待水沸腾，加盐即成。

食用宜忌

　　适宜心律失常、失眠多梦、神经衰弱、更年
期综合征、自汗盗汗、脾虚食少、贫血者。感冒
未愈、高脂血症患者慎食。

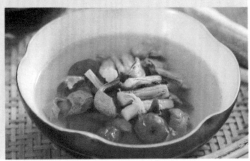

第九章 血肉有情靓汤

鸡骨草夏枯草煲猪胰

原料 鸡骨草30克，夏枯草20克，猪胰1条，姜适量，盐1克。

做法

1. 猪胰刮洗干净；鸡骨草、夏枯草洗干净；姜洗净，去皮切片。
2. 猪胰汆水。
3. 瓦煲装水，烧开后加入以上食材，煲2小时后调入盐即可。

食用宜忌

　　适宜甲状腺功能亢进、淋巴结结核、乳腺炎、乳癌、尿路感染、目赤痒痛、畏光流泪、头目眩晕、口眼歪斜、筋骨疼痛、肺结核、急性黄疸型传染性肝炎等症患者。慢性肠炎患者慎食。

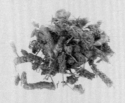

清热散结、清肝泻火

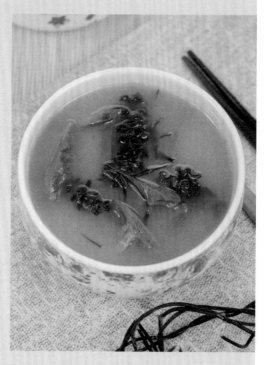

补骨脂肉豆蔻猪肚汤

原料 猪肚300克，补骨脂、肉豆蔻、莲子各10克，胡椒、姜、葱、盐、味精各适量。

做法

1. 猪肚洗净切片；葱切段；姜去皮，切片；莲子洗净、泡发；补骨脂、肉豆蔻洗净，煎汁。
2. 猪肚片煮至八成熟捞出。
3. 锅中放入猪肚、莲子、胡椒、姜片，加入药汁煲至猪肚熟烂，调入盐、味精，撒上葱段即成。

食用宜忌

　　适宜肾阳不足所致腰膝冷痛、阳痿遗精、尿频、遗尿，肾阳亏虚型胎动不安，脾肾两虚所致大便久泻者。

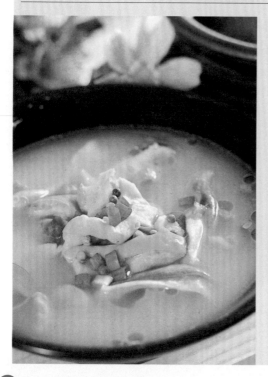

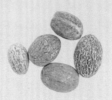

温中、行气、涩肠、止泻

鲜车前草猪肚汤

原料 鲜车前草 30 克，猪肚 300 克，薏米、红豆各 20 克，蜜枣 10 个，盐、淀粉各适量。

做法

1. 将鲜车前草、薏米、红豆均洗净；猪肚翻转，用盐、淀粉反复搓洗，冲净。
2. 猪肚入沸水氽至收缩，捞出切片。
3. 将砂煲内注水，煮滚后加入所有食材，以小火煲 2 小时，加盐即可。

食用宜忌

适宜湿热下注型腹泻患者、尿路感染患者以及肝经湿热引起的目赤肿痛、口舌生疮、小便黄赤等患者。脾胃虚寒者慎食。

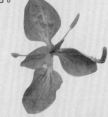

清热解毒、利湿通淋

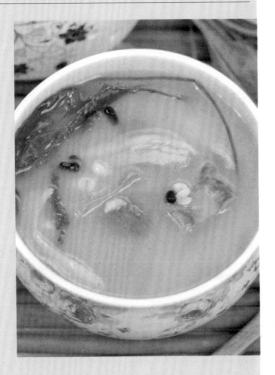

砂仁黄芪猪肚汤

原料 猪肚 200 克，银耳 50 克，黄芪 8 克，砂仁 6 克，盐适量。

做法

1. 银耳以冷水泡发，去蒂，撕小块；黄芪、砂仁洗净备用。
2. 猪肚刷洗干净，氽水，切片。
3. 将猪肚、银耳、黄芪、砂仁放入瓦煲内，大火烧沸后再以小火煲 2 小时，加盐即可。

食用宜忌

适宜脾胃气虚者，恶心呕吐、厌油腻、便溏腹泻者，神疲乏力、困倦者，内脏下垂者，脾虚湿盛引起的妊娠胎动不安及妊娠呕吐者。阴虚内热者忌服。

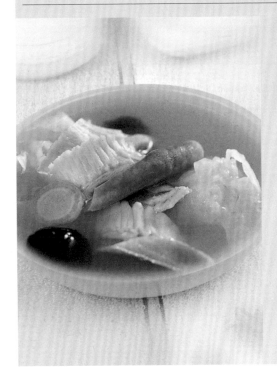

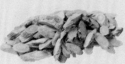

益气固表、升阳举陷

无花果猪肚汤

原料 无花果 15 克，猪肚 1 个，蜜枣 10 个，牛姜 10 克，盐、鸡精各适量。

做法

1. 猪肚加盐、醋反复擦洗，冲净；无花果、蜜枣洗净；胡椒稍研碎；生姜洗净，去皮切片备用。
2. 猪肚汆水。
3. 将所有食材放入砂煲中，大火煲滚后改小火煲 2 小时，炖至猪肚软烂后调入盐、鸡精煮沸即可。

食用宜忌

　　适宜脾胃虚弱所致的饮食不香、消化不良者，慢性萎缩性胃炎、胃癌患者，妊娠胎动不安者。

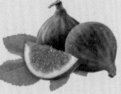
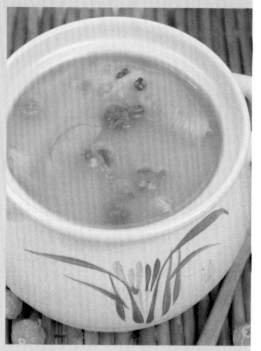

健胃清肠、消肿解毒

白果覆盆子猪肚汤

原料 猪肚 150 克，白果、覆盆子各适量，姜片、葱各 5 克，盐适量。

做法

1. 猪肚洗净切段，加盐涂擦后冲净；白果洗净去壳；覆盆子洗净；葱洗净切段。
2. 将猪肚、白果、覆盆子、姜片放入瓦煲内，加水大火烧开，改小火炖煮 2 小时。
3. 加盐，起锅后撒上葱段即可。

食用宜忌

　　适宜虚寒腹泻、肾虚早泄、遗精者，以及女性白带黏稠、量多、有鱼腥味，小儿遗尿，老年人夜尿频多、脾胃虚寒、食欲不振者。

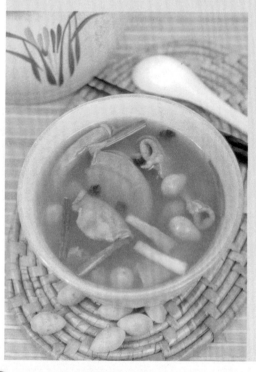
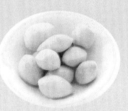

敛肺气、定喘嗽

佛手延胡索猪肝汤

原料 佛手10克，延胡索9克，制香附8克，猪肝100克，盐、姜丝、葱花各适量。

做法

1. 将佛手、延胡索、制香附洗净。
2. 放佛手、延胡索、制香附入锅内，加水煮沸，再用小火煮15分钟左右。
3. 加入洗净切好的猪肝片，放适量盐、姜丝、葱花，熟后即可食用。

食用宜忌

适宜胸胁胀痛、胸痹心痛、肝区疼痛、乳腺增生、乳腺纤维瘤、筋骨痛、痛经、经闭、产后淤血腹痛、跌打损伤等患者。孕妇慎食。

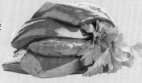

补肝、明目、养血

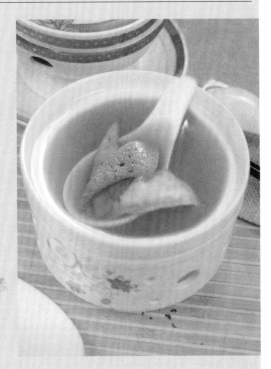

双仁菠菜猪肝汤

原料 猪肝200克，菠菜150克，酸枣仁、柏子仁10克，盐6克。

做法

1. 将酸枣仁、柏子仁装在纱布袋内，扎紧；猪肝洗净、切片；菠菜去根，洗净、切段。
2. 将纱布袋入锅，加水熬成高汤。
3. 猪肝汆烫捞起，和菠菜一起加入高汤中，烧滚后加盐即可。

食用宜忌

适宜更年期女性、失眠多梦者、健忘者、心律失常者、虚热烦渴者、神经官能症患者、贫血患者、视力下降者。凡有实邪郁火及患有滑泄者应慎服。

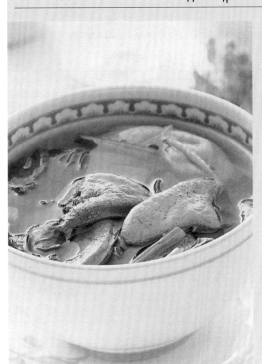

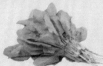

润肠通便、养血补血

第九章 血肉有情靓汤

疏肝解郁 + 补血养肝

合欢佛手猪肝汤

原料 合欢皮 12 克，佛手片 10 克，鲜猪肝 150 克，生姜 10 克，盐、大蒜、葱段、味精各适量。

做法

1. 将合欢皮、佛手片置于砂锅中，加水煎煮，煮约 20 分钟。
2. 猪肝洗净切片，生姜切末加味精、盐、大蒜等略腌片刻，放入锅中与药汁一起煮熟加葱段即可食用。

食用宜忌

　　适宜抑郁症、肝炎、肝硬化、乳腺增生、更年期女性、贫血、食积腹胀、消化不良、胸闷不舒者。溃疡病及胃炎患者慎服，风热自汗者禁服。

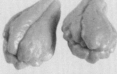

理气化痰、止呕消胀

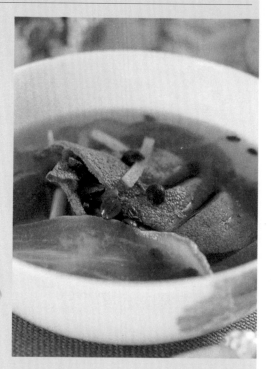

敛肺止汗 + 祛风除湿

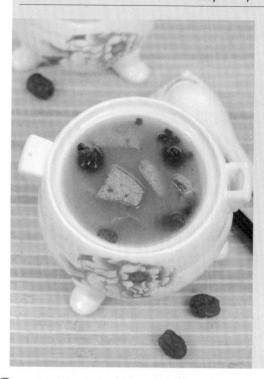

猪肝炖五味子五加皮

原料 猪肝 180 克，五加皮、五味子 15 克，红枣 2 个，姜、盐、鸡精各适量。

做法

1. 猪肝洗净切片；姜去皮，洗净切片；五味子、五加皮洗净。
2. 猪肝氽去血沫；炖盅装水，分别放入猪肝、五味子、五加皮、红枣、姜，炖 3 小时，调入盐、鸡精后即可。

食用宜忌

　　适宜卫表不固所致自汗盗汗者，视力减退、老眼昏花、夜盲症、白内障等眼病患者，风湿性关节炎患者，贫血者，体虚经常感冒者。肠燥便秘者慎食。

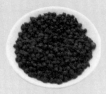

敛肺止汗、补肾固精

猪蹄

【补气血、润肌肤】

　　猪蹄又叫猪脚、猪手。猪蹄用于美容在中国已经有上千年的历史。张仲景在《伤寒论》中就记载，猪皮和猪蹄具有"和气血、润肌肤、可美容"的功效。爱美的女性可多食用猪蹄。

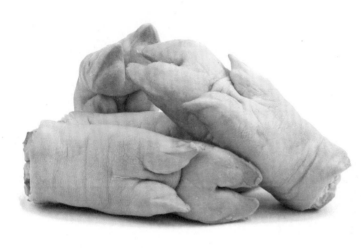

营养成分
（以100g为例）

蛋白质	22.6g
脂肪	18.8g
维生素A	3μg
钙	33mg
钾	54mg
热量	260Kcal

煲汤适用量：50~200 克。

性味归经
性平，味甘、咸；归胃经。

别名
猪脚、猪手。

适合体质
阴虚体质。

【生产地】
全国分布比较广泛，各地均有产出。

《本草纲目》：猪蹄"煮清汁，洗痈疽，渍热毒，消毒气，去恶肉。"

最佳搭配

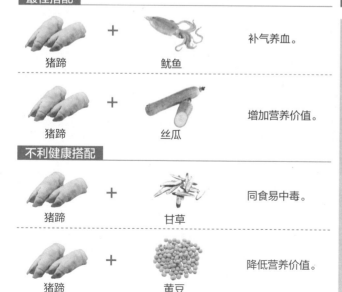

猪蹄	+	鱿鱼	补气养血。
猪蹄	+	丝瓜	增加营养价值。

不利健康搭配

猪蹄	+	甘草	同食易中毒。
猪蹄	+	黄豆	降低营养价值。

小贴士

　　选购猪蹄时，要选择色泽肉色、没有特殊气味的猪蹄。颜色发暗、有腐败气味的猪蹄，一般放置时间很长，食用则不利于身体健康，尽量避免选择。新购买的猪蹄一般上面有毛，不容易剔除。可以烧开热水，将猪蹄浸泡一段时间再除毛，这样很容易去掉上面的猪毛，并且有利于猪蹄的清洗。猪蹄最好现吃现买，如果一次食用不完，可以将生猪蹄放在冰箱的冷冻室内，需要食用时再解冻烹调。

通络下乳 + 强筋壮骨

猪蹄炖牛膝

原料 猪蹄1只，牛膝15克，西红柿1个，生姜、盐各3克。

做法

1. 猪蹄剁块汆水。
2. 西红柿洗净，在表皮轻划数刀，放入沸水烫到皮翻开，捞起去皮，切块；牛膝洗净。
3. 将备好的材料一起放入汤锅中，加水，以大火煮开后转小火炖煮1小时，加盐即可。

食用宜忌

适宜产后缺乳者，筋骨无力、下肢痿软者，皮肤粗糙暗沉、面生皱纹者，体质虚弱者，风湿性关节炎患者，产妇难产者。孕妇、月经过多者慎食。

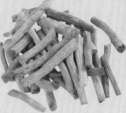

化淤通经、补肝益肾

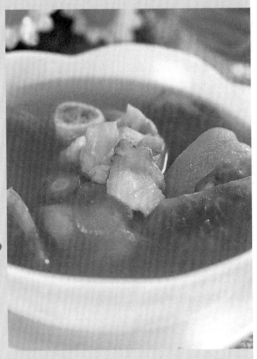

养心安神 + 健脾补虚

柏子仁猪蹄汤

原料 柏子仁、葵花子仁、火麻仁各适量，猪蹄200克，盐适量。

做法

1. 猪蹄洗净，剁块；火麻仁、柏子仁均洗净。
2. 锅置火上，倒入清水，下入猪蹄汆至透，捞出洗净。
3. 砂锅注水烧开，放入猪蹄、柏子仁、葵花子仁、火麻仁，用猛火煲沸，转小火煲3小时，加盐即可。

食用宜忌

适宜肠燥便秘、失眠多梦、心悸、忧郁、焦虑、遗精盗汗、食欲不振等患者以及阿尔茨海默病、记忆力衰退者。便稀腹泻、痢疾者慎食。

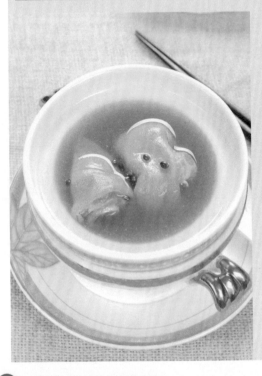

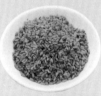

养心安神、润肠通便

丰胸通乳 + 滋阴润肤

木瓜煲猪蹄

原料 猪蹄200克，木瓜1个，通草6克，生姜10克，盐6克，味精3克。

做法

1. 木瓜剖开去子去皮，切小块；生姜洗净切片备用。
2. 猪蹄处理干净砍小块，汆去血水。
3. 将猪蹄、木瓜、通草、姜片装入煲内，加水煲至熟烂，加入盐、味精即可。

食用宜忌

　　适宜产后妇女乳汁不通者、青春期乳房发育不良者、皮肤粗糙暗黄者、气血亏虚者、便秘者。肥胖患者、高脂血症患者、痰湿中阻者、感冒患者慎食。

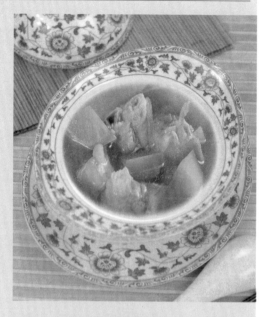

补血美容 + 补肾益气

板栗龙眼炖猪蹄

原料 新鲜板栗200克，龙眼肉30克，猪蹄2只，核桃仁10克，盐4克。

做法

1. 新鲜板栗煮5分钟，剥膜，洗净沥干。
2. 猪蹄斩块汆水。
3. 将板栗、猪蹄、核桃仁放入炖锅中，加水淹过材料，以大火煮开，改用小火炖70分钟。
4. 龙眼剥散，入锅中续炖5分钟，加盐即可。

食用宜忌

　　适宜爱美女士、产后乳汁不下、青春期乳房发育不良、失眠、皮肤干燥粗糙暗黄、肾气虚、贫血、营养不良、便秘者。

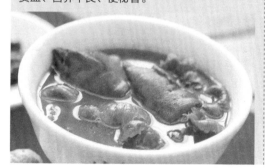

通络下乳 + 活血化淤

菊叶三七猪蹄汤

原料 菊叶三七20克，当归10克，蜜枣5颗，王不留行8克，猪蹄200克，盐适量。

做法

1. 将猪蹄处理干净后在沸水中煮2分钟捞出，过冷后，斩块。
2. 其他用料洗净备用。
3. 将全部用料放入锅内，加水没过所有材料，大火烧沸后，转成小火煮2.5~3小时，待猪蹄熟烂后加盐即可。

食用宜忌

　　适宜产后缺乳、乳腺炎、乳腺增生、乳房肿痛及月经不调、痛经、跌打损伤者食用。

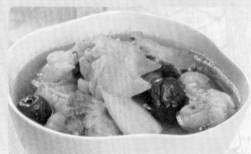

羊肉

【长寿之品、补虚壮阳】

　　羊肉是主要食用肉类之一，也是冬季进补佳品。冬季食用羊肉，可收到进补和防寒的双重效果。羊肉容易被消化，多吃羊肉还能提高体质，提高抗病能力。

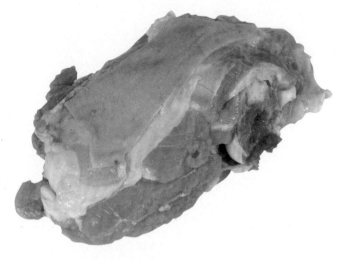

营养成分
（以100g为例）

蛋白质	19g
脂肪	14.4g
镁	20mg
钙	6mg
钾	232mg
热量	203Kcal

煲汤适用量：50~500克。

性味归经
性温，味甘；归心、脾、肾经。

别名
羖肉、臕肉。

适合体质
气虚阳虚体质。

【生产地】
主要产于较寒冷的高原地区，如青海、西藏、内蒙古等地。

《本草纲目》：羊肉"能暖中补虚，补中益气，开胃健身，益肾气，养胆明目，治虚劳寒冷，五劳七伤。"

最佳搭配

 ＋ 　　补肾壮阳。

羊肉　　海参

 ＋ 　　补肾利尿。

羊肉　　冬瓜

不利健康搭配

 ＋ 　　易导致消化不良。

羊肉　　南瓜

 ＋ 　　易导致消化不良。

羊肉　　梨

小贴士

　　选购羊肉的时候，应选择颜色鲜红的羊肉，这样的羊肉比较新鲜。一般羊肉放置3个月以上会呈现白色。另外，羊肉的骨骼越细，肉质会越鲜嫩。羊肉有很大的膻味，祛除膻味可采用下面的方法：将萝卜块和羊肉一起下锅，半小时后取出萝卜块，如放几块橘子皮更佳。日常生活中我们吃的多是绵羊肉，从口感上说，绵羊肉比山羊肉更好吃，这是由于山羊肉脂肪中含有一种叫甲基辛酸的脂肪酸，这种脂肪酸挥发后会产生一种特殊的膻味。

白萝卜羊肉汤

原料 羊肉 500 克，白萝卜 300 克，姜、葱各 2 克，盐适量。

做法

1. 羊肉洗净切块；白萝卜去皮，洗净切块；姜洗净切片；葱洗净切段。
2. 炒锅下入羊肉，倒水加热，汆水后捞出沥干备用。
3. 净锅再倒水烧热，下入白萝卜焯水后沥干。
4. 羊肉、白萝卜、姜、葱一同放入电饭煲中，加水调至煲汤档，煮好后加盐调味即可。

食用宜忌

此汤具有益气补虚、温中暖下之效，适宜虚劳羸瘦、腰膝酸软、产后虚寒腹痛、寒疝、四肢不温等症患者食用。

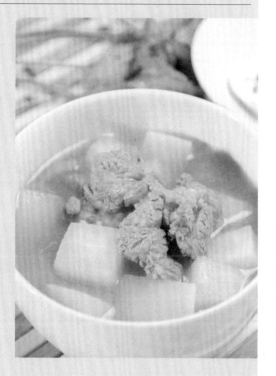

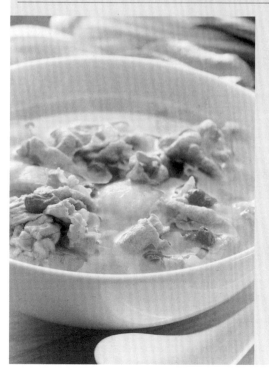

柴胡枸杞子羊肉汤

原料 柴胡 9 克，枸杞子 10 克，羊肉片、油菜 200 克，盐 5 克。

做法

1. 柴胡冲洗净，放进煮锅中加 4 碗水熬汤，熬到约剩 3 碗，去渣留汁。
2. 油菜洗净切段。
3. 枸杞子放入汤中煮软，羊肉片入锅，并加入油菜。
4. 待肉片熟，加盐即可。

食用宜忌

适宜内脏下垂患者（如胃下垂、子宫脱垂、脱肛等患者），胃痛、萎缩性胃炎、胃溃疡患者，月经不调者，肝郁引起的茶饭不思、郁郁寡欢者。阴虚火旺者慎食。

疏散退热、疏肝解郁

羊杂

【滋补五脏、驱除寒冷】

　　羊杂即羊杂碎，如羊头、蹄、心、肝、肠、肺以及羊血。羊杂碎含有多种营养素，深受各地群众的青睐。食用羊杂碎符合中医营养学中"以脏补脏"的理论，有益精壮阳、健脾和胃之效。

营养成分
（以100g为例）

蛋白质	17.9g
脂肪	3.6g
碳水化合物	7.4g
镁	14mg
钙	8mg
热量	134Kcal

煲汤适用量：100~300克。

性味归经
性平，味甘；归心、脾、胃、肝经。

别名
羊杂碎。

适合体质
阳虚体质。

生产地
主要产于较寒冷的高原地区，其中以内蒙古地区品种为佳。
《本草纲目》：羊杂"补虚耳聋，阴弱，壮阳益胃，止小便。治虚损盗汗。"

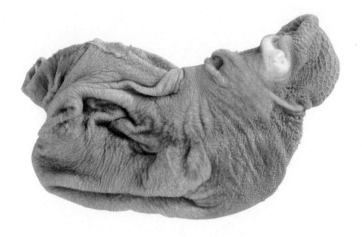

最佳搭配

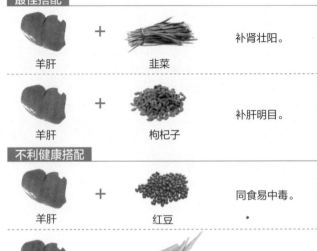

羊肝	+	韭菜	补肾壮阳。
羊肝	+	枸杞子	补肝明目。

不利健康搭配

羊肝	+	红豆	同食易中毒。
羊肝	+	竹笋	同食易中毒。

小贴士

　　选购羊肝时，要选择淡红色或者灰色，摸起来自然富有弹性的羊肝。对于黑色、干燥失去水分的羊肝，尽量避免选择。那样的羊肝一般放置很长时间或者已经变质，食用后对身体健康不利。肝是体内最大的毒物中转站和解毒器官，所以买回的鲜肝不要急于烹调，应把肝放在自来水龙头下冲洗10分钟，然后放在水中浸泡30分钟。羊肝最好现买现用，避免放置太长时间。如果一次食用不完，宜放在冰箱内存放，可存放2~3天的时间。

山药白术羊肚汤

原料 羊肚250克，红枣、枸杞子15克，山药、白术10克，盐、鸡精各适量。

做法

1. 羊肚洗净，切块，氽水；山药洗净，去皮，切块；白术洗净，切段；红枣、枸杞子均洗净，浸泡。
2. 锅中加水烧沸，放入羊肚、山药、白术、红枣、枸杞子，加盖炖煮。
3. 炖2小时后调入盐和鸡精即可。

食用宜忌

    适宜气虚胎动不安者、内脏下垂者、产后或病后体虚者、营养不良者、小儿疳积患者、慢性腹泻者、贫血患者。

健脾胃、益肺肾

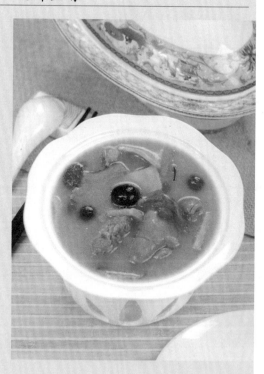

五味杜仲羊腰汤

原料 羊腰500克，杜仲15克，五味子6克，葱花、蒜末、油、盐、淀粉各适量。

做法

1. 杜仲、五味子洗净，放入锅中，加水煎取药汁。
2. 羊腰洗净，切小块，用淀粉、药汁裹匀。
3. 腰花爆炒，熟嫩后，再放入葱花、蒜末、盐，兑入药汁和水炖煮至熟透即可。

食用宜忌

    适宜肾虚阳痿、遗精早泄、腰脊疼痛、头晕耳鸣、听力减退、尿频或遗尿、不育等患者。外有表邪、内有实热，或咳嗽初起、痧疹初发者慎食。

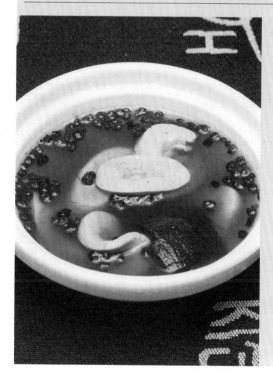

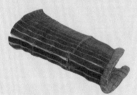

补益肝肾、强筋壮骨

第九章 血肉有情靓汤

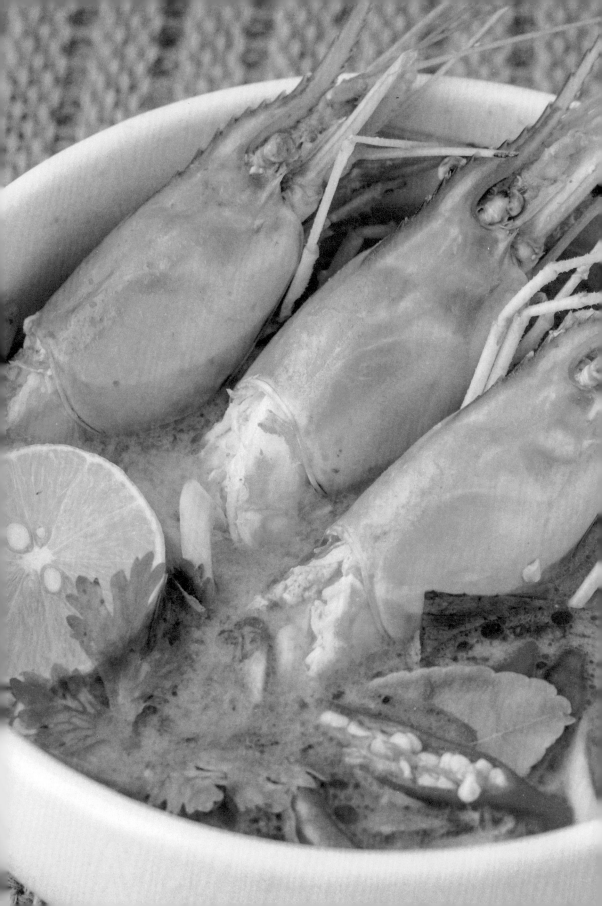

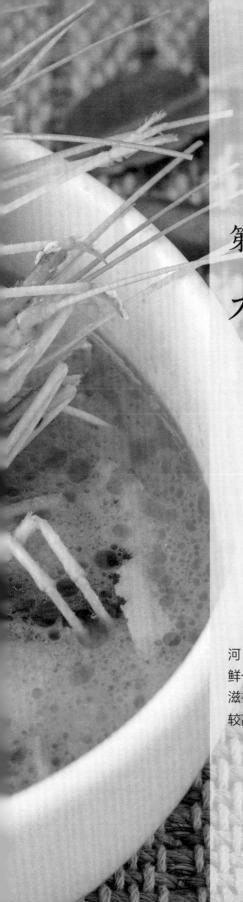

第十章
水产海鲜靓汤

中国自古就有"山珍海味"一说，这里的海味泛指江、河、湖、海里的鱼、虾、贝、龟、蟹、藻等类。水产海鲜一般营养丰富，煲成汤后味鲜肉美，与中药搭配食用，滋补虚损的养生效果显著。不过有些鱼子中胆固醇含量较高，血脂、胆固醇偏者慎食。

鲫鱼

【健脾益气、利水除湿】

　　鲫鱼是富含蛋白质的淡水鱼，自古以来有"鲫鱼脑壳四两参"的说法。鲫鱼的蛋白质含量为17.1%，脂肪仅为2.7%。鲫鱼的糖分、谷氨酸、天冬氨酸、锌含量都很高。

营养成分
（以100g为例）

蛋白质	17.1g
脂肪	2.7g
碳水化合物	3.8g
镁	41mg
锌	1.94mg
热量	108Kcal

煲汤适用量：50~100 克。

性味归经
性平，味甘；归脾、胃、大肠经。

别名
鲋鱼、鲫瓜子。

适合体质
气虚体质。

生产地
全国分布较为广泛，各地均有繁殖、培育。

《本草纲目》："诸鱼属火，唯鲫鱼属土，故能养胃。"

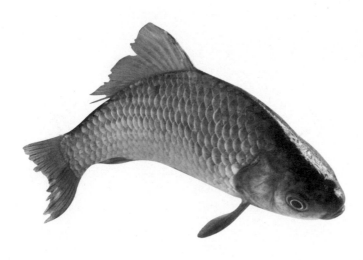

最佳搭配

鲫鱼　＋　木瓜　　润肺健脾。

鲫鱼　＋　山药　　健脾补气。

鲫鱼　＋　豆腐　　下乳。

不利健康搭配

鲫鱼　＋　猪肝　　易生痈疽。

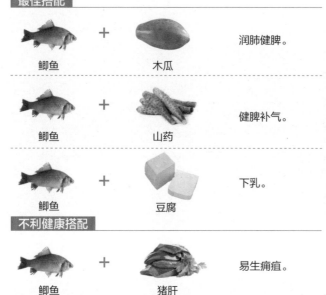

小贴士

　　选购鲫鱼时要注意，新鲜的鲫鱼，其眼睛是凸的，不新鲜的鲫鱼的眼睛却是凹的；新鲜鲫鱼的眼球黑白分明，不新鲜的鲫鱼眼球浑浊、黑白不分。全身发黑的鲫鱼也不宜选购。对于那些体肥、颜色暗沉的鲫鱼要小心谨慎。选购时尽量选择身体扁平、色泽偏白的，这样的鲫鱼肉质鲜嫩、色泽味美。鲫鱼去鳞剖腹洗净后，放入盆中，倒一些黄酒，不仅能除去鱼的腥味，还能使鱼的滋味更鲜美。

疏肝解郁 + 调畅情绪

合欢山药炖鲫鱼

原料 鲫鱼1条，山药40克，合欢皮15克，山楂6克，盐5克。

做法

1. 将鲫鱼收拾干净、斩块；合欢皮、山楂分别洗净；山药去皮、洗净切块。

2. 净锅上火倒入水，调入盐，下入鲫鱼、山药、合欢皮、山楂，大火煲沸，转小火煲至鲫鱼熟透即可。

食用宜忌

适宜气郁体质者，抑郁症患者，乳腺增生者，心烦失眠者，神经衰弱患者，更年期女性，食欲不振、消化不良、胸闷不舒者。胃溃疡患者慎食。

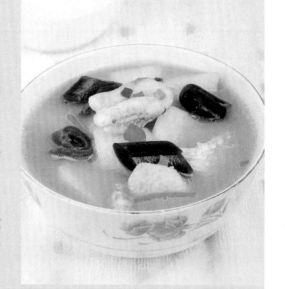

健脾行气 + 利水消肿

砂仁陈皮鲫鱼汤

原料 鲫鱼300克，陈皮5克，砂仁4克，姜片、葱段、盐、油、鸡精各适量。

做法

1. 鲫鱼去鳃、鳞、肠杂，洗净；砂仁打碎；陈皮浸泡去瓤。

2. 油锅烧热，将鲫鱼稍煎至两面金黄。

3. 瓦煲内放入陈皮、姜片，滚后加入鲫鱼，小火煲2小时后加砂仁稍煮，调入盐、葱段、鸡精即可。

食用宜忌

适宜脾胃气虚、恶心呕吐、厌食油腻、便溏腹泻、神疲乏力、困倦、腹胀者食用。

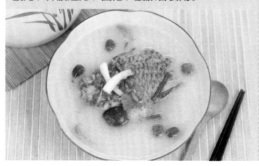

温中行气 + 利水消肿

豆蔻陈皮鲫鱼羹

原料 鲫鱼1条，肉豆蔻9克，陈皮6克，葱段15克，盐少许，油适量。

做法

1. 鲫鱼收拾干净，斩成两段后下入热油锅煎香；肉豆蔻、陈皮均洗净。

2. 锅中倒入清水，放入鲫鱼，待水开后加入肉豆蔻、陈皮煲至汤汁呈乳白色。

3. 加入葱段继续熬煮20分钟，调入盐即可。

食用宜忌

适宜脾虚腹泻、腹胀痞满、消化不良、肾炎水肿、呕吐、宿食不消者。阴虚燥热、肠燥便秘、胃火齿痛等患者慎食。

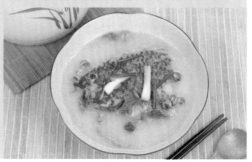

第十章 水产海鲜靓汤

益智仁山药鲫鱼汤

原料 益智仁10克，山药30克，鲫鱼1条，米酒10毫升，姜、葱、盐各适量。

做法

1. 姜洗净、切片；葱洗净，切段；鲫鱼去除鳞、内脏，清理干净，切块。
2. 把益智仁、山药、鲫鱼、姜片分别放入锅中，加水煮至沸腾，然后转为小火熬煮大约30分钟。
3. 待鱼熟后加入盐、米酒，并撒上葱段即可。

食用宜忌

适宜脾胃虚弱所致腹泻、食欲不振者，小儿流涎、遗尿患者，老年人尿频、尿急者，阿尔茨海默病患者。

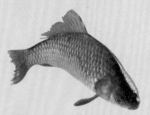

健脾开胃，益气利水

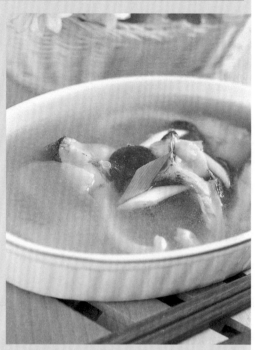

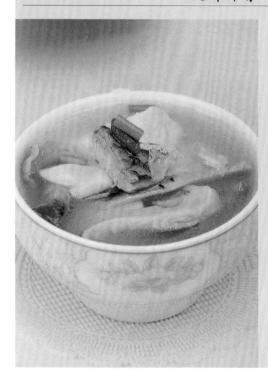

蘑菇豆腐鲫鱼汤

原料 豆腐175克，鲫鱼1条，蘑菇45克，清汤适量，盐4克，香油5毫升，葱段5克。

做法

1. 豆腐洗净，切块；鲫鱼收拾干净，切块；蘑菇洗净，切块备用。
2. 锅内倒入清汤，调入盐，放入鲫鱼、豆腐、蘑菇煮开，煲至食材熟时，淋入香油，撒上葱段即可。

食用宜忌

适宜产后乳汁缺少、脾胃虚弱、饮食不香、小儿麻疹初期、痔疮出血、慢性久痢等患者食用。肾病患者、便溏患者、感冒患者慎食。

黄鳝

【补虚损、强筋骨】

黄鳝味鲜肉美，并且刺少肉厚，又细又嫩，与其他淡水鱼相比，可谓别具一格。我国素有小暑前后喜食黄鳝习俗，故有"小暑黄鳝赛人参"之说。

营养成分
（以100g为例）

蛋白质	18g
脂肪	1.4g
碳水化合物	1.2g
镁	18mg
钙	742mg
热量	89Kcal

煲汤适用量：100~500 克。

性味归经
性温，味甘、酸；归肝、脾、肾经。

别名
鳝鱼、长鱼、海蛇。

适合体质
血虚体质。

生产地
多分布在长江流域的各干支流、湖泊、水库、池沼、沟渠中。

《本草纲目》：黄鳝"有补血、补气、消炎、消毒、除风湿等功效"。

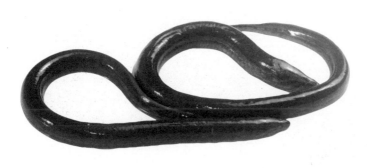

最佳搭配

 + 　　　　美容养颜。

黄鳝　　　　菜花

 + 　　　　增强免疫力。

黄鳝　　　　香菇

不利健康搭配

 + 　　　　刺激肠胃。

黄鳝　　　　茶叶

黄鳝 + 　　　　降低营养价值。

黄鳝　　　　菠菜

小贴士

选购黄鳝时，最好选颜色灰黄、摸起来较柔软的黄鳝。这样的黄鳝一般肉质比较细腻。需要注意的是，如果黄鳝闻着有些臭味，一般不要选择，这样的黄鳝一般生活在水质污染严重的环境中或者将近死去。黄鳝死后容易产生组胺，这种物质带有毒性，人体食用后会造成中毒。因此，宰杀后最好立即食用，避免放置或者储存。如果需要储存，可以烹调或者加工后储存。黄鳝近年来活运出口，畅销国外，更有冰冻黄鳝远销美洲等地。

郁金红枣黄鳝汤

原料 黄鳝500克，郁金9克，延胡索、红枣各10克，生姜5片，盐、味精、油、料酒各适量。

做法

1. 黄鳝用盐腌去黏液，清理干净后切段；郁金、延胡索洗净，煎取药汁。
2. 起油锅爆香生姜片，加少许料酒，放入黄鳝炒片刻取出。
3. 红枣、生姜洗净，与黄鳝肉一起放入瓦煲内，加水，大火煮开后改小火煲1小时，加入药汁，调味即可。

食用宜忌

适宜风湿性关节炎、肩周炎、筋骨疼痛等风湿病，跌打损伤者食用。孕妇慎食。

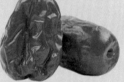

补益脾胃、养血补气

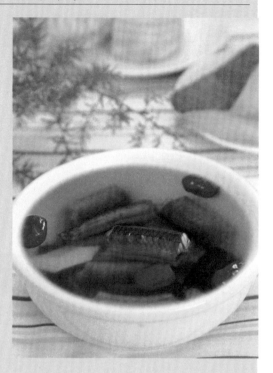

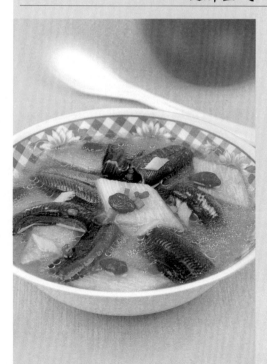

葛根山药黄鳝汤

原料 黄鳝2条，山药60克，葛根30克，枸杞子、盐5克，葱花、姜片各2克。

做法

1. 将黄鳝收拾干净、切成段，氽水；山药去皮、洗净，切片；枸杞子洗净。
2. 锅中调入盐、葱花、姜片，大火煮开后，下入黄鳝、山药、葛根、枸杞子煲至熟即可。

食用宜忌

适宜尿路感染者，急性肾炎患者，高血压、高脂血症、肥胖患者，脂肪肝、病毒性肝炎患者。

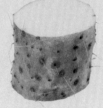

健脾胃、益肺肾

甲鱼

【 清热养阴的美味中药 】

甲鱼浑身都是宝，甲鱼的头、甲、骨、肉、卵、胆、脂肪均可入药。甲鱼肉味鲜美、营养丰富，有清热养阴、平肝熄风、软坚散结的效果。

营养成分
（以100g为例）

蛋白质	17.8g
碳水化合物	2.1g
脂肪	4.3g
钙	70mg
维生素A	139μg
热量	118Kcal

煲汤适用量：50~500 克。

性味归经

性平，味甘；归肝、脾经。

别名

元鱼、团鱼、水鱼、鼋鱼。

适合体质

阴虚体质。

生产地

主要分布于湖北、安徽、江苏、河南、湖南、浙江、江西等地。

《本草纲目》：甲鱼"可治虚劳盗汗，阴虚阳亢，腰酸腿疼，久病泄泻，小儿惊痫，妇女闭经、难产等。"

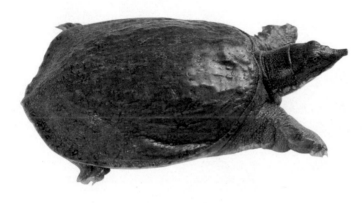

最佳搭配

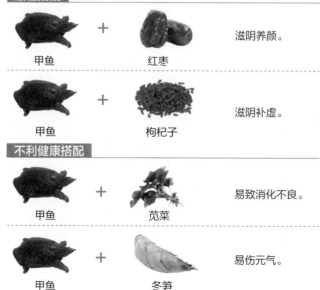

甲鱼	+ 红枣	滋阴养颜。
甲鱼	+ 枸杞子	滋阴补虚。

不利健康搭配

甲鱼	+ 苋菜	易致消化不良。
甲鱼	+ 冬笋	易伤元气。

小贴士

好的甲鱼动作敏捷，腹部有光泽，肌肉肥厚，裙边厚而向上翘，体外无伤病痕迹。把甲鱼翻转，头腿活动灵活，很快能翻回来，即为质量较优的甲鱼。需格外注意的是，买甲鱼必须买活的，千万不能图便宜买死甲鱼。甲鱼死后体内会分解大量毒物，食用后容易引起中毒，即使冷藏也不可食用。

灵芝石斛甲鱼汤

原料 甲鱼1只，灵芝15克，石斛10克，枸杞子少许，盐3克。

做法

1. 甲鱼收拾干净，斩块；灵芝掰成小块；石斛、枸杞子均洗净，泡发。
2. 甲鱼氽水。
3. 将甲鱼、灵芝、石斛、枸杞子和水放入瓦煲，大火煲沸后改为小火煲3小时，加盐即可。

食用宜忌

适宜子宫肌瘤患者，肺结核患者，贫血者，更年期女性，阴虚发热、心烦易怒、失眠者，胃阴不足所见的口渴咽干、呕逆少食、胃脘隐痛者。

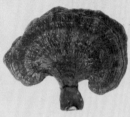

益气补虚、止咳平喘

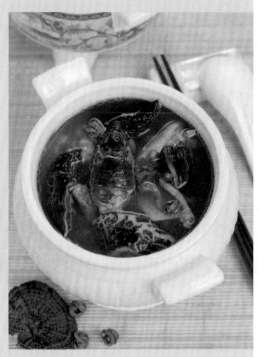

虫草红枣炖甲鱼

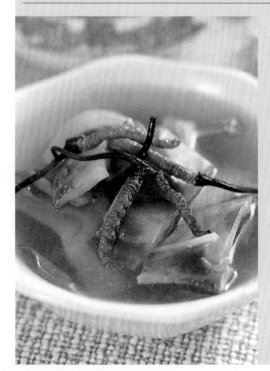

原料 甲鱼1只，冬虫夏草、红枣各10个，葱、姜片、蒜瓣各8克，料酒、盐、味精、鸡汤各适量。

做法

1. 甲鱼宰杀后切成4块；冬虫夏草洗净；红枣用开水浸泡。
2. 将甲鱼氽水捞出，割开四肢，剥去腿油洗净。
3. 甲鱼放入砂锅中，上放其他材料，炖2小时，调入盐、味精即成。

食用宜忌

适宜肾虚腰痛、阳痿遗精、肺虚或肺肾两虚之久咳虚喘、劳嗽痰血、盗汗自汗、高血压、冠心病、心律失常等患者。

补肾阳、益肺气

香菇枣仁甲鱼汤

原料 甲鱼500克，香菇、豆腐皮、上海青各适量，酸枣仁10克，盐、鸡精、姜片各适量。

做法

1. 甲鱼处理干净；香菇、豆腐皮、上海青均洗净切好；酸枣仁洗净。
2. 甲鱼汆去血水后入瓦煲，加入姜片、酸枣仁、水煲开。
3. 煲至甲鱼熟烂，放入盐、鸡精调味，用香菇、豆腐皮、上海青装饰摆盘即可。

食用宜忌

适宜甲状腺功能亢进、癌症、失眠、更年期综合征、阴虚盗汗、病后或产后体质虚弱、糖尿病患者。

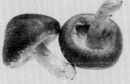

降压降脂、延缓衰老

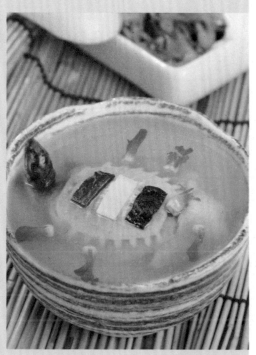

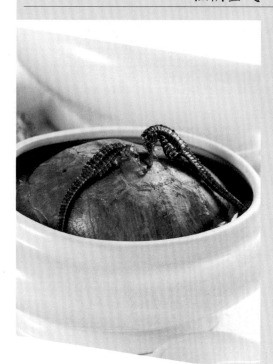

海马炖甲鱼

原料 甲鱼1只，猪瘦肉100克，生姜10克，海马、光鸡、火腿、鲜土茯苓、龙眼肉、味精、盐、鸡精、浓缩鸡汁、料酒各适量。

做法

1. 海马用瓦煲煸过；甲鱼剥洗干净；光鸡、猪瘦肉洗净斩件；火腿切成粒。
2. 将肉类材料汆水，和其他原材料装入炖盅炖4小时。
3. 加入所有调味料即可。

食用宜忌

适宜肾虚阳痿、精少、宫寒不孕、腰膝酸软、尿频、喘息短气、风湿性关节炎、跌打损伤等患者。

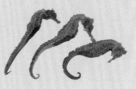

强身健体、补肾壮阳

第十章 水产海鲜靓汤

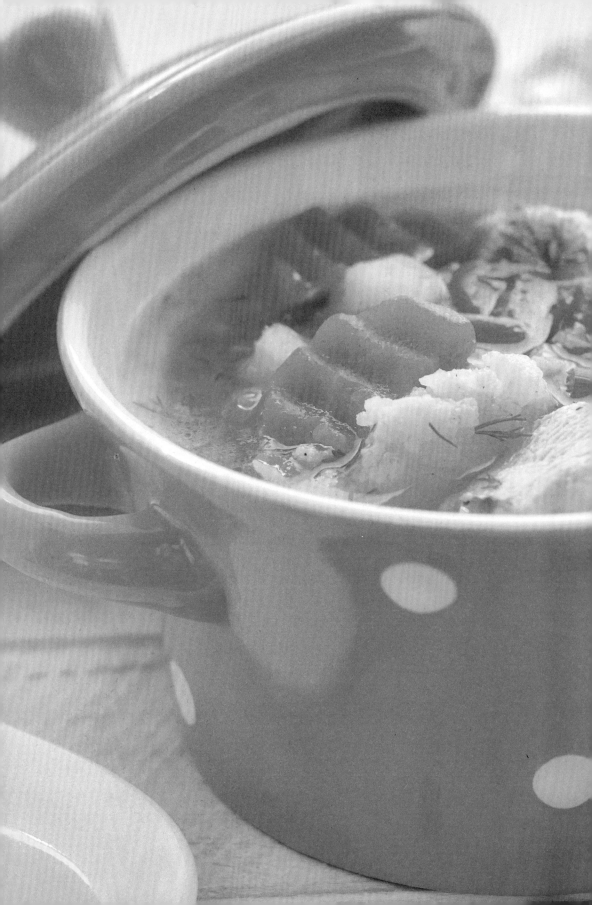

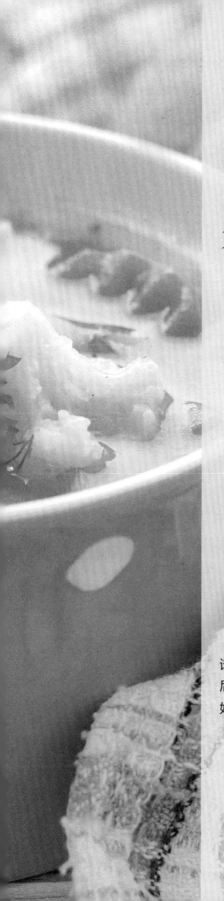

第十一章
山珍药材靓汤

　　产自山野的名贵珍稀食品和一些中药材，在古人食谱上常充当主角。野生山珍比较名贵，所以与食材煲汤后滋补效果十分可观，需要注意的是，适量进补才是最好的选择。

茯苓

【利水渗湿的滋补药材】

茯苓是多孔菌科真菌茯苓的干燥菌核。其菌核含 β-茯苓聚糖、茯苓酸、3β-羟基羊毛甾三烯酸等。茯苓自古被视为中药"八珍"之一，是利水渗湿的滋补药材。

营养成分

脂肪	胆碱
葡萄糖	蛋白质
氨基酸	有机酸
卵磷脂	腺嘌呤
麦角甾醇	茯苓多糖

煲汤适用量：5~25克。

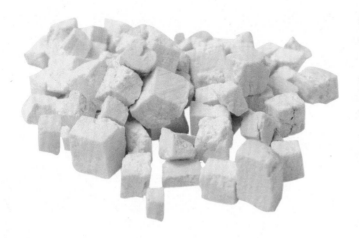

性味归经
性平，味甘、淡；归心、脾、肾经。

别名
茯菟、茯灵、伏菟、松苓。

适合体质
痰湿体质。

生产地
主产于长江流域以及南方各省区，以安徽省岳西县产量最大。

《本草纲目》：茯苓"健脾胃，强筋骨，祛风湿，利关节，止泄泻，治拘挛骨痛，恶疮痈肿，解汞粉、银朱毒。"

最佳搭配

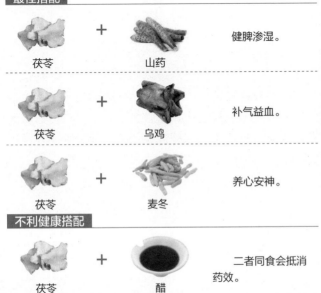

茯苓	+ 山药	健脾渗湿。
茯苓	+ 乌鸡	补气益血。
茯苓	+ 麦冬	养心安神。

不利健康搭配

茯苓	+ 醋	二者同食会抵消药效。

小贴士

完整的茯苓呈类圆形、椭圆形、扁圆形或不规则团块，大小不一。外皮薄，棕褐色或黑棕色，粗糙，具有皱纹。质坚实，破碎面颗粒状，近边缘淡红色，有细小蜂窝样孔洞，内部白色，少数淡红色。气微，味淡，嚼之粘牙。挑选时，以体重坚实，外表呈褐色而略带光泽，无裂隙，皱纹深，断面色白、细腻，嚼之黏性强者为佳。

茯苓容易被虫蛀、发霉、变色，应密闭，放在阴凉干燥的地方保存。

补气健脾 + 升举内脏

党参茯苓鸡汤

原料 党参15克，炒白术、炙甘草各5克，茯苓10克，鸡腿2只，姜片适量，盐少许。

做法

1. 将鸡腿洗净，剁小块。
2. 党参、白术、茯苓、炙甘草均洗净。
3. 锅中入水煮开，放入鸡腿及药材、姜片，转小火煮至熟，调入盐即可。

食用宜忌

适宜脾胃虚弱引起的内脏下垂患、神疲乏力、脾虚引起的妊娠胎动不安、病后体虚者食用。

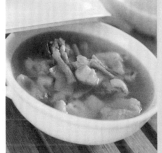

健脾益气 + 补益肾气

茯苓核桃猪肉汤

原料 猪瘦肉400克，核桃仁50克，茯苓10克，盐5克，鸡精3克。

做法

1. 猪瘦肉洗净，切块；茯苓洗净，润透切块；核桃去壳，取肉。
2. 锅中注水，烧沸，放入猪瘦肉、茯苓、核桃仁大火煮开，转小火慢炖。

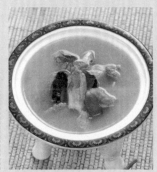

3. 炖至核桃仁变软后，加入盐和鸡精调味即可。

食用宜忌

适宜便秘、记忆力衰退、脾虚食欲不振、食积腹胀、皮肤粗糙暗黄者食用。

清热解毒 + 健脾渗湿

茯苓菊花猪肉汤

原料 猪瘦肉400克，茯苓25克，菊花、白芝麻、盐各5克，鸡精3克。

做法

1. 猪瘦肉洗净，切块；茯苓洗净，切片；菊花、白芝麻洗净。
2. 猪瘦肉氽水。
3. 将猪瘦肉、茯苓、菊花放入炖锅中，加水，炖2小时，调入盐和鸡精，撒上白芝麻关火，加盖焖一下即可食用。

食用宜忌

适宜水肿、体质虚弱、贫血、更年期综合征患者食用。

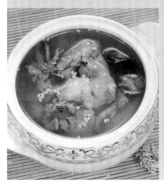

健脾渗湿 + 祛风除痹

茯苓黄鳝汤

原料 黄鳝、蘑菇100克，茯苓20克，赤芍12克，盐6克，料酒10毫升。

做法

1. 黄鳝处理干净，洗净切成小段；蘑菇洗净，撕成小片；茯苓、赤芍洗净。
2. 将上述食材与清水放入锅中，以大火煮沸后转小火续煮20分钟。
3. 加入盐、料酒拌匀即可。

食用宜忌

适宜肾炎水肿、尿路感染、前列腺炎、高脂血症、高血压、肥胖、脂肪肝、肝硬化、月经不调、风湿性关节炎患者食用。

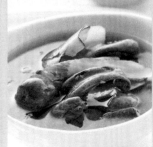

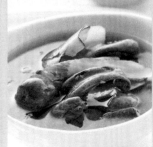

第十一章 山珍药材靓汤

银耳

【食用菌中极佳补品】

银耳是一种含粗纤维的减肥食品，营养价值非常高，被人们誉为"菌中明珠"。它是名贵的滋补佳品，是"延年益寿之品""长生不老良药"。

营养成分
（以100g为例）

蛋白质	10g
碳水化合物	30.4g
脂肪	1.4g
钙	36mg
钾	1.588g
热量	200Kcal

煲汤适用量：5~10克（干）。

性味归经
性平，味甘、淡；归肺、胃、肾经。

别名
白木耳、白耳、桑鹅、五鼎芝、白耳子、银耳花。

适合体质
阴虚体质。

生产地
我国西南地区、华东地区、西北地区均有出产。

《本草纲目》：银耳"除肺痨，治肺热干咳、痰中带血、肺痈肺痿、月经不调、便秘下血。"

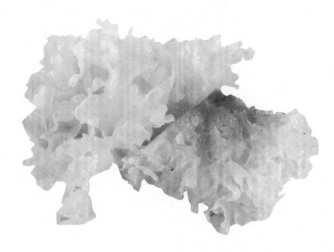

最佳搭配

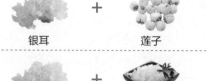

银耳 ＋ 莲子　　润肺养胃。

银耳 ＋ 冰糖　　滋阴养颜。

银耳 ＋ 冬瓜　　消肿瘦身、润肺排毒。

不利健康搭配

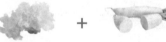

银耳 ＋ 白萝卜　　易引发皮炎。

小贴士

以下为挑选银耳的窍门：

一看：好的银耳花大而松散，耳肉肥厚，色泽呈白色或略带微黄，蒂头无黑斑或杂质。如果银耳色泽呈暗黄，朵形不全，呈残状，蒂间不干净，属于质量差的。

二摸：好的银耳比较干燥，无潮湿感。

三尝：好银耳无异味，如尝有辣味，则为劣质银耳。

四闻：银耳受潮后会发霉变质，如能闻出酸味或其他气味，则不能再食用。

滋阴润肺 + 养血明目

银杞鸡肝汤

原料 鸡肝200克，银耳10克，枸杞子15克，百合5克，盐、鸡精各3克。

做法

1. 鸡肝洗净，切块；银耳泡发洗净，摘成小朵；枸杞子、百合洗净，浸泡。
2. 鸡肝氽水。
3. 将鸡肝、银耳、枸杞子、百合放入锅中，加入清水小火炖1小时，调入盐、鸡精即可。

食用宜忌

适宜肝肾不足所致视物昏花者，贫血者，皮肤干燥者，青光眼、白内障、夜盲症等眼病患者，肝病患者，失眠者食用。

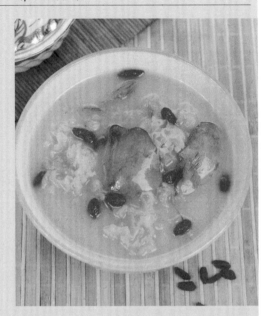

滋阴润燥 + 美容养颜

木瓜银耳猪骨汤

原料 木瓜100克，银耳10克，猪骨150克，玉竹5克，盐3克，生抽4毫升。

做法

1. 木瓜去皮，洗净切块；银耳洗净，泡发撕片；猪骨洗净，斩块；玉竹洗净。
2. 猪骨氽水。
3. 将猪骨、木瓜、玉竹放入瓦煲，放水，大火烧开后下入银耳，改用小火炖煮2小时，加盐、生抽即可。

食用宜忌

适宜阴虚体质、皮肤干燥暗黄无光泽、肺阴亏虚、胃阴虚所致咽干口燥、胃脘灼痛患者食用。

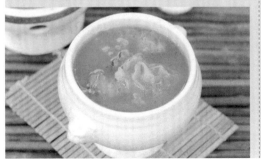

滋阴润肺 + 益气补血

椰子肉银耳煲乳鸽

原料 乳鸽1只，银耳10克，椰子肉100克，红枣适量，枸杞子适量，盐少许。

做法

1. 乳鸽收拾干净；银耳泡发洗净；红枣、枸杞子均洗净，浸水10分钟。
2. 乳鸽氽尽血渍，捞起。
3. 将乳鸽、红枣、枸杞子放入炖盅，注水后以大火煲沸，放入椰子肉、银耳，小火煲煮2小时，加盐即可。

食用宜忌

适宜肺虚咳嗽气喘、痰中带血、产后或病后体虚、皮肤干燥、暗黄粗糙、高血压患者食用。

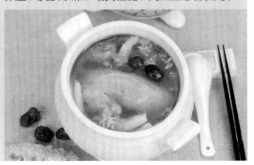

第十一章 山珍药材靓汤

天冬银耳汤

原料 银耳20克，天冬15克，莲子15克，红枣2个，香菇2朵，盐适量。

做法
1. 将银耳洗净，撕成小朵；莲子去莲子心、红枣去核，均洗净备用；香菇洗净，切薄片。
2. 锅中倒水，放入所有主料，大火煮开，转小火续煮30分钟，最后加盐即可。

食用宜忌
适宜皮肤干燥粗糙者、糖尿病患者、心烦失眠者、口腔溃疡者、肺燥干咳者、津伤口渴者、内热消渴者、阴虚发热者、小儿夏季热者、肠燥便秘者食用。

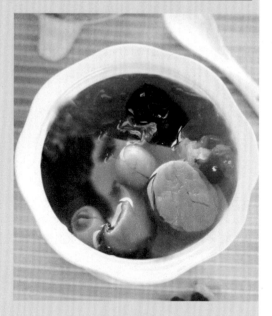

补脾健胃 + 滋阴降压

牛奶水果银耳汤

原料 牛奶300毫升，银耳20克，猕猴桃1个，圣女果5颗。

做法
1. 银耳用清水泡软，去蒂，切成细丁，加入牛奶中，以中小火边煮边搅拌，煮至熟软，熄火待凉装碗。
2. 圣女果洗净，切成两半；猕猴桃削皮、切丁，一起加入碗中即可。

食用宜忌
一般人群皆可食用，尤其适合胃阴亏虚、食欲不振、少气懒言者，高血压患者，皮肤干燥暗黄者，咽干口燥者，前列腺炎患者，便秘者。

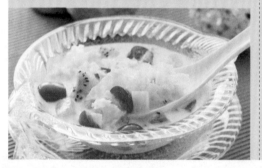

滋阴益胃 + 美容润肤

西洋参银耳鳢鱼汤

原料 鳢鱼300克，银耳20克，西洋参片、枸杞子各10克，盐少许。

做法
1. 鳢鱼收拾干净，切长段；西洋参片洗净；银耳、枸杞子泡发洗净。
2. 将上述食材放入汤煲中，加水至盖过材料，用大火煮沸。
3. 改用小火炖50分钟，加盐即可。

食用宜忌
适宜胃阴亏虚引起的胃痛、烧心者，咽喉干燥者（如慢性咽炎），干咳咯血者，糖尿病患者，皮肤干燥、暗黄者，肠热便血者，体质虚弱者。

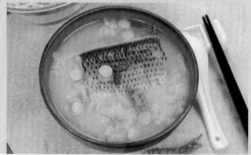

清肝泻火 + 滋阴润燥

赤芍银耳饮

原料 赤芍、柴胡、黄芩、夏枯草、麦冬各5克，牡皮、玄参各3克，梨1个，银耳罐头300克，白糖120克。

做法

1. 将所有药材洗净；梨去皮切块。
2. 锅中加所有药材和水煎煮成药汁，去渣取汁后加入梨、银耳罐头、白糖，煮滚后即可。

食用宜忌

　　适宜肝火旺盛所见的目赤肿痛、烦躁易怒、头晕头痛，肺热所见的干咳、咯血、咽喉干燥、鼻干口渴，胃热所见的口臭、便秘、口舌生疮、面生痤疮、烧心者。

滋阴、润肺、祛燥

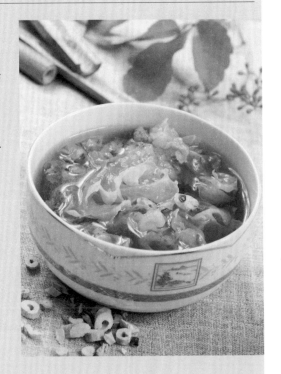

滋阴润肺 + 美容养颜

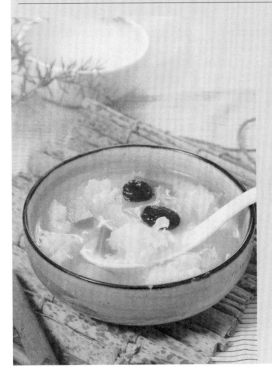

银耳木瓜羹

原料 西米100克，银耳20克，木瓜200克，红枣10克，白糖适量。

做法

1. 西米泡发洗净；木瓜去皮、去子，切块，银耳泡发，洗净，摘成小朵；红枣洗净，去核。
2. 锅中下入上述食材，大火煮沸，转小火续煮30分钟；加入白糖即可。

食用宜忌

　　适宜高血压、高脂血症、糖尿病（不加白糖）、阴虚干咳、皮肤干燥粗糙、慢性萎缩性胃炎、慢性肾炎、痛风、消化不良、便秘者。孕妇以及对木瓜过敏者慎食。

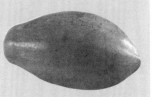

舒筋解痉、和胃消食

黄芪

【补气之最】

　　黄芪富含多种氨基酸、钾、钙、钠、镁、铜、硒、蔗糖等成分。其有增强机体免疫功能、保肝、利尿、抗衰老、抗应激、降压和较广泛的抗菌作用，是最佳的补中益气之药。

营养成分
（以100g为例）

蛋白质	7.64g
碳水化合物	2.39g
脂肪	3.84g
膳食纤维	0.28g
热量	13.7Kcal

煲汤适用量：9~30 克。

性味归经
性微温，味甘；归肺、脾经。

别名
北芪、绵芪、口芪、西黄芪。

适合体质
气虚体质。

生产地
主产内蒙古、山西、吉林、黑龙江、河北等地。

《本草纲目》：黄芪"味甘性微温，入脾、肺经，具补气固表利水、养血生肌托毒之功。"

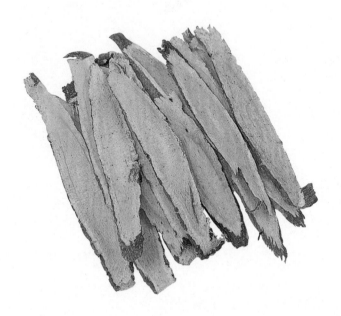

最佳搭配

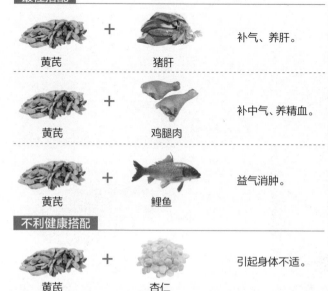

黄芪	猪肝	补气、养肝。
黄芪	鸡腿肉	补中气、养精血。
黄芪	鲤鱼	益气消肿。

不利健康搭配

黄芪	杏仁	引起身体不适。

小贴士

　　真黄芪呈淡棕色或黄色，圆锥形，上短粗下渐细，长20~120 厘米，表面有皱纹及横向皮孔，质坚韧。断面呈纤维状，显粉性，皮部黄色，木质部黄色有放射状纹理。味微甜，嚼之有豆腥味。假品外形亦呈圆柱形，但个体均较小，长 5~50 厘米；色近似棕或深棕色；纵纹及皮孔多不全或缺少皮孔，有的根部有分叉；质或坚或韧或脆；断面多呈纤维状或刺状；味或淡而甜有豆腥味，或微甜无豆腥味，或苦伴很浓豆腥味，或有刺激性。

补气养血 + 养肝明目

黄芪枸杞子猪肝汤

原料 猪肝 300 克, 党参 15 克, 黄芪、枸杞子各 10 克, 盐适量。

做法
1. 猪肝洗净, 切片; 党参、黄芪洗净, 入锅, 加适量的水以大火煮开, 转小火熬高汤。
2. 熬 20 分钟转中火, 放入枸杞子煮约 3 分钟, 放入猪肝片, 待水沸后, 加盐即成。

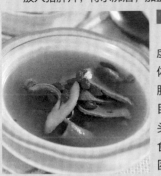

食用宜忌
适宜气血亏虚、病后、产后体虚、产后缺乳, 肝肾不足所致两目昏花、白内障、头晕, 内脏下垂、食欲不振、乏力困倦者食用。

益气补虚 + 强身健体

黄芪牛肉汤

原料 牛肉 400 克, 黄芪 10 克, 枸杞子 10 克, 葱段、香菜 20 克, 盐适量。

做法
1. 牛肉洗净切块, 入沸水锅中氽水; 香菜择洗干净, 切段; 黄芪用温水洗净。
2. 净锅入水, 下入牛肉、黄芪煲至成熟, 撒入葱段、香菜、盐即可。

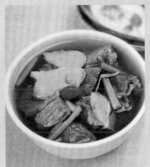

食用宜忌
适宜产后或病后体虚, 脾胃气虚引起的神疲乏力、面色无华、食少便溏、自汗及低血压、贫血、营养不良患者食用。

健脾益胃 + 升举内脏

猪肚黄芪枸杞子汤

原料 猪肚 300 克, 黄芪、枸杞子、生姜 10 克, 盐、淀粉、鸡精各适量。

做法
1. 猪肚用盐、淀粉搓洗干净, 切小块; 黄芪、枸杞子、生姜洗净; 生姜去皮切片。
2. 猪肚氽水至收缩后取出, 用冷水浸洗。
3. 将所有食材放入砂煲内, 注水, 大火煮开后转小火煲煮, 2 小时后调入盐、鸡精即可。

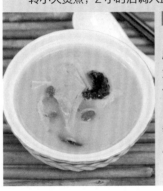

食用宜忌
适宜脾胃气虚引起的神疲乏力、面色无华、食少便溏、表虚自汗者, 内脏下垂者, 产后、病后体虚者食用。

益气补虚 + 养心安神

黄芪骨头汤

原料 腔骨 250 克, 黄芪、酸枣仁、枸杞子各 10 克, 盐、色拉油、味精、葱花、姜片各适量。

做法
1. 将腔骨洗净、氽水; 黄芪、酸枣仁、枸杞子均用温水洗净。
2. 姜片入油锅爆出香味, 下入腔骨煸炒几下, 倒入水, 下入黄芪、酸枣仁、枸杞子, 调入盐、味精, 煲至熟撒上葱花即可。

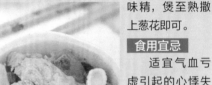

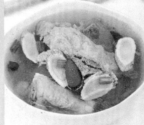

食用宜忌
适宜气血亏虚引起的心悸失眠、记忆衰退、心肌缺血、营养不良、贫血、低血压患者食用。

灵芝

【补气之最】

灵芝是中国传统珍贵药材，具备很高的药用价值。自古以来就被认为是吉祥、富贵、美好、长寿的象征，有"仙草""瑞草"之称，被视为滋补强壮、固本扶正的珍贵中草药。

营养成分

树脂	内酯
有机酸	多糖类
多糖醇	脂肪酸
甘露醇	生物碱
香豆精	麦角甾醇

煲汤适用量：6~12克。

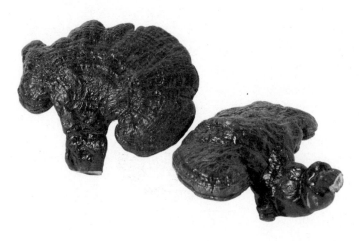

性味归经

性平，味甘；归心、肺、肾经。

别名：灵芝草、菌灵芝、菌芝、赤芝、黑芝。

适合体质

气虚体质。

生产地

灵芝主要分布在我国秦岭至大、小兴安岭一带。

《本草纲目》：灵芝"性平，味甘，无毒，主胸中结，补中，益心气，增智慧，久服轻身不老，延年神仙。"

最佳搭配

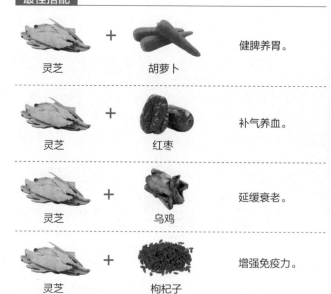

灵芝 + 胡萝卜　健脾养胃。

灵芝 + 红枣　补气养血。

灵芝 + 乌鸡　延缓衰老。

灵芝 + 枸杞子　增强免疫力。

小贴士

灵芝可从其形体、色泽、厚薄比重上判别好坏。好的灵芝子实体柄短，肉厚，菌盖的背部或底部用放大镜观察，能看到管孔部位、呈淡黄或金黄色。

新鲜的灵芝可以直接食用，但保存期很短。灵芝采收后，去掉表面的泥沙及灰尘，自然晾干或烘干，水分控制在13%以下，然后用密封的袋子包装，放在阴凉干燥处保存。市场上散装的灵芝，使用前最好清洗后食用。置干燥处，防霉，防蛀。

灵芝红枣猪肉汤

原料 猪瘦肉 300 克，灵芝 10 克，玉竹 8 克，红枣 4 个，盐 6 克。

做法

1. 将猪瘦肉洗净、切片；灵芝、玉竹、红枣洗净，灵芝切小块备用。
2. 净锅上火倒入水，调入盐，下入猪瘦肉烧开，撇去浮沫，下入灵芝、玉竹、红枣煲至熟即可。

食用宜忌

　　适宜虚劳短气者、神疲乏力者，肺虚咳喘者、失眠心悸者、消化不良者、体虚容易感冒者、气血津液不足者。食积腹胀、湿热内盛的急性肝炎者慎食。

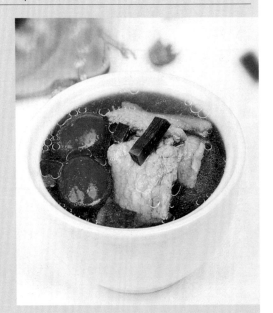

益智补脑 + 补肾延年

灵芝核桃乳鸽汤

原料 乳鸽 1 只，党参、核桃仁 20 克，灵芝 10 克，蜜枣 5 个，盐适量。

做法

1. 将核桃仁、党参、灵芝、蜜枣分别用水洗净。
2. 将乳鸽去内脏，洗净斩件，余去血水。
3. 锅中入适量水大火烧开，放入乳鸽、党参、核桃仁、灵芝、蜜枣，改用小火煲 3 小时，加盐调味即可。

食用宜忌

　　适宜体质虚弱者、记忆力衰退者、心悸失眠患者、肾虚阳痿者、神疲乏力者、肺虚咳喘者、病后或产后贫血者。阴虚内热者、感冒未愈者慎食。

益气补虚 + 养心安神

灵芝茯苓炖乌龟

原料 乌龟 1 只，灵芝 6 克，茯苓 25 克，山药 8 克，生姜 10 克，盐、味精各适量。

做法

1. 乌龟置冷水锅内，小火加热至沸，将龟破开，去头和内脏，斩大件。
2. 灵芝切块，与茯苓、山药、生姜一起洗净。
3. 将以上用料和水放入瓦煲内，以大火烧开，转小火炖 2 小时，最后调入盐和味精即可。

食用宜忌

　　适宜更年期女性、失眠、心律失常、体质虚弱、自汗、盗汗、肺虚咳喘、脾虚食欲不振、病后或产后贫血者。

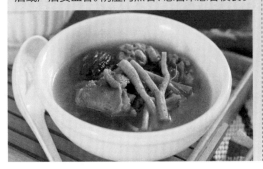

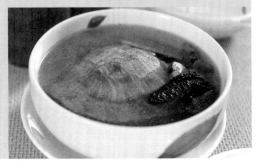

第十一章 山珍药材靓汤

益气滋阴 + 养心安神

灵芝石斛鱼胶猪肉汤

原料 猪瘦肉300克，枸杞子、灵芝、石斛、鱼胶各适量，盐6克，鸡精5克。

做法

1. 猪瘦肉切件汆水；灵芝、鱼胶洗净，浸泡；枸杞子、石斛洗净。
2. 将上述材料放入锅中，加水慢炖。
3. 炖至鱼胶变软散开后，调入盐和鸡精即可。

食用宜忌

适宜心律失常、失眠多梦者，肺结核患者，贫血者，更年期女性，阴虚发热、心烦易怒者，胃阴不足所见的舌红少苔、口渴咽干、呕逆少食、胃脘隐痛者，糖尿病患者，体质虚弱者。

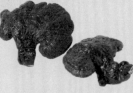

补气安神、止咳平喘

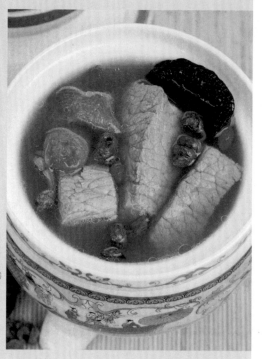

丰胸下乳 + 益气补血

猪蹄灵芝汤

原料 猪蹄1只，丝瓜200克，灵芝10克，生姜3片，盐适量。

做法

1. 将猪蹄洗净切块，汆水；丝瓜去皮、洗净，切滚刀块；灵芝洗净。
2. 汤锅里加入适量水，下入猪蹄、生姜片、灵芝，煲至快熟时下入丝瓜，再煲10分钟，加盐调味即可。

食用宜忌

适宜青春期女孩乳房发育迟缓者、产后贫血缺乳者、虚劳短气者、失眠心悸者、不思饮食者、贫血者、体质虚弱者。痰多者、肥胖者、腹胀消化不良者、高脂血症患者慎食。

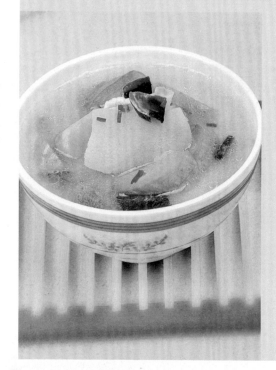

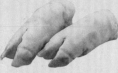

强筋、美容、通乳

当归

【妇科主药】

当归为伞形科植物当归的根。它被视为上乘的药材和营养补品，人们经常把它加进汤水之中烹煮以增加营养。当归也是治疗妇科疾病的主药。

营养成分

正丁烯	当归酮
阿魏酸	氨基酸
内酯	烟酸
蔗糖	多糖
锰	锌

煲汤适用量：6~15 克。

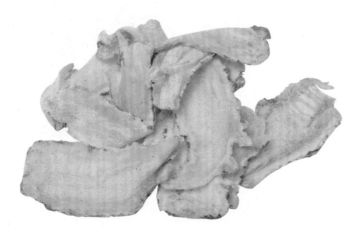

性味归经

性温，味甘、辛；归肝、心、脾经。

别名

全当归、秦当归、云当归、川当归、西当归。

适合体质

血虚体质。

生产地

以甘肃、四川、云南三省生产较多，其他省份也有栽培。

《本草纲目》：当归"调血，为女人要药，有思夫之意，故有当归之名。"

最佳搭配

 + 　补气生血。

当归　　　　人参

当归 + 红花　调经化淤。

 + 　温补气血。

当归　　　　羊肉

当归 + 　补气养血。

当归　　　　龙眼

小贴士

当归选购时一看颜色，不要选择颜色金黄的当归，要选择土棕色或黑褐色的当归，因为金黄色的说明硫熏得比较严重。

二看外形，根略呈圆柱形，根头（归头）略膨大，下部有5~10根股子，当归头大、股子少说明是最好的品种。

三看硬度，质较柔韧，断面为黄白色或淡黄色，有棕色油室。不要选择太干的当归。

第十一章　山珍药材靓汤

活血化淤 + 调经止痛

当归三七炖鸡

原料 乌鸡 150 克，当归 10 克，三七 8 克，生姜 10 克，盐适量。

做法

1. 当归、三七洗净；乌鸡洗净，斩件；生姜洗净切片。
2. 再将乌鸡块放入滚水中煮 5 分钟，取出过冷水备用。
3. 把全部材料放入煲内，加滚水适量，盖好，小火炖 2 小时，加盐调味供用。

食用宜忌

　　适宜月经不调（如痛经、月经量少、月经色暗、月经推迟、闭经）患者，贫血患者，血虚头晕者，产后病后体虚者，产后腹痛者，心绞痛患者，动脉硬化者。

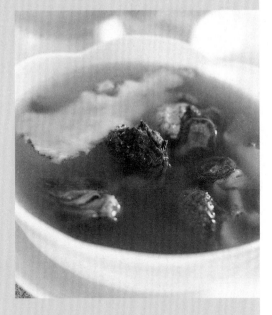

益气补血 + 滋阴补虚

当归猪皮汤

原料 红枣、当归、龙眼肉各适量，猪皮 500 克，盐 5 克。

做法

1. 红枣去核，洗净；当归、龙眼肉洗净。
2. 猪皮氽水。
3. 将水放入砂锅内，水沸后加入上述全部材料，大火煲开后改用小火煲 3 小时，加入盐即可。

食用宜忌

　　适宜气血不足者、月经不调者、闭经痛经者、虚寒腹痛者、阴虚心烦者、血虚萎黄者、肠燥便秘者、风湿痹痛患者。慢性腹泻者、大便溏薄者、动脉硬化患者、高血压患者慎食。

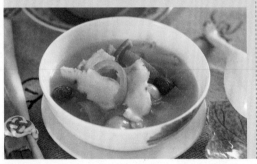

补血活血 + 祛风止痒

当归乳鸽汤

原料 当归、山楂、白鲜皮、白蒺藜各 10 克，乳鸽 1 只，盐、味精各适量。

做法

1. 乳鸽处理干净，斩成小块。
2. 将药材洗净，加水放入锅中，以大火煮开后转小火，煮至汁浓备用。
3. 再将乳鸽加入药汁内，以中火炖煮约 1 小时，加盐、味精调味即可。

食用宜忌

　　适宜爱美女士、产后妇女、皮肤粗糙暗黄者、皮肤瘙痒者、贫血患者、盆腔炎患者、肾虚腰痛者、血淤腹痛者、肝郁血虚者。

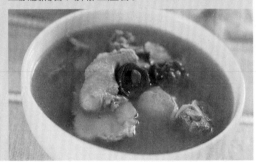

当归生姜羊肉汤

原料 羊肉 300 克，枸杞子、红枣各 20 克，当归、生姜各 10 克，盐 6 克，鸡精 2 克。

做法

1. 羊肉洗净切件，氽水；当归洗净，切块；生姜洗净，切片；红枣、枸杞子洗净，浸泡。
2. 将上述材料放入锅中，加水小火炖 2 小时。
3. 调入盐、鸡精，稍炖后出锅即可。

食用宜忌

适宜产后寒凝血淤所致腹痛者，阳虚怕冷、四肢冰凉、腰膝冷痛、长冻疮的患者，小腹冷痛、月经色暗、闭经者，宫寒不孕者，早泄阳痿、精冷不育者。

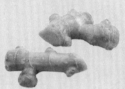

开胃健脾、促进食欲

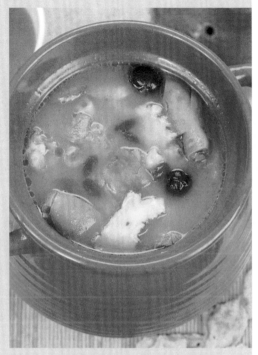

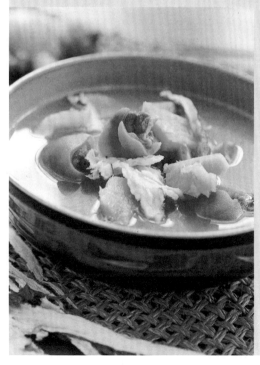

当归桂枝猪蹄汤

原料 川芎 6 克，当归 15 克，桂枝 10 克，红枣 5 个，猪蹄 200 克，盐、姜适量。

做法

1. 当归、川芎、桂枝分别洗净，备用；红枣洗净后放入温水中，浸软去核。
2. 将猪蹄收拾干净，入开水锅内稍煮，捞起过冷水，剁块。
3. 将全部材料放入砂煲内，加水，大火煮沸后，改小火煲 2 小时，加盐即可。

食用宜忌

适宜风湿性关节炎、肩周炎、产后淤血腹痛、痛经、闭经、月经色暗稀少等患者食用。

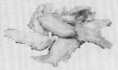

补血活血、调经止痛

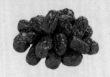

补益脾胃、养血补气

人参

【百草药王】

人参含有多种氨基酸、维生素 B_1、维生素 B_2 及钙、磷、钾、钠、铁等成分。其自古以来拥有"百草药王"的美誉，更被誉为"大补元气，扶正固本"之极品。

营养成分

铜	锌
烟酸	叶酸
柠檬酸	苹果酸
人参皂苷	延胡索酸
维生素 B_1	维生素 B_2

煲汤适用量：3~15 克。

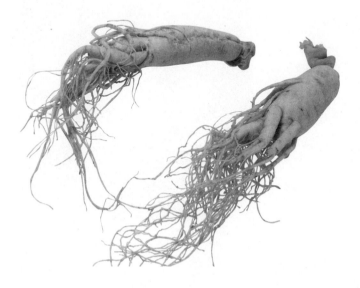

性味归经

性微温，味甘、微苦；归脾、肺、心经。

别名

棒槌、山参、园参、人衔、鬼盖、神草、地精、土精。

适合体质

气虚体质。

生产地

多分布在分布于辽宁东部、吉林东半部和黑龙江东部。

《本草纲目》：人参"味甘微苦而性微温，入脾、心、肺经。具补益强壮，补气固脱，补肺健脾之功效。"

最佳搭配

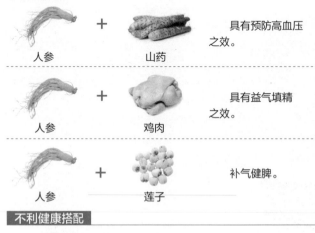

人参 ＋ 山药　　具有预防高血压之效。

人参 ＋ 鸡肉　　具有益气填精之效。

人参 ＋ 莲子　　补气健脾。

不利健康搭配

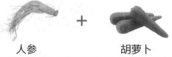

人参 ＋ 胡萝卜　　二者作用相反，不宜同用。

小贴士

人参选购时一看形态是否正常。人参呈长条状，且参根下部有分枝，略似"人"形，通常其上部主根和下部的分枝根大致等长，习惯上主根长之根、粗壮的比瘦弱好。

二看色泽。无论哪一种参，其外观色泽都应鲜亮均匀，不应晦暗，外皮应具其特有的皱纹。

三是嚼过后将口内的唾液徐徐咽下，以苦甘之回味浓者为佳。

四闻气味。人参香气比较浓郁，不应该有其他异味。

益气补虚 + 补益肝肾

鲜人参煲乳鸽

原料 乳鸽1只，鲜人参8克，红枣10个，生姜5克，盐3克。

做法

1. 乳鸽处理干净；鲜人参、红枣洗净；生姜洗净切片。
2. 乳鸽汆水。
3. 将乳鸽、人参、红枣、姜片一起装入煲中，加适量水，以大火炖煮2小时，加盐即可。

食用宜忌

适宜宫寒不孕、肾虚阳痿遗精、大病后体虚欲脱、脾虚食少、肺虚喘咳、贫血、营养不良等。阴虚火旺、内火旺盛、感冒、失眠、高血压、高脂血症、糖尿病者，儿童慎食。

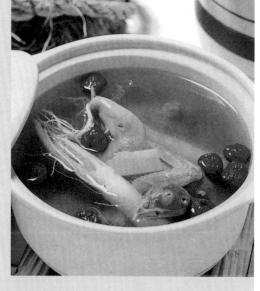

补气养血 + 美容养颜

人参猪蹄汤

原料 猪蹄300克，人参9克，胡萝卜50克，枸杞子10克，红枣5个，姜4片，盐适量。

做法

1. 胡萝卜、猪蹄切块，汆水；人参、枸杞子、红枣洗净。
2. 水沸后放入生姜片，下入猪蹄、人参、红枣转小火煲2小时，再下入枸杞子，调入盐，同煲至熟烂即可。

食用宜忌

适宜体质虚弱、产后缺乳、气虚难产、慢性消耗性疾病、气血亏虚者。阴虚火旺者、高血压患者、高脂血症患者等慎食。

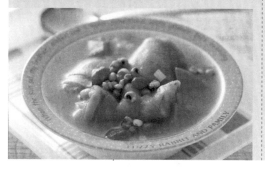

大补元气 + 延年益寿

人参鸡汤

原料 山鸡250克，人参15克，黄芪8克，红枣8个，姜片5克，盐4克。

做法

1. 山鸡处理干净，斩块汆水；人参洗净切片；黄芪、红枣均洗净备用。
2. 汤锅置火上，入清水适量，下入山鸡块、人参片、姜片、黄芪、红枣，大火煲沸后转小火煲至熟烂，加盐即可。

食用宜忌

适宜大病后体虚欲脱、脾虚食少、肺虚喘咳、久病虚弱、贫血等患者。阴虚火旺、内火旺盛、感冒、高血压、高脂血症者及儿童慎食。

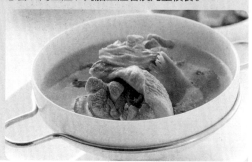

第十一章 山珍药材靓汤

温经散寒 + 大补元气

人参糯米鸡汤

原料 人参、肉桂各 5 克，糯米 50 克，鸡腿 1 只，红枣 10 克，盐 2 小匙，枸杞子少许。

做法

1. 将肉桂用水清洗一下，放入锅中，加水煎取药汁。
2. 鸡腿洗净斩块，与淘洗好的糯米、人参、红枣、枸杞子一起放入锅中，煮成稀粥，待熟后，调入盐即可。

食用宜忌

　　适宜心阳亏虚引起的心悸怔忡、心胸憋闷或心痛、气短、冷汗淋漓、畏寒肢冷、面唇青紫的患者以及肾阳虚引起的阳痿、遗精者食用。

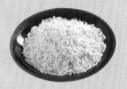

健脾养胃、收敛止汗

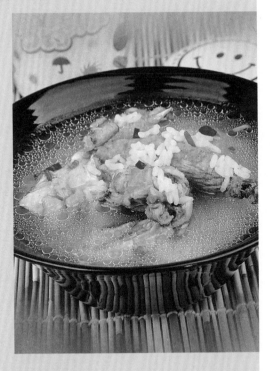

补气养血 + 滋阴补肾

人参炖鹌鹑蛋

原料 人参 8 克，鹌鹑蛋 10 个，黄精 10 克，陈皮 3 克，盐、白糖、香油、味精、高汤各适量。

做法

1. 将人参煨软，收取滤液，再将黄精煎 2 遍，取其浓缩液与人参液调匀。
2. 鹌鹑蛋煮熟去壳，一半用陈皮、盐、味精腌渍 10 分钟，一半用香油炸成金黄色。
3. 把高汤、白糖、味精等兑成汁。再将鹌鹑蛋同兑好的汁加适量清水一起下锅炖煮 15 分钟即可。

食用宜忌

　　适宜失眠多梦、腰膝酸软、倦怠乏力者食用。

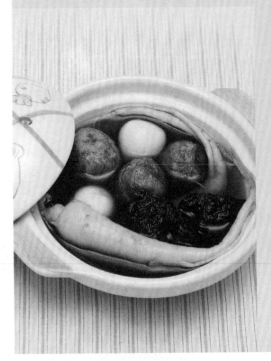

补气益血、强身健体

党参

【补益上品】

党参含葡萄糖、果糖、菊糖、蔗糖、磷酸盐和 17 种氨基酸，以及钾、钠、镁、锌、铜、铁等 14 种矿物质。为中国常用的传统补益药，是补气血不足者之上品。

营养成分

铁	锌
铜	锰
糖类	酚类
甾醇	挥发油
苏氨酸	丝氨酸
维生素B$_1$	维生素B$_2$

煲汤适用量：9~30 克。

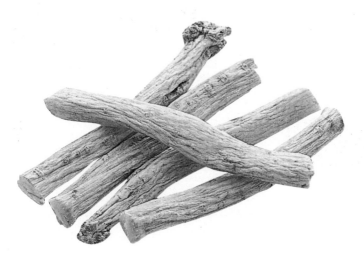

性味归经

性平，味甘；归脾、肺经。

别名

狮头参、中灵草、东党参、汶元参、黄参。

适合体质

气虚、血虚体质。

生产地

西党参主产地为陕西；东党参主产地为东北；潞党参主产地为山西。

《**本草纲目**》：党参"虽无甘温峻补之功，却有甘平清肺之力，亦不似沙参之性寒专泄肺气也。"

最佳搭配

 + 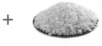 治白细胞减少症。

党参　　　大米

 + 补血养血。

党参　　　黄鳝

不利健康搭配

 + 二者作用相反，不宜同食。

党参　　　胡萝卜

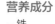 + 降低药效。

党参　　　浓茶

小贴士

各种党参中以野生党参为最优。西党参以根条肥大、粗实、皮紧、横纹多、味甜者为佳；东党参以根条肥大、外皮黄色、皮紧肉实、皱纹多者为佳；潞党参以独支不分叉、色白、肥壮粗长者为佳。党参含糖分及黏液质比较多，在高温和高湿的环境下极易变软发黏、霉变和被虫蛀。贮藏前要充分晾晒党参，然后用纸包好装入干净的密封袋内，置于通风干燥处或冰箱内保存。

益智补脑＋补益气血

枸杞子党参鱼头汤

原料 鱼头1个，山药片、党参各20克，红枣、
枸杞子各15克，盐、胡椒粉、油各少许。

做法

1. 鱼头洗净，剖成两半，下入热油锅稍煎；山药片、党参、红枣均洗净；枸杞子泡发洗净。
2. 汤锅加水，用大火烧沸，放入鱼头煲至汤汁呈乳白色。
3. 再加入山药片、党参、红枣、枸杞子，用中火继续炖1小时，加入盐、胡椒粉调味即可。

食用宜忌

适宜老年人、神经衰弱患者、记忆力衰退者、脑力劳动者、体质虚弱者。

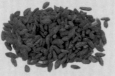

养肝、滋肾、润肺

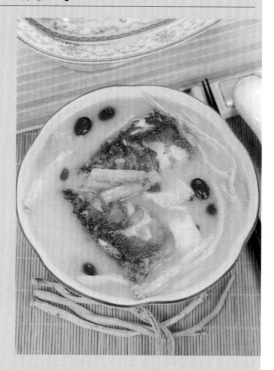

益胃生津＋健脾益气

党参麦冬猪肉汤

原料 猪瘦肉300克，党参15克，麦冬10克，
山药适量，盐4克，鸡精3克，生姜适量。

做法

1. 猪瘦肉洗净，切块；党参、麦冬均洗净；山药、生姜洗净，去皮，切片。
2. 猪瘦肉汆水。
3. 锅入水烧沸，放入猪瘦肉、党参、麦冬、山药、生姜，用大火炖，待山药变软后改小火炖至熟烂，加入盐和鸡精调味即可。

食用宜忌

适宜脾胃虚弱、食欲不振、少气懒言、糖尿病、体质虚弱、贫血、气虚或阴虚便秘者食用。

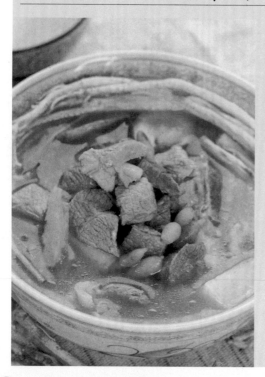

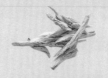

补中益气、健脾益肺

补虚强身、滋阴润燥

党参山药猪肚汤

原料 猪肚250克,党参、山药各20克,黄芪5克,枸杞子、姜片各适量,盐6克。

做法

1. 猪肚洗净;党参、山药、黄芪、枸杞子洗净;猪肚汆烫切条。
2. 所有材料和姜片放入砂煲内,加水没过材料,用大火煲沸,改小火煲3个小时,加入盐调味即可。

食用宜忌

适宜气虚所致的内脏下垂(如胃下垂、子宫脱垂等)患者,面色无华、神疲乏力、气虚自汗、食欲不振、便稀腹泻的患者,以及营养不良、贫血、低血压等患者。

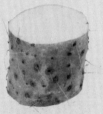

健脾胃、益肺肾

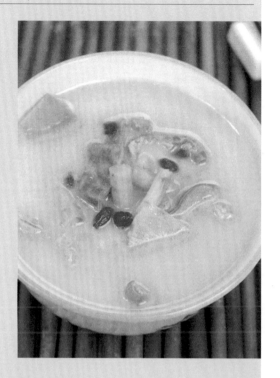

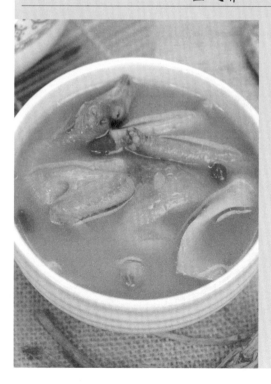

山药党参鹌鹑汤

原料 鹌鹑1只,党参20克,山药20克,枸杞子10克,盐适量。

做法

1. 鹌鹑去内脏,洗净;党参、山药、枸杞子均洗净备用。
2. 锅中注入水烧开,放入鹌鹑汆去血水,捞出洗净。
3. 炖盅注水,放入鹌鹑、党参、山药、枸杞子,大火烧沸后改用小火煲3小时,加盐调味即可食用。

食用宜忌

适宜脾肾气虚引起的神疲乏力、食欲不振、面色无华、腰膝酸软、肾虚阳痿、遗精早泄、贫血、内脏下垂、慢性腹泻等患者。

健脾益肺、养血生津

党参豆芽尾骨汤

原料 党参适量，黄豆芽100克，猪尾骨1副，西红柿1个，盐4克。

做法

1. 猪尾骨切段，汆烫后捞出，再冲洗。
2. 黄豆芽冲洗干净；西红柿洗净，切块。
3. 将猪尾骨、黄豆芽、西红柿和党参放入锅中，加适量水以大火煮开，改小火炖30分钟，加盐调味即可。

食用宜忌

适宜脾肺虚弱者、气短心悸者、食少便溏者、虚喘咳嗽者，筋骨无力、腰膝酸软者。

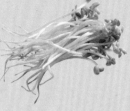

清热利湿、消肿除痹

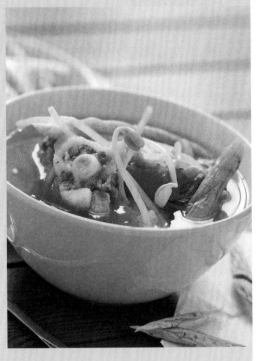

党参玉竹蛤蜊汤

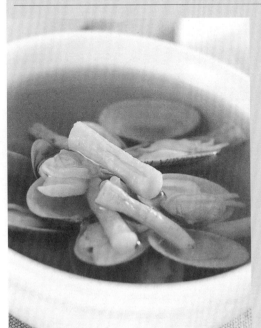

原料 蛤蜊350克，党参20克，玉竹5克，生姜4片，盐、黄酒各适量。

做法

1. 党参洗净，切成段；生姜洗净切片；蛤蜊洗净后，放入沸水中汆烫至开壳。
2. 将蛤蜊、党参、玉竹、生姜片放入煲内，加入适量清水，大火煮开，改小火煲1小时，加入黄酒，再煲10分钟，调入盐即可。

食用宜忌

适宜气阴两虚所见的高血压、高脂血症，久咳咯血、慢性咽炎、皮肤干燥、老年性气虚便秘、病后体虚者食用。

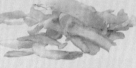

养阴润燥、生津止渴

熟地黄

【补血益精圣品】

地黄依照炮制方法，在药材上分为鲜地黄、干地黄与熟地黄。鲜地黄为清热凉血药；熟地黄则为补益药。地黄初夏开花，花大数朵，呈淡红紫色，具有较好的观赏性。

营养成分

挥发油	香豆素
生物碱	三萜酸
豆甾醇	谷甾醇
淀粉	地黄素

煲汤适用量：5~30克。

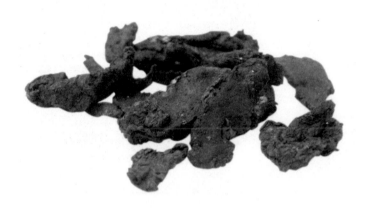

性味归经
性微温，味甘。归肝、肾经。
别名
伏地。
适合体质
血虚、阴虚体质。
生产地
我国大部分地区均产，主产于福建、河北、辽宁。

《本草纲目》："地黄生则大寒，而凉血，血热者需用之，熟则微温，而补肾，血衰者需用之。"

最佳搭配

 + 治疗肝肾阴虚。

熟地黄 　　 山药

 + 补益肝肾。

熟地黄 　　 枸杞子

不利健康搭配

 + 影响药效。

熟地黄 　　 葱

 + 药性相克，影响药效。

熟地黄 　　 羊肉

小贴士

熟地黄的挑选与保存：

熟地黄一般不分等级。选购时以个大、体重、质柔软油润、断面乌黑、味甜者为佳。熟地黄多呈不规则的圆形或长圆形，中间膨大，两头稍细；有的细小，长条状，稍扁平而扭曲。一般长6~12厘米，直径3~6厘米。表面乌黑色，有光泽，有黏性。

熟地黄的贮存比较简单，一般放于阴凉、干燥、通风处即可。

蝉花熟地黄猪肝汤

原料 蝉花10克，熟地黄12克，猪肝180克，红枣6个，盐6克，姜、淀粉、胡椒粉、香油各适量。

做法

1. 蝉花、熟地黄、红枣分别洗净；猪肝洗净，切薄片，加淀粉、胡椒粉、香油腌渍片刻；姜洗净去皮，切片。

2. 将蝉花、熟地黄、红枣、姜片和水分别放入瓦煲内，大火煲沸后改为中火煲约2小时，放入猪肝滚熟，放入盐调味即可。

食用宜忌

适宜肝肾不足引起的两目昏花、头晕耳鸣者，贫血患者，阴虚潮热盗汗者。

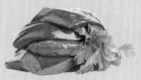

补肝、明目、养血

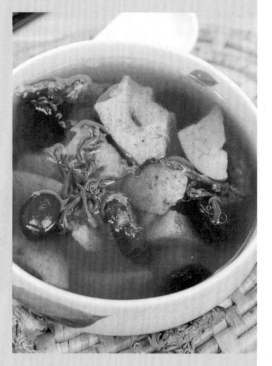

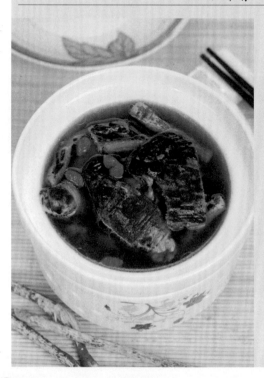

毛桃根熟地黄炖甲鱼

原料 甲鱼1只，熟地黄20克，五指毛桃根、枸杞子各10克，盐适量。

做法

1. 五指毛桃根、熟地黄、枸杞子均洗净，浸水10分钟。

2. 甲鱼收拾干净，斩块，氽水。

3. 将五指毛桃根、熟地黄、枸杞子放入砂锅，注水烧开，下入甲鱼，用小火炖煮4小时，加盐调味即可。

食用宜忌

适宜肝肾阴虚引起的遗精、盗汗、五心烦热、腰膝酸软等患者；更年期综合征患者；肿瘤、癌症患者。

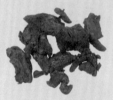

滋阴补肾、益精填髓

滋阴补肾 + 益精填髓

六味地黄山药鸡汤

原料 鸡腿 150 克，熟地黄 25 克，山药 20 克，茱萸果 10 克，丹皮、茯苓各 8 克，泽泻 5 克，红枣 5 个，盐 3 克。

做法

1. 鸡腿剁块，放入沸水中氽烫、捞起、冲净。
2. 将鸡腿、盐和所有药材一道盛入炖锅，加适量的水以大火煮开。
3. 转小火慢炖 30 分钟即成。

食用宜忌

适宜肾阴亏虚引起的潮热、盗汗、烦躁易怒、腰膝酸软、头晕耳鸣、性欲减退、阳痿早泄、遗精、不孕不育、更年期综合征患者。

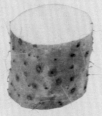

健脾胃、益肺肾

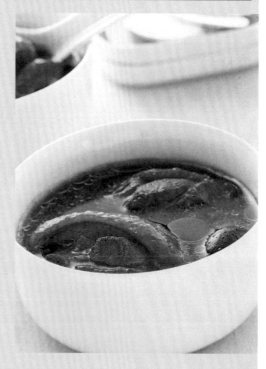

滋阴润燥 + 益精生髓

熟地黄鸭肉汤

原料 鸭肉 300 克，枸杞子 10 克，熟地黄 5 克，葱段、姜片各 3 克，盐 5 克。

做法

1. 将鸭肉洗净、斩块、氽水；枸杞子、熟地黄分别洗净。
2. 净锅上火倒入水，调入盐、葱段、姜片，下入鸭肉、枸杞子、熟地黄，煲至熟即可。

食用宜忌

适宜血虚阴亏者、肝肾不足者、骨蒸潮热者、内热消渴者、遗精阳痿者、咽干口燥者、慢性咽炎患者、糖尿病患者、高血压患者。

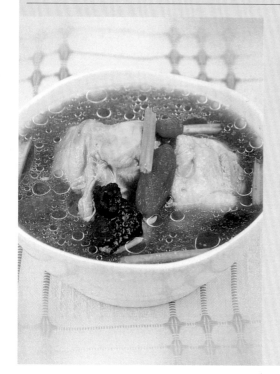

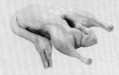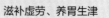

滋补虚劳、养胃生津　　补血滋阴、益精填髓

第十一章　山珍药材靓汤

金针菇生地黄鲜藕汤

原料 金针菇 150 克，鲜藕 200 克，生地黄、葛根粉各 10 克，盐 3 克。

做法

1. 金针菇用清水洗净，泡发后捞起沥干；生地黄洗净备用。
2. 鲜藕削皮，洗净，切块，放入锅中，加水适量，再放入生地黄，以大火煮开，转小火续煮 20 分钟。
3. 最后加入金针菇，续煮 3 分钟，葛根粉勾芡倒入锅中，起锅前加盐调味即可。

食用宜忌

适宜中暑患者、高血压患者、高脂血症患者、糖尿病患者、尿路感染者、咽干口燥者。

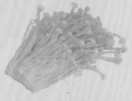

补肝肾、益肠胃

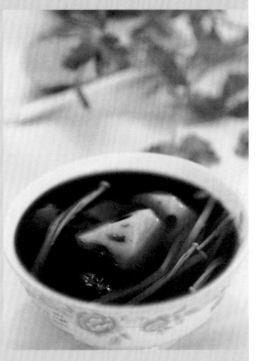

麦冬生地黄炖龙骨

原料 猪脊骨 250 克，天冬、麦冬各 10 克，熟地黄、生地各 15 克，盐、味精各适量。

做法

1. 天冬、麦冬、熟地黄、生地黄洗净。
2. 猪脊骨汆水，捞出沥干备用。
3. 把猪脊骨、天冬、麦冬、熟地黄、生地黄放入炖盅内，加适量开水，盖好，隔滚水用小火炖约 3 小时，调入盐和味精即可。

食用宜忌

适宜糖尿病患者，阴虚干咳咯血者，慢性咽炎患者，热病津伤、潮热盗汗者，阴虚便秘患者，胃阴亏虚、胃热烧心者。

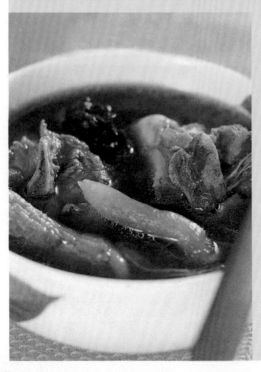

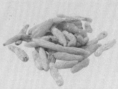

养阴生津、润肺清心

北沙参

【 滋阴常用良药 】

北沙参为伞形科植物珊瑚菜的根。它含有挥发油、香豆素、淀粉、生物碱、三萜酸、豆甾醇、β-谷甾醇、沙参素等成分。北沙参是人们日常滋阴的常用良药。

营养成分

挥发油	香豆素
生物碱	三萜酸
豆甾醇	谷甾醇
沙参素	淀粉

煲汤适用量：5~25 克。

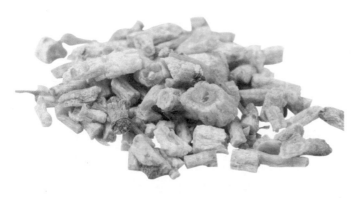

性味归经
性微寒，味甘、微苦；归胃、肺经。

别名
海沙参、银条参、莱阳参、辽沙参、野香菜根。

适合体质
阴虚体质。

生产地
北沙参主产于山东、河北、辽宁、江苏等地。

《本草纲目》：沙参"白色，宜于沙地，故名。甘淡而寒，其体清轻虚，专补肺气，因而益脾与肾，故金能受火克者宜之。"

最佳搭配

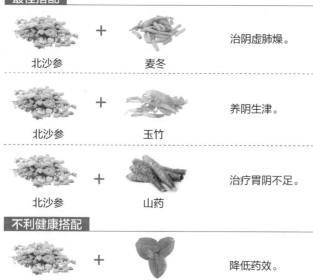

北沙参 + 麦冬		治阴虚肺燥。
北沙参 + 玉竹		养阴生津。
北沙参 + 山药		治疗胃阴不足。

不利健康搭配

北沙参 + 藜芦		降低药效。

小贴士

北沙参有养阴润肺、益胃生津之效，多用于阴虚肺燥或热伤肺阴所致的干咳痰少、咽喉干燥等。可单用，复方中常与麦冬、天花粉等配伍，如沙参麦冬汤。也用于热伤胃阴或阴虚津亏所致的口干咽燥、舌红少苔、大便干结等。通常与麦冬、玉竹等益胃生津药同用。

南沙参性味、功用与北沙参相似，但效力较弱，还有祛痰、补气作用，多用于肺燥咳嗽及温热病后气液不足。

沙参莲子猪肚汤

原料 猪肚半个，北沙参25克，莲子、茯苓、
芡实、薏米各100克，盐5克。

做法

1. 猪肚氽烫，洗净，切块。
2. 芡实、薏米淘净，泡发沥干；莲子、北沙参、
   茯苓洗净。
3. 将除莲子外的其他材料盛入煮锅，加水煮沸
   后转小火慢炖约30分钟，再加入莲子，待
   猪肚熟烂，加盐调味。

食用宜忌

适宜体质虚弱者、
肺虚咳嗽气喘者、阴虚
干咳咯血者、糖尿病患
者、脾胃虚弱腹泻者、
自汗盗汗者、慢性咽炎
者、癌症患者。

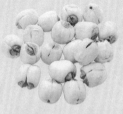

补脾止泻、养心安神

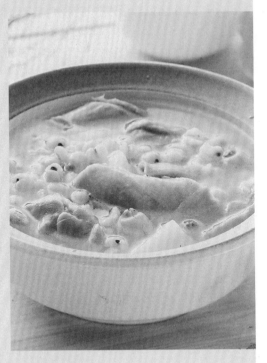

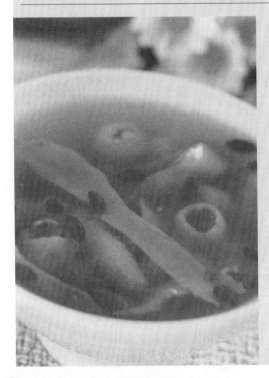

沙参百合汤

原料 莲子20克，百合15克，北沙参、玉竹、
龙眼肉各10克，枸杞子12克，蜂蜜适量。

做法

1. 北沙参、玉竹、枸杞子、百合、龙眼肉均洗净；
   莲子洗净去莲子心。
2. 将所有材料放入煲中加水，大火煮开，转小
   火煲约90分钟即可关火，稍温后加入蜂蜜
   搅拌均匀即可。

食用宜忌

适宜阴虚体质、爱美女士、皮肤干燥粗糙暗
黄、心悸失眠、神
经衰弱、贫血、阴
虚干咳、咽干口燥、
慢性咽炎、肠燥便
秘者。

养阴清肺、益胃生津

养阴润肺 + 清心安神

沙参百合莲子汤

原料 枸杞子、莲子各 10 克，北沙参适量，新鲜百合 30 克，冰糖适量。

做法

1. 百合、北沙参、枸杞子、莲子均洗净。
2. 北沙参、枸杞子、莲子盛入煮锅，加水适量，煮约 40 分钟，至汤汁变稠，加入剥瓣的百合续煮 5 分钟，待汤味醇香时，加冰糖煮至溶化即可。

食用宜忌

适宜阴虚干咳咯血、咽干口燥者，贫血者，心悸失眠者，神经衰弱者，皮肤干燥、粗糙暗黄者，肠燥便秘者。

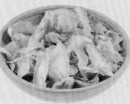

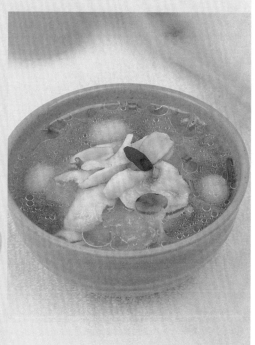

养心安神、润肺止咳

滋阴益胃 + 益气补虚

玉竹沙参炖鹌鹑

原料 鹌鹑 1 只，猪瘦肉 50 克，玉竹 8 克，北沙参、百合各 6 克，姜片、料酒、盐、味精各适量。

做法

1. 玉竹、百合、北沙参用温水浸透，洗净。
2. 鹌鹑洗干净，去其头、爪、内脏，斩件；猪瘦肉洗净，切成块。
3. 将鹌鹑、瘦肉、玉竹、北沙参、百合、姜片、料酒置于煲内，加入适量沸水，先用大火炖 30 分钟，后用小火炖 1 小时，加盐、味精即可。

食用宜忌

适宜肺虚咳嗽气喘者，阴虚干咳咯血者，体质虚弱、抵抗力差者。

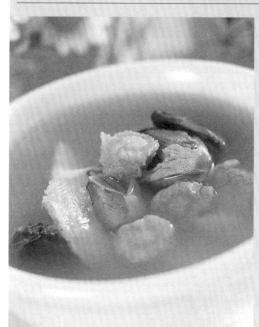

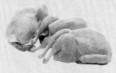

补益肝肾、益气补虚

川贝

【止咳化痰常用药】

　　川贝为百合科植物卷叶贝母、乌花贝母或棱砂贝母等的鳞茎。它含甾体生物碱、西贝素等成分。川贝母是润肺止咳的名贵中药材，应用历史悠久，疗效卓著，驰名中外。

营养成分

硬脂酸	棕榈酸
川贝碱	西贝素
松贝辛	松贝甲素
蔗糖	川贝酮碱

煲汤适用量：5~10 克。

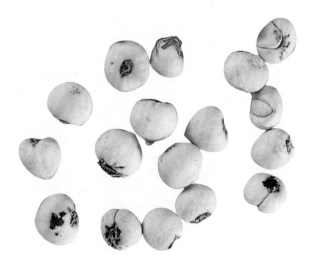

性味归经
性微寒，味苦、甘；归肺、心经。
别名
松贝母、乌花贝。
适合体质
痰湿偏热体质。
生产地
主要产于西藏南部和东部、云南西北部、四川西部。
《本草纲目》：川贝"主伤寒烦热，淋漓邪气，疝瘕，喉痹，乳难，金疮风痉。"

最佳搭配

 ＋ 清热润肺。
川贝　　　豆腐

 ＋ 滋阴润肺。
川贝　　　甲鱼

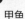 ＋ 止咳化痰。
川贝　　　雪梨

不利健康搭配

 ＋ 药性相反。
川贝　　　乌头

小贴士

　　川贝如何辨别正品：

　　正品川贝呈类圆锥形或近球形，高 0.3~0.8 厘米，直径 0.3~0.9 厘米，表面类白色。外层鳞叶两瓣，大小悬殊，大瓣紧抱小瓣，未抱部分呈新月形，顶部闭合，内有类圆柱形、顶端稍尖的心芽和小鳞叶 1~2 枚。前端钝圆或稍尖，底部平，微凹入。质硬而脆，断面白色，富粉性，气微，味微苦。

益气养阴 + 止咳化痰

海底椰参贝猪肉汤

原料 海底椰150克,西洋参、川贝母各10克,
猪瘦肉400克,蜜枣2个,盐2克。

做法

1. 海底椰、西洋参、川贝母均洗净。
2. 猪瘦肉洗净,切块,飞水;蜜枣洗净。
3. 将以上用料放入煲内,注入沸水700毫升,
   加盖,煲4小时,加盐即可。

食用宜忌

  适宜阴虚干咳、咯血者,肺热咳吐黄痰者,
咽干口渴者,暑
热汗出过多而体虚
者,慢性咽炎患者,
阴虚便秘者,皮肤
干燥粗糙者。脾胃
虚寒、风寒感冒未
愈者慎食。

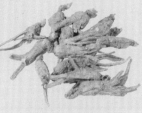

补气养阴、清热生津

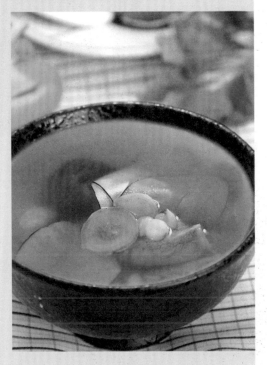

润肺止咳 + 益气补虚

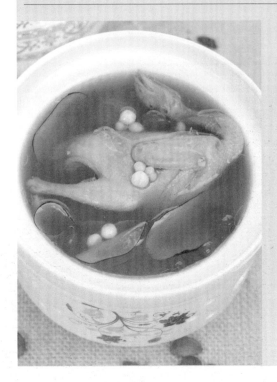

海底椰贝杏鹌鹑汤

原料 鹌鹑1只,川贝母、杏仁、蜜枣、枸杞子、
海底椰各适量,盐3克。

做法

1. 鹌鹑收拾干净;川贝母、杏仁均洗净;蜜枣、
   枸杞子均洗净泡发;海底椰洗净,切薄片。
2. 鹌鹑余尽血水,捞起洗净。
3. 瓦煲注适量水,放入全部材料,大火烧开,
   改小火煲3小时,加盐即可。

食用宜忌

  适宜肺虚哮喘、咳
嗽、咳痰者,体质虚弱、
神疲乏力者,小儿肺
炎、百日咳患者,慢性
咽炎患者,气虚或阴虚
便秘者。

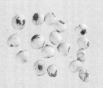

润肺止咳、化痰平喘

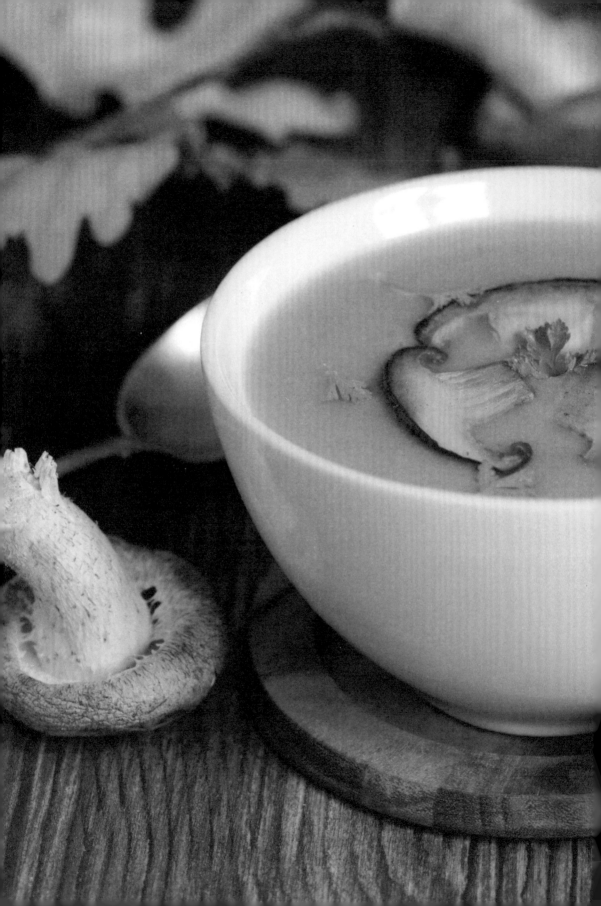

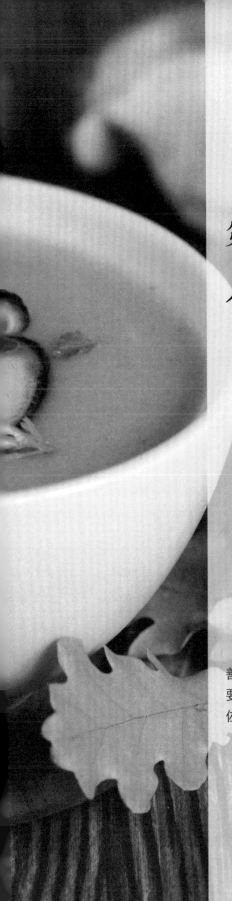

第十二章
佐料调味靓汤

调味料，也称佐料，是少量加入其他食物中用来改善味道的食品成分。一些调味料也会被用来作主食或主要成分来食用，比如煲汤中用蜂蜜、红糖、生姜、葱白等。佐料也有不一样的养生功效。

蜂蜜

【滋补佳品】

　　蜂蜜含有维生素 B_1、维生素 B_2、维生素 B_6、维生素 D、维生素 E、盐酸，以及钙、铁、铜、钾等矿物质，是一种营养丰富的天然滋养食品，也是最常用的滋补品之一。

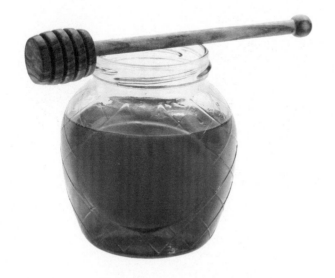

营养成分
（以100g为例）

蛋白质	0.4g
脂肪	1.9g
钙	4mg
镁	2mg
维生素C	3mg
热量	321Kcal

煲汤适用量：10~50 克。

性味归经
性平，味甘；归肺、脾、大肠经。

别名
生蜂蜜、炼蜜、白蜜。

适合体质
气虚体质。

生产地
蜂蜜在我国分布比较广泛，大部分地区均有产出。

《本草纲目》：蜂蜜"入药之功有五，清热也，补中也，解毒也，润燥也，止痛也。"

最佳搭配

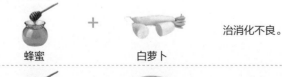

蜂蜜	+	白萝卜	治消化不良。

蜂蜜	+	百合	治失眠多梦。

不利健康搭配

蜂蜜	+	大葱	易产生有毒物质。

蜂蜜	+	韭菜	同食导致腹泻。

小贴士

　　蜂蜜宜放在低温避光处保存。由于蜂蜜属于弱酸性的液体，在贮存过程中接触到铅、锌、铁等金属后，会发生化学反应。应采用非金属容器如陶瓷、玻璃瓶、无毒塑料桶等容器来贮存蜂蜜。蜂蜜在贮存过程中还应防止串味、吸湿、发酵、污染等。为了避免串味和污染，不得与有异味物品、腐蚀性的物品或不卫生的物品共存。

滋润补虚 + 益气补血

蜂蜜红枣芝麻汤

原料 红枣 50 克，白芝麻 300 克，蜂蜜 10 克，白糖适量。

做法

1. 红枣洗净，清水浸泡约 15 分钟，捞出沥干。
2. 白芝麻洗净，和红枣一起放入电饭煲中。
3. 往电饭煲中倒入适量的清水。
4. 加白糖，按下煮饭键，煮至自动跳档后盛出，加蜂蜜即可。

食用宜忌

红枣是理想天然的保健食品，也是病后调养的佳品，此汤特别适宜胃虚食少、过敏性湿疹、气血不足、贫血头晕等患者食用。

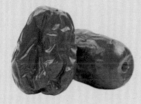

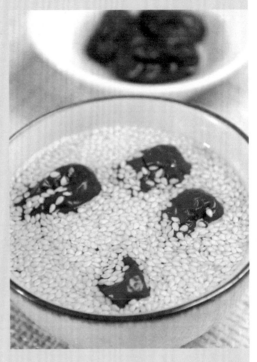

补益脾胃、养血补气

养颜润肤 + 排毒通便

蜜制燕窝银耳汤

原料 银耳 20 克，燕窝 15 克，红枣 5 个，蜂蜜适量。

做法

1. 银耳洗净，放入温水中泡发；燕窝去杂质，洗净；红枣洗净，去核。
2. 将银耳、燕窝、红枣放入锅中，加水适量，大火煮开后，转小火慢炖 30 分钟即可关火。
3. 待温度适宜后加入蜂蜜，搅拌均匀即可食用。

食用宜忌

适量爱美女士、更年期女性、皮肤干燥粗糙者、便秘者、肛裂患者、癌症患者、慢性咽炎患者、口干口渴者、维生素缺乏者。腹泻患者慎食。

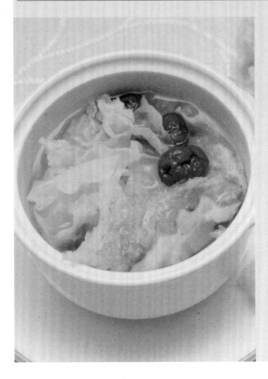

养胃、滋阴、润肺

第十二章 佐料调味靓汤

第十二章 佐料调味靓汤 229

红糖

【补益佳品】

红糖是甘蔗榨汁后经浓缩形成的糖。它所含的钙质比白糖多2倍，含铁质比白糖多1倍，同时含有胡萝卜素、维生素 B_2 等成分，是人们日常补益的佳品。

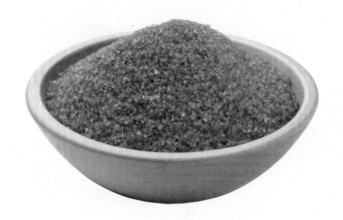

营养成分
（以100g为例）

蛋白质	0.7g
铁	2.2mg
钙	157mg
镁	54mg
钾	240mg
热量	389Kcal

煲汤适用量：15~30克。

性味归经
性温，味甘；归肝、脾经。

别名
赤砂糖、紫砂糖、片黄糖。

适合体质
血虚体质。

生产地
红糖在我国分布比较广泛，大部分地区均有出产。

《本草纲目》：红糖"性温味甘，有化淤生津、散寒活血、暖胃健脾、缓解疼痛的功效。"

最佳搭配

 ＋ 　　缓解痛经。

红糖　　　　生姜

 ＋ 　　补虚养身。

红糖　　　　小米

 ＋ 　　保健防病、驻颜美容。

红糖　　　　红枣

不利健康搭配

 ＋ 　　两者同食会引起腹胀。

红糖　　　　牛肉

小贴士

优质红糖呈晶粒状或粉末状，干燥而松散，不结块、不成团、无杂质，其水溶液清晰、无沉淀、无悬浮物。具有甘蔗汁的清香，口味浓甜带鲜，微有蜜糖味。

次质红糖有结块或受潮易溶化，气味正常但清香味淡，滋味比较正常。

劣质红糖有杂质，糖水溶液中可见沉淀物或悬浮物，有酒味、酸味或其他外来不良气味，品尝时有焦苦味或其他外来异味。

益气补血 + 温中暖胃

糖饯红枣花生

原料 红枣、红糖各 30 克, 花生米 100 克。

做法

1. 花生米略煮放冷, 去皮, 将红枣放入。
2. 再加适量冷水, 用小火煮半小时左右。
3. 加入红糖, 待糖溶化后, 收汁即可。

食用宜忌

　　适宜乳汁缺乏者、风寒感冒者、脘腹冷痛者、月经不调者、产后恶露不绝者、高血压患者。平素痰湿偏盛者、消化不良者、肥胖症患者、糖尿病患者、胆囊炎患者慎食。

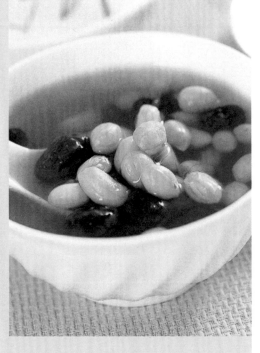

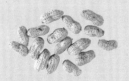

健脾、养胃、通乳

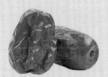

补益脾胃、养血补气

祛风除湿 + 补肾安胎

红糖桑寄生蛋汤

原料 桑寄生 50 克, 红糖 20 克, 竹茹 10 克,
红枣 8 个, 鸡蛋 2 枚, 冰糖适量。

做法

1. 桑寄生、竹茹洗净; 红枣洗净去核备用。
2. 将鸡蛋用水煮熟, 去壳备用。
3. 桑寄生、竹茹、红枣加水以小火煲约 90 分钟,
加入鸡蛋, 再加入红糖煮沸即可。

食用宜忌

　　适宜阴虚体质者; 皮肤干燥、粗糙、暗黄者; 贫血患者; 胃阴亏虚干呕者; 胃痛者; 体质虚弱抵抗力差者; 风湿病患者; 肺热咳痰者; 孕妇胎动不安者。痰湿体质者慎食。

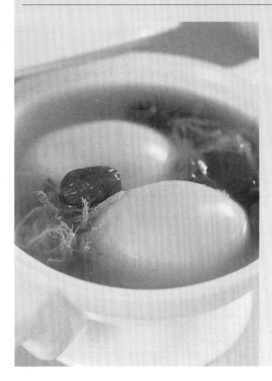

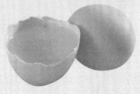

健脑益智、延缓衰老

生姜

【温中祛寒之常备良药】

生姜含蛋白质、糖类、粗纤维、胡萝卜素、维生素、钙、磷、铁等成分，还有挥发油、姜辣素、天冬素、谷氨酸、丝氨酸、甘氨酸等成分，是祛除风寒的良药，也是止呕圣药。

营养成分
（以100g为例）

蛋白质	1.3g
碳水化合物	10.3g
脂肪	0.6g
热量	41Kcal
钙	27mg
钾	295mg

煲汤适用量：5~30 克。

性味归经
性温，味辛；归肺、脾、胃经。

别名
姜皮、姜、姜根、百辣云。

适合体质
痰湿体质。

生产地
主产于山东，南方也有姜出产，如江苏、浙江、广东等省。

《**本草纲目**》：生姜"本功外，汁解毒药，自余破血，调中，去冷，除痰，开胃。须热即去皮，要冷即留皮。"

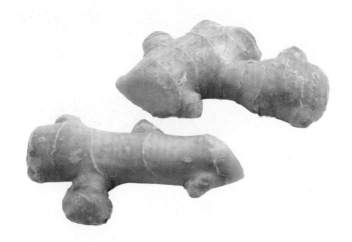

最佳搭配

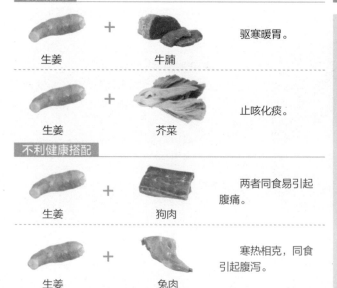

生姜 + 牛腩　驱寒暖胃。

生姜 + 芥菜　止咳化痰。

不利健康搭配

生姜 + 狗肉　两者同食易引起腹痛。

生姜 + 兔肉　寒热相克，同食引起腹泻。

小贴士

生姜以表面黄褐或灰棕色，有环节、质脆、断面浅黄色、气香、味辛辣者为佳。购买的生姜一时吃不完，时间久了很容易干瘪或者烂掉，可以找一个带盖子的大口瓶子，在瓶底上铺一块潮湿的软布，然后把生姜放在软布上，盖上瓶盖，随用随取。或者在花盆的底部垫一层半湿的沙子，放上鲜姜，再用沙子埋好，经常往沙子上面洒水，使沙子保持潮湿，这样生姜可保鲜半年以上。注意沙子不要太干，不然生姜会干瘪，也不可太湿，否则容易发芽。

细辛洋葱生姜汤

原料 细辛3克,生姜30克,洋葱1个,葱适量。

做法

1. 细辛洗净备用;生姜洗净,切片;洋葱洗净,切大块;葱洗净,切花。
2. 锅置火上,倒入清水,先放入细辛,煎煮15分钟,捞去药渣,锅中留药汁,再加入洋葱、生姜续煮20分钟,加盐调味,撒上葱花皆可。

食用宜忌

适宜风寒感冒引起的恶寒发热、头痛无汗、鼻塞流涕患者,脾胃虚寒者,自感项背冰凉者。

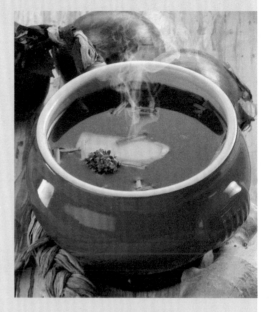

温胃散寒＋健脾益气

生姜肉桂炖猪肚

原料 猪肚150克,猪瘦肉50克,生姜10克,肉桂5克,薏米25克,盐3克。

做法

1. 猪肚里外反复洗净,飞水后切成长条;猪瘦肉洗净后切成块。
2. 生姜去皮,洗净,用刀将姜拍烂;肉桂浸透洗净,刮去粗皮;薏米淘洗干净。
3. 将以上用料放入炖盅,加清水适量,隔水炖2小时,调入盐即可。

食用宜忌

适宜脾胃虚寒呕吐、畏寒怕冷、冻疮、内脏下垂者食用。阴虚燥热、热性病症患者慎食。

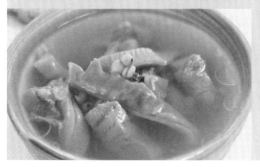

降压降糖＋消肿散结

海带姜汤

原料 海带1条,姜5片,夏枯草10克,白芷10克。

做法

1. 海带泡发,洗净后切段;夏枯草、白芷洗净,煎取药汁备用。
2. 将海带、生姜、药汁一起放入锅中,置大火上烧开。
3. 烧开后转小火再煮60分钟,滤渣,宜温热饮用,勿喝冷汤,剩余海带可留日后食用。

食用宜忌

适宜痛风、缺碘性甲状腺肿大、食欲不振、高血压、糖尿病、体虚易感冒者食用。

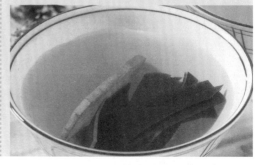

婴幼儿

　　婴幼儿时期是生长发育的重要时期，这个时期需要大量的营养物质，如果喂养得好，发育就好，少得病；如果喂养不好，发育就会受到影响，抵抗力差，容易经常患病。此外，婴幼儿的肠胃尚未发育成熟，消化能力不强，所以要供给其富有营养的食物。在日常饮食中，婴幼儿宜多吃谷类食品，如大米粥、小米粥、玉米粥等，宜多摄取优质蛋白质和钙，如鸡蛋、鱼类。香蕉、胡萝卜、西红柿、橙子、苹果、南瓜等蔬菜水果富含维生素C，可增强婴幼儿的抵抗力。

香蕉	胡萝卜	西红柿	橙子	苹果
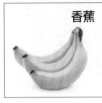				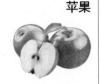

健脑益智＋加强营养

玉米米糊

原料　鲜玉米粒60克，大米50克，玉米糁30克。

做法

1. 鲜玉米粒洗净；大米淘洗干净，加入清水浸泡2小时。
2. 玉米糁用水冲洗干净。
3. 将所有食材倒入豆浆机中，加水，按操作提示煮好米糊。

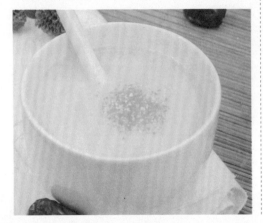

增强免疫力

姜汁南瓜糊

原料　南瓜90克，姜2片，盐3克。

做法

1. 姜片加水2汤匙，以榨汁机打成糊，滤除渣质。
2. 南瓜去皮切块，煮烂，放凉，用果汁机打成糊状，将姜汁加入南瓜糊中，小火煮滚，加盐调味。

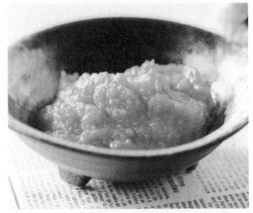

儿童

儿童正处于生长发育期,合理的营养饮食对他们的生长发育和健康成长起着决定性的作用,同时也为他们具有良好的学习和运动能力提供了物质基础。在这个时期,营养不良不但影响生长发育,而且有碍于智力的发育和心理的健康。在日常饮食中,儿童的饮食营养要全面,粗细搭配好,要摄入足够的蛋白质,以增加营养,多食用富含钙的食物,以强健骨骼。多食牛奶、豆制品、核桃等以促进大脑发育。此外,小米、玉米、鱼、动物肝脏、胡萝卜、西红柿、金针菇、莴笋、山药、苹果等对儿童的生长发育均有益。

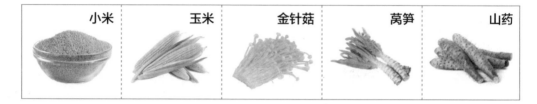

| 小米 | 玉米 | 金针菇 | 莴笋 | 山药 |

补脑益智 + 健脾益胃

山药鱼头汤

原料 鳙鱼头400克,山药80克,枸杞子10克,盐、鸡精、香菜、葱、姜、油各适量。

做法

1. 将鳙鱼头洗净剁成块;山药去皮浸泡洗净切小块,枸杞子洗净。
2. 净锅上火,入油、葱、姜爆香,下入鱼头略煎加水,下入山药、枸杞子煲至成熟,调入盐、鸡精,撒上香菜即可。

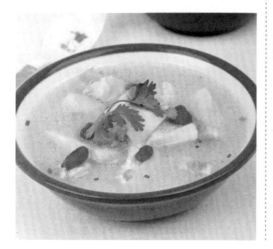

开胃益智 + 调理中气

玉米胡萝卜脊骨汤

原料 脊骨100克,玉米、胡萝卜各适量,盐2克。

做法

1. 脊骨洗净,剁成段,余尽血水后捞出,清洗干净;玉米、胡萝卜均洗净,切块。
2. 将脊骨、玉米、胡萝卜放入瓦煲,注入水,大火烧开改小火炖90分钟,加盐调味即可。

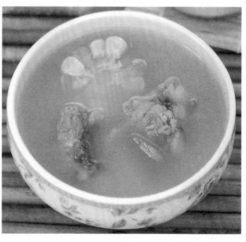

青少年

青少年时期是身体发育的旺盛时期，加之活动量大，学习负担重，对能量和营养的需求都很大。因此，其饮食宜富有营养，以满足生长发育的需要。在日常饮食中，要注意摄入足够的优质蛋白质，如瘦肉、蛋类、鱼、牛奶等，以保证正常发育。另外，要注意食用富含铁和维生素的食物，如大豆、韭菜、荠菜、芹菜、桃子、香蕉、核桃、红枣、黑木耳、海带、紫菜、香菇、牛肉、羊肉等。青少年对热量的需求高于成年人，应多吃谷类，保证充足的能量。此外，青少年在身体发育时期，忌过多食用肥肉、糖果等滋腻之品。

黄豆	韭菜	荠菜	红枣	桃子
				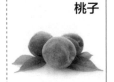

补脑益智 + 养肝健脾

核桃枸杞蒸糕

原料 核桃 50 克，枸杞 15 克，糯米粉 3 杯，糖适量。

做法

1. 核桃切成小片备用；枸杞洗净泡发。
2. 糯米粉加糖、水拌匀，揉成糯米饼备用。
3. 锅中加水煮开，将糯米饼移入锅中，蒸约 10 分钟，将核桃、枸杞撒在糕面上，续蒸 10 分钟至熟即可。

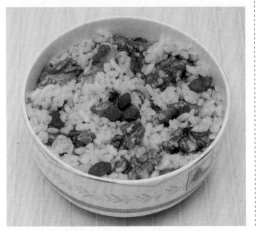

健脾益气 + 养血润燥

黄豆猪蹄汤

原料 猪蹄 200 克，黄豆、红枣各适量，盐 3 克，姜片 6 克。

做法

1. 黄豆洗净浸泡 30 分钟；红枣去核，洗净；猪蹄洗净，斩件，飞水。
2. 砂煲内注水，放入姜片、猪蹄、红枣、黄豆，用大火煲沸后，改小火煲 3 小时，加盐调味即可。

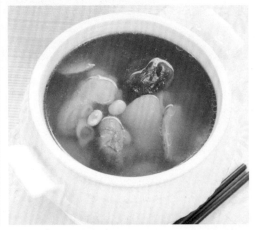

中年女性

女性由于生理期的原因，身体不适的状况较多，尤其到了更年期，可因激素影响出现代谢紊乱、贫血和骨质疏松等症状。因此，在日常饮食中，中年女性宜多补充维生素 C，如红枣、樱桃、橙子、竹笋、胡萝卜等，以延缓衰老。多食富含维生素 D 的食物，如脱脂牛奶、坚果、动物肝脏等，可以促进钙的吸收，预防骨质疏松症。宜多食含有维生素 E 的食物，如谷类、小麦胚芽油、绿叶蔬菜、蛋黄、西红柿、胡萝卜、莴苣及乳制品等，以抗衰老、防癌抗癌。此外，还可选择滋阴补血的中药材食用，如当归、龙眼肉、何首乌、阿胶、熟地黄等。

西红柿	橙子	樱桃	当归	胡萝卜

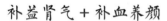

补益肾气 + 补血养颜

核桃仁当归瘦肉汤

原料 猪瘦肉 500 克，核桃仁、当归、姜、葱、盐各少许。

做法

1. 猪瘦肉洗净，切件；核桃仁洗净；当归洗净，润透切片；姜洗净去皮切片；葱洗净，切段。
2. 猪瘦肉入水氽去血水后捞出。
3. 猪瘦肉、核桃仁、当归放入炖盅，加入清水，大火炖 1 小时后，调入盐，转小火炖熟即可。

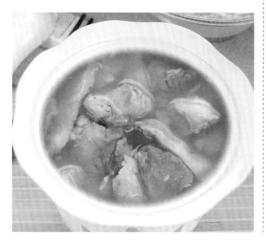

补血止血 + 滋阴润燥

阿杞炖甲鱼

原料 甲鱼 1 只，清鸡汤 1 碗半，山药 8 克，枸杞子 6 克，阿胶 10 克，生姜 1 片，料酒、盐、味精各适量。

做法

1. 甲鱼宰杀洗净，切块，飞水去其血污；山药去皮切片；枸杞子洗净。
2. 除阿胶以外的食材和料酒放入炖盅，隔水炖 2 小时，入阿胶烊化，加盐、味精调味即可。

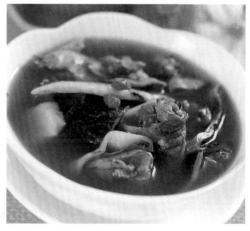

中年男性

中年男性是指 40 岁以后的男性，因胆固醇代谢减慢，易患心脏病、中风、心肌梗死和高血压等疾病。在日常饮食中，应多摄入含膳食纤维的食物，以加强肠胃的蠕动，降低胆固醇水平。平时可多食花生、大豆、韭菜、芹菜、白萝卜、黑木耳、绿豆、紫菜、香菇、芝麻等。此外，中年男性可根据体质适当选择一些补阳类的中药材，如鹿茸、巴戟天、补骨脂、杜仲等。

花生	芹菜	绿豆	黑芝麻	香菇

  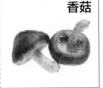

补肾壮阳 + 增强体质

鹿茸炖乌鸡

原料 乌鸡 250 克，鹿茸 10 克，盐适量。

做法

1. 乌鸡洗净，切块，入沸水中汆去血水，捞出；鹿茸洗净备用。
2. 将鹿茸与乌鸡块一齐装入炖盅内，炖盅内加适量开水，加盖，移入锅中，以小火隔水炖熟即可。
3. 加盐调味后即可服用。

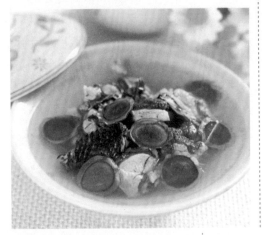

补益壮阳 + 强壮筋骨

杜仲巴戟天猪尾汤

原料 猪尾、巴戟天、杜仲、红枣、盐各适量。

做法

1. 猪尾洗净，斩件；巴戟天、杜仲均洗净，浸水片刻；红枣去核洗净。
2. 净锅入水烧开，下入猪尾汆透，捞出洗净。
3. 泡发巴戟天、杜仲的水倒入瓦煲，再注入适量清水，大火烧开，放入猪尾、巴戟天、杜仲、红枣改小火煲 3 小时，加盐调味即可。

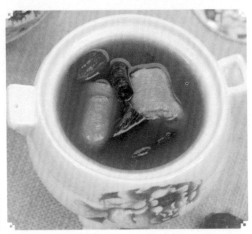

老年人

　　人进入老年期，体内细胞的新陈代谢逐渐减弱，生理功能减退，消化系统的调节适应能力也在下降，一系列的生理变化使老年人的营养需要也发生相应的变化。因此，在日常饮食中，老年人宜多食具有健补脾胃、益气养血作用的食物，如红枣、黑芝麻、山药、猪肚、泥鳅等。宜多食含有丰富蛋白质、维生素、矿物质的食物。多食粗粮，如玉米、小米、燕麦、大豆等，可增强体力、延年益寿。此外，虾皮、鱼类、醋、青枣、白菜、南瓜等也非常适宜老年人食用。

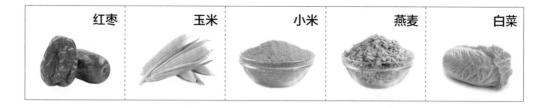

| 红枣 | 玉米 | 小米 | 燕麦 | 白菜 |

健脾益胃 + 益气补血

杞枣猪蹄汤

原料 猪蹄 200 克，山药 10 克，枸杞子 5 克，红枣少许，盐 3 克。

做法

1. 山药洗净，切片；枸杞子洗净泡发；红枣去核洗净。
2. 猪蹄洗净，斩件、飞水。
3. 将适量清水倒入炖盅，大火煲滚后，放入全部材料，改用小火煲 3 小时，加盐调味即可。

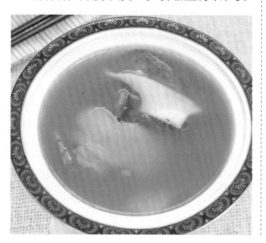

强身健体 + 平甘止眩

天麻党参老龟汤

原料 老龟 1 只，党参 20 克，红枣 15 克，排骨 100 克，天麻 15 克，盐 5 克，味精 3 克。

做法

1. 老龟宰杀，洗净；排骨砍小段，洗净；红枣、党参、天麻均洗净备用。
2. 将以上备好的材料均装入煲内，加入适量水，大火煮沸后以小火慢煲 3 小时。
3. 加入盐、味精调味即可。

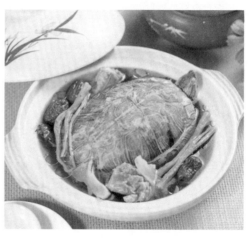

附录二 因职而异煲靓汤

脑力劳动者

　　脑力劳动者是靠头脑工作，用脑强度较大，难免会有烦躁、精神疲倦、神经衰弱等症状，长时间保持坐着的状态会造成四肢血液循环受阻、静脉曲张或手脚酸麻等现象。因此，在日常饮食中，脑力劳动者宜多吃富含维生素 A、B 族维生素及维生素 C 的食物，如红枣、胡萝卜、龙眼肉等。胡萝卜有养肝明目的作用，常吃还可增强机体的抵抗力。红枣素有"天然维生素丸"之称，可提高记忆力，镇静神经、解除忧郁。龙眼肉含磷脂和胆碱，有助于改善神经的传导功能。此外，脑力劳动者应多吃健脑的食物，如花生、核桃、猪脑等。

红枣	胡萝卜	花生	核桃	猪脑

提神健脑 + 滋阴补血

核桃排骨汤

原料 排骨 200 克，核桃 100 克，何首乌 40 克，当归 15 克，熟地黄 15 克，桑寄生 25 克，盐适量。

做法

1. 排骨洗净砍成大块，氽烫后捞起备用。
2. 其他所有食材洗净。
3. 再将备好的材料加水以小火煲 3 小时，起锅前加盐调味即可。

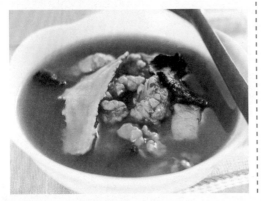

补肝明目 + 增强记忆力

胡萝卜红枣猪肝汤

原料 猪肝 200 克，胡萝卜 300 克，红枣 10 个，盐、油、料酒各适量。

做法

1. 胡萝卜洗净，去皮切小块，放油略炒后盛出；红枣洗净。猪肝洗净切片，用盐、料酒腌渍，放油略炒后盛出。
3. 把胡萝卜、红枣入锅，加水大火煮沸后以小火煲至熟，放猪肝煲沸，加盐调味。

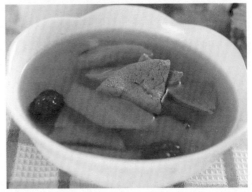

体力劳动者

体力劳动者，如搬运工人、运动员等，他们的工作多以肌肉、骨骼的活动为主，能量消耗多，一天下来，肌肉酸痛、神疲力倦。因此，体力劳动者的饮食应以强健筋骨、补充能量为主。在日常饮食中，体力劳动者宜加大食量来获得较高的热量，适当增加蛋白质的摄入，还要补充充足的水分、维生素和无机盐，宜多吃黑木耳、猕猴桃、橙子、南瓜、木瓜等。体力劳动者在工作中难免会有碰伤、摔伤，因此宜选择三七、五加皮等散瘀消肿、强壮筋骨的中药材。还要多食抗粉尘的食物，如猪血、胡萝卜、动物肝脏等。

黑木耳	橙子	猕猴桃	木瓜	胡萝卜
			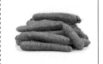	

保肝护肾 + 强筋健骨

椰子牛肉汤

原料 牛肉500克，椰子肉、土豆各200克，胡萝卜、洋葱、盐、胡椒粉各适量。

做法

1. 牛肉洗净切片，撒上适量盐拌匀腌至入味；椰子肉、胡萝卜、洋葱分别洗净切块，胡萝卜焯水后捞出沥干；土豆洗净去皮，切块。

2. 将所有原料一起放入电饭煲中，加适量水，用煲汤档煮至跳档，加盐、胡椒粉调味。

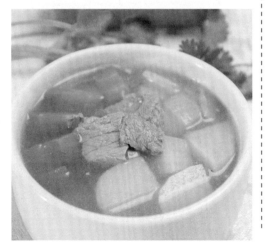

强身体 + 壮筋骨

南瓜猪骨汤

原料 猪骨、南瓜各100克，盐3克。

做法

1. 南瓜去瓤，去皮，洗净切块；猪骨洗净，斩开成块。

2. 净锅置火上，入水烧沸，下猪骨氽透，取出洗净。

3. 将南瓜、猪骨放入瓦煲，注入水，大火烧沸，改小火炖煮2.5小时，加盐调味即可。

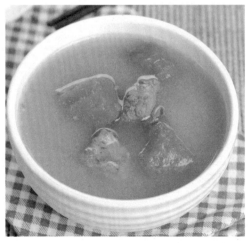

夜间工作者

夜间工作者，如娱乐场所服务员、出租车司机等，由于过着昼夜颠倒的生活，人体的生理和代谢功能都会产生一定的影响，有时会出现头晕、疲倦或者食欲不振的情况。因此，在日常饮食中，要注意补充维生素 A，多吃胡萝卜、动物肝脏等，对眼睛有很好的保护作用。另外，宜多食具有安神、助眠作用的食物，如牛奶、猕猴桃、莲子等。临睡前喝上一杯热牛奶，对促进睡眠有很好的帮助。

胡萝卜	猪肝	陈皮	猕猴桃	莲子

补肾益气 + 补肝明目

胡萝卜猪腰汤

原料 猪腰 300 克，胡萝卜 300 克，盐、鸡精各适量。

做法

1. 猪腰洗净，切块撒上盐拌匀腌至入味；胡萝卜去皮，洗净切块与猪腰一起氽水、沥干。
2. 将猪腰和胡萝卜一同放入电饭煲中，加适量水调至煲汤档，煮好后加盐和鸡精调味，即可盛碗食用。

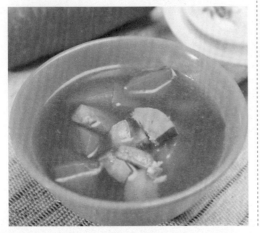

养肝明目 + 增强免疫

胡萝卜炖牛肉汤

原料 牛肉 500 克，胡萝卜 200 克，姜 3 克，盐、鸡精各适量。

做法

1. 牛肉洗净切片，撒上盐拌匀腌至入味；胡萝卜去皮，洗净切块，焯水后沥干备用；姜洗净切片。
2. 将胡萝卜和牛肉、姜一同放入电饭煲中，加水调至煲汤档，煮好后加盐和鸡精调味即可。

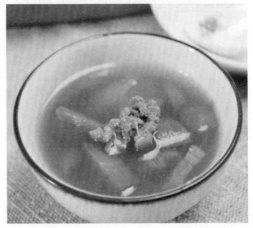

高温工作者

高温工作者，如炼钢工人、发电厂工人等。他们在高温环境下工作，体温调节、水钠代谢、血液循环等功能都会受到一定程度的影响，高温作业会使蛋白质代谢增强，还会引起腰酸背痛、头晕目眩、代谢功能衰退等症状。因此，在日常饮食中，应多补充蛋白质，若体内蛋白质长期不足，则可能会造成负氮平衡。另外，要注意补充多种矿物质、维生素，维持水钠的平衡。可选用一些清热、利尿的药材，如金银花、车前草等，多食黄豆、黑豆、土豆、草鱼、苦瓜、芹菜等食物。

黄豆	黑豆	土豆	苦瓜	芹菜
	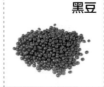			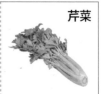

降低血糖 + 清热泻火

苦瓜鲤鱼汤

原料 鲤鱼肉 300 克，苦瓜 300 克，盐、白糖各适量。

做法

1. 苦瓜洗净切块，放沸水中焯烫后捞出沥干。
2. 鲤鱼肉洗净，切片，放入碗中，撒上盐，拌匀腌至入味。
3. 将苦瓜和鱼肉一同放入电饭煲中，加水调至煲汤档，煮好后加盐和白糖调味即可。

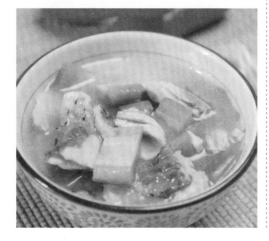

益气补虚 + 增强体质

黄豆猪蹄汤

原料 猪蹄 300 克，黄豆 300 克，葱 1 根，盐 5 克，料酒 8 毫升。

做法

1. 黄豆洗净，泡入水中至涨至二三倍大；猪蹄洗净，斩块，入沸水汆烫；葱洗净切段。
2. 黄豆放入锅中，加水适量，煮熟透后加入猪蹄，再续煮约 1 小时，调入盐和料酒，撒上葱段即可。

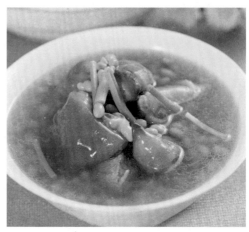

低温工作者

低温工作者与普通环境下的工作者的生理状态有着明显的差异，他们在低温环境中作业，能量散失加速，基础代谢率增高。此外，低温会使甲状腺素的分泌增加，使体内物质的氧化过程加速，机体的散热和产热能力都明显增强。因此，在日常饮食中要补足热量，提高蛋白质的摄入量，多食羊肉、牛肉、鸡肉、鹌鹑、海参等，可提高机体的御寒能力。此外，补充富含钙和铁的食物可提高机体的御寒能力，如海带、黑木耳、牡蛎、虾、动物血、猪肝、红枣等。

羊肉	牛肉	黑木耳	红枣	猪肝

补益血＋提高御寒能力

黑豆牛肉汤

原料 黑豆200克，牛肉500克，生姜15克，盐8克。

做法

1. 黑豆淘净，沥干；生姜洗净，切片。
2. 牛肉洗净，切成块，放入沸水中氽烫，捞起冲净。
3. 黑豆、牛肉、姜片盛入煮锅，加适量的水以大火煮开，转小火慢炖50分钟，调味即可。

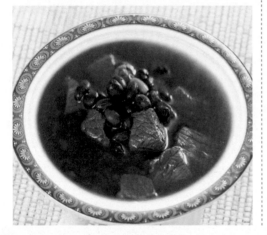

补肾益精＋温中祛寒

肉桂羊肉汤

原料 羊肉400克，肉桂、姜各3克，盐、胡椒粉各适量。

做法

1. 肉桂洗净润透；姜洗净切片，下入炒锅，倒少许油炒香；羊肉洗净切片；炒锅倒水加热。
2. 将羊肉下入锅中氽水后捞出沥干。
3. 羊肉、肉桂、姜一起放入电饭煲中，加适量水，用煲汤档煮好，加盐和胡椒粉调味即可。

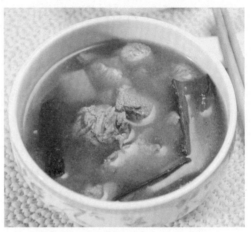

高汞环境工作者

汞的主要接触作业有汞矿开采和冶炼、电器制造、化工、仪器仪表制造、军火及医药等。汞中毒主要是通过呼吸道吸入汞蒸气或化合物气溶胶。汞进入血液，与血清蛋白及血红蛋白结合，引起脏器病变。因此，汞环境工作者要摄入足够的动物性蛋白和豆制品，以减轻体内汞的毒性。可多食绿豆，绿豆可解毒，能促进体内毒物的排泄。此外，宜多食富含硒与维生素 E 的食物，如芝麻、花生、绿色蔬菜、蛋类、鱼类、牛奶等。

西红柿	黑芝麻	花生	鸡蛋	胡萝卜

利水消肿 + 清热解毒

绿豆莲子牛蛙汤

原料 牛蛙 1 只，绿豆 150 克，莲子 20 克，高汤适量，盐 6 克。

做法

1. 将牛蛙处理干净，斩块，入沸水氽烫，捞出沥干水分；绿豆、莲子淘洗净，分别用温水浸泡 50 分钟备用。
2. 净锅上火，倒入高汤，放入牛蛙、绿豆、莲子煲至熟，加盐调味即可。

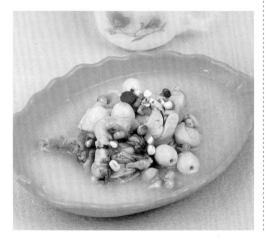

生津止渴 + 健脾和胃

沙葛花生猪骨汤

原料 沙葛 500 克，花生 50 克，墨鱼干 30 克，猪骨 500 克，蜜枣 3 个，盐 5 克。

做法

1. 沙葛去皮，洗净，切成块状；花生、墨鱼干均洗净；蜜枣洗净；猪骨斩件，洗净，氽水。
2. 将适量清水放入瓦煲内，煮沸后加入以上材料，大火煮沸后改用小火煲 3 小时，加盐调味即可。

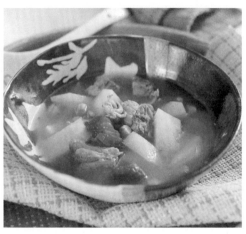

高铅环境工作者

　　高铅环境指的是铅及其化合物大量存在并可对人体功能造成危害的环境，例如印刷、制陶、冶金等行业。铅元素可通过消化道和呼吸道进入人体，人体过量积蓄会引起慢性或急性中毒。在日常饮食中，高铅环境工作者要补充足够的蛋白质，优质蛋白质可降低血铅浓度，从而降低中毒概率。此外，要多食含有果胶、膳食纤维的食物，如苹果、葡萄、草莓、香蕉、山楂、竹笋、香菇、银耳等，这些营养物质可降低肠道对铅的吸收。另外，可以通过食用大蒜排出体内的毒素，大蒜素可与铅结合形成无毒的化合物，能有效防止铅中毒。

苹果	葡萄	草莓	香蕉	银耳
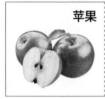				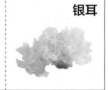

排毒通便 + 滋阴润燥

苹果银耳猪腱汤

原料 苹果4个，银耳15克，猪腱250克，鸡爪2个，盐适量。

做法

1. 苹果洗干净，带皮切成4份，去果心；鸡爪斩去甲趾；银耳浸透，剪去梗蒂，飞水，冲干净；猪腱、鸡爪飞水，冲干净。
2. 煲中加水，加入各材料，大火煲10分钟，改小火煲2小时，下盐调味即可。

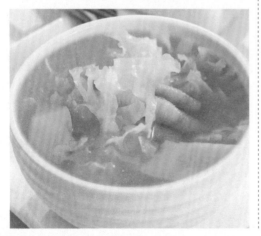

滋补肝肾 + 防癌抗癌

香菇牛蒡汤

原料 香菇、胡萝卜、白萝卜、牛蒡各200克，姜2克，盐适量，高汤适量。

做法

1. 香菇泡发后洗净切块；姜洗净切片；牛蒡、白萝卜、胡萝卜洗净切块，放入碗中加水浸泡后，入沸水焯烫，捞出沥干。
2. 所有材料和姜一同放入电饭煲，下入高汤，调至煲汤档，煮好后加盐调味即可。

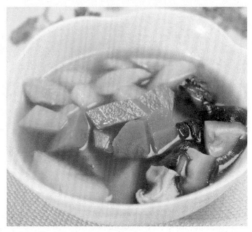

高苯环境工作者

苯是一种无色、有芳香味的碳氢化合物,透明、易挥发、易燃、易爆。由于苯的挥发性大,暴露于空气中很容易扩散,人和动物吸入体内或皮肤接触大量苯,会引起急性或慢性苯中毒。因此,高苯环境工作者宜多食富含维生素C及铁的食物,如樱桃、柿子、草莓、猕猴桃等。另外,要注意补充碳水化合物,如玉米、西瓜、香蕉、葡萄等,以提高机体对苯的耐受力。可多食高蛋白食品,如鸡蛋、瘦肉、大豆、牛奶等,并配合食用含铁较多的食品和富含维生素的绿叶蔬菜、水果,如动物肝脏、韭菜、菠菜、辣椒、白菜等。

猕猴桃	柿子	樱桃	鸡蛋	胡萝卜
		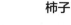		

健脾养胃 + 增强抵抗力

玉米龙眼煲猪胰

原料 玉米50克,龙眼肉20克,鸡爪1个,猪胰70克,盐、鸡精、姜片各适量。

做法

1. 玉米洗净切小块;鸡爪洗净;猪胰洗净切块;龙眼肉洗净;猪胰、鸡爪,入沸水中汆去血水。
2. 砂煲内注入清水,烧开后加入所有材料和姜片,大火烧沸后小火煲煮1.5小时,调入盐、鸡精即可。

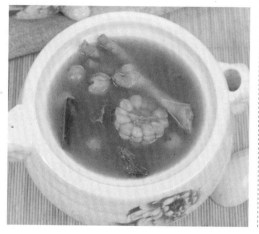

滋阴养肝 + 增强免疫力

旱莲猪肝汤

原料 旱莲草5克,猪肝300克,葱1根,盐3克。

做法

1. 旱莲草洗净入锅,加适量的水以大火煮开,转小火续煮10分钟;猪肝洗净,切片。
2. 取旱莲草汤汁,转中火;待汤沸,放入猪肝片,待沸即加盐调味熄火;葱洗净,切段,撒入即成。

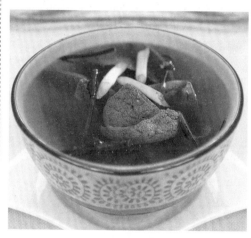

图书在版编目（CIP）数据

本草纲目中药煲汤养生速查全书 / 吴剑坤，于雅婷
主编；健康养生堂编委会编著 . —— 南京：江苏凤凰科学技
术出版社，2015.6（2018.7 重印）

（含章·超图解系列）

ISBN 978-7-5537-3578-8

Ⅰ.①本… Ⅱ.①吴… ②于… ③健… Ⅲ.①《本草
纲目》–汤菜–食物疗法 Ⅳ.① R281.3 ② R247.1

中国版本图书馆 CIP 数据核字 (2014) 第 169635 号

本草纲目中药煲汤养生速查全书

主　　　编	吴剑坤　　于雅婷	
编　　　著	健康养生堂编委会	
责 任 编 辑	张远文　　葛　昀	
责 任 监 制	曹叶平　　周雅婷	

出 版 发 行	江苏凤凰科学技术出版社
出版社地址	南京市湖南路 1 号 A 楼，邮编：210009
出版社网址	http://www.pspress.cn
印　　　刷	北京富达印务有限公司

开　　　本	718mm×1000mm　1/16
印　　　张	15.5
版　　　次	2015年6月第1版
印　　　次	2018年7月第6次印刷

标 准 书 号	ISBN 978-7-5537-3578-8
定　　　价	42.00元

图书如有印装质量问题，可随时向我社出版科调换。